JN238432

看護学生のための
ケース・スタディ

Case Study For Nursing Students 4th Edition

第4版

監修 高橋百合子

編集 鎌倉やよい
　　 深谷　安子

メヂカルフレンド社

●監修
高橋百合子　愛知県立看護短期大学名誉教授

●編集
鎌倉やよい　愛知県立大学看護学部教授
深谷　安子　東海大学健康科学部教授

●執筆者（執筆順）
深谷　安子　東海大学健康科学部教授
仲田　妙子　東邦大学医療短期大学名誉教授
鎌倉やよい　愛知県立大学看護学部教授
広瀬　会里　愛知県立大学看護学部准教授
深田　順子　愛知県立大学看護学部准教授
森　　菊子　兵庫県立大学看護学部准教授
片岡　　純　愛知県立大学看護学部教授
浅田　美江　愛知県看護協会認定看護師教育課程主任教員
百瀬由美子　愛知県立大学看護学部教授
服部　淳子　愛知県立大学看護学部准教授
臼井　德子　三重県立看護大学准教授
岡田　由香　愛知県立大学看護学部教授
和田奈美子　済生会神奈川県病院看護部
坂上　貴之　慶應義塾大学文学部人文社会学科教授

〈所属・肩書は刊行時〉

第4版改訂にあたり

　第4版改訂にあたり、高橋百合子先生から本書を次の世代に託したいとの依頼を受け、鎌倉と深谷が編集する役割を引き受けることとなった。私どもは、愛知県立看護短期大学第2回生として学び、高橋先生を始めとする諸先生の教えを受けた。本書の初版は昭和51年に発行されたが、それに先立ち、当時の短期大学に勤務する看護教員がケース・スタディに関する教材開発に取り組み、その成果として完成したケース・スタディ・ワークブックが、本書の原型であると聞き及んでいる。その後、改訂を重ねて第3版では、高橋百合子先生、内海節子先生、玉置昭子先生、仲田妙子先生、馬場昌子先生が中心に執筆された。私どもは、このような歴史を引き受ける責任と、これまで執筆された先生方からの熱い期待を感じつつ改訂に当たった。

　さて、第3版の出版から19年が経過し、看護界を取り巻く環境も変化してきた。第3版では、ケース・スタディを研究としてとらえ、計画書を作成して看護学実習において実施することを提唱していた。しかし、倫理的手続きからも、学生が受け持ち患者を対象として研究を行うことは困難である。第4版では、ケース・スタディを教育の立場で行われ、看護実践を振り返って論理的思考を訓練するためのケース・レポートとして位置づけた。

　そのため、第3章に「ケース・スタディに先立つ看護実践」として、看護実践に求める内容、倫理的手続き、看護過程との関係を詳述し、第4章において、レポートの企画と準備、レポートの作成、レポートの発表の順に、具体的なモデルを示して説明した。ここでは、一つの看護診断（または看護上の問題）に焦点を当て、看護過程における仮説検証のプロセスを検討した。その意味から、ヒストリカル・スタディではあるが、インシデントに焦点を当てている。第5章では、各専門領域の先生方にケース・レポートの作成と解説をお願いした。さらに、ケース・レポートは研究に発展する可能性を秘めているため、第6章に研究としてのケース・スタディとして、一事例の実験デザインを紹介した。

　第4版では、看護学生のみならず、臨床看護師の方々にも活用していただける構成を心がけた。本書が、臨床の看護実践に貢献することを願っている。第4版出版にあたり、ご尽力いただいたメヂカルフレンド社編集部廣田陽一様、中村洋一様に感謝いたします。

2011年1月

鎌倉　やよい
深谷　安子

まえがき（第1版）

　看護の基礎教育の中で基本的に重要なことは、臨床実習において、患者の持つ看護上の問題を、科学的な知識や基本的技術に基づき、創意工夫にみちた実践によって解決していく能力を養うことである。そのために看護教育においても、ケース・スタディという方法が近年普及してきている。しかし、学生がケース・スタディに取り組む場合に、具体的にどのような指導をしたらよいのかについては、いまだに漠然としたところがあり、我我も模索してきた。そこで「ケース・スタディ」と本格的に取り組み、看護学の各教科で一貫した指導のもとに、学生にケース・スタディを行わせたいと考え、4年前から看護教員全員で勉強会をはじめた。業務の時間外に全員の協力により地味な努力を積み重ねた結果、一応の試案を得て、「ケース・スタディの手引」として印刷し、本学の学生に使用させて今日に至っている。学生にとっては、多少手引の実例などに頼る傾向もみられたが、ケース・スタディの意義やそのプロセスを具体的に理解し、学習をすすめていくための指針としてたいへん役立ったようである。また指導する立場としても、臨床指導者や教員の間で一貫した姿勢で指導にあたることができ、個別的な指導に十分時間をさくことのできにくい場合にも、必要な示唆を与えるものとして活用してきた。

　今般、各方面の方々からの励ましを得て、出版を決意した次第である。なお足りない点、改善すべき点もあることと思われるが、看護の実践の場や教育の場にたずさわる1人でも多くの方々にお読みいただき、また、実際に学生の学習の参考に使っていただいて、未熟な点、改善すべき点など具体的にご教示いただければ幸いである。それによって、今後、さらによりよいものにしたいと願うものである。

　使用される学生の方々にとっては、ケース・スタディの持つ意義を十分理解して、学生各自がユニークに、持ち味を十分に生かして、絶えず問題意識を持ち、考える習慣を身につけ、さらに看護の実践の場で問題を解決する能力を養うために、本書が少しでも役立つならば、こんな嬉しいことはない。自分の心の中に、真に患者のためになる看護を創造していくよろこびを知ったとき、看護への興味が深まるのではないだろうか。

　ケース・スタディの精神は、「教えてもらわなかったことはできない」のではなく、学校で学んだことを基礎にして、実践の場で新しいことを発見し、学びとること、体験の意味を自ら掘り下げることにある。ケース・スタディを通して学習のよろこびを、ひしひしと実感として受けとめてほしいと願ってやまない。もちろん在学中ばかりでなく、卒業後も、看護実践の場で、折にふれてこの本を読み返していただ

き、看護の質の向上に十分役立ててほしいと思う。

　なおここでとりあげたケース・スタディは、看護教育の分野で最も基本的なヒストリカル・スタディだけであることをことわっておく。

　この本の原稿を、貴重な時間をさいて、ケース・スタディの専門立場から丁寧にご検討くださり、多くのご助言をいただきました東京大学田中恒男教授に深謝の意を表します。また、ケース・スタディの実例については、実際に学生の臨床指導にあたられ、レポートに目を通してくださって具体的なご助言をいただきました、名古屋第一赤十字病院、愛知県がんセンター、愛知県コロニー中央病院の関係各位に厚くお礼を申しあげます。さらに、この稿をまとめるのにあたり、数々の有益なる示唆を与えてくださいました名城大学馬場俊彦助教授に深謝の意を表します。

　本書の発行にあたり、メヂカルフレンド社編集部の方々のご協力に厚くお礼を申し上げます。

　　1976年3月25日

　　　　　　　　　　　　　　　　　　　　　　　　　　　　高橋　百合子

改訂のことば（第2版）

　本書の初版が日の目を見たのは昭和51年の春のことであり、以来毎年増刷を続けてきた。満9年を経た今日、改訂版を世に問えることは、編者として望外の喜びである。数多くの看護学校でケース・スタディのテキストとして使われ、本書で学び育った看護学生が巣立っていることを考えると、編者として重責を感じざるを得ない。

　初版発行以来満9年、この間看護教育の場では様々な変化があった。その主なものは2つに要約することができよう。1つは看護が学問としての専門性を確立するために看護研究の必要性が認識されて、終わることのない旅路を歩み始めたこと。2つめは対象の看護問題を論理の筋道をふまえて解決を行っていく看護過程の考え方の浸透であろう。初版刊行時には、現在のような看護過程の考え方は必ずしも明確ではなかった。初版では問題解決学習の展開ということで、情報の収集、分類と整理、分析過程と看護上の問題点の把握、看護計画の立案、実施と評価、計画の修正というプロセスをまとめているが、今日では、看護過程の考え方がこのプロセスを明瞭なものにしているといえよう。そこで今回の改訂にあたっては、第1にケース・スタディの取り組み（実施）に際して、現在、看護過程といわれているものの原義に沿ってまとめることとした。これによって実際の教育に即したものになったといえると思う。またケース・スタディの実例を多くし、看護活動の特徴に視点をあて、成人看護、小児看護、母性看護のそれぞれの領域のケースを取り上げた。第2には看護の実践的研究の一方法として"ケース・スタディ"の展開プロセスを自ら体験し、"理論的根拠を実践の中で解明していく"という研究的態度やその方法を在学中から習得しておくことが重要なことになる。そのことをふまえて、スタディの計画立案の項目を新たに起こし、加筆した。

　この改訂版が、初版同様に看護教育の場や日頃の臨床において活用され、なによりも看護の質の向上に役立てば真に幸いである。

　改訂にあたり、メヂカルフレンド社小倉社長様初め皆様の積極的なご援助を深く感謝申し上げます。

　1985年3月15日

　　　　　　　　　　　　　　　東京・世田谷の自宅にて　髙橋　百合子

第3版改訂にあたり

　第2版を出版したのは1985年4月であった。以来満7年を経た今日、第3版を世に問えることは、編者として真に嬉しいことである。

　21世紀に期待される看護職者のために1989年に、看護教育カリキュラムが改正された。このカリキュラムによれば、「看護と研究」は基礎看護学の教科内容の一つに位置づけられており、1990年度入学生から実施されている。

　看護教育の場では、学生が研究法の基礎を学ぶ意義を認識するように鋭意検討を行っている。また、看護活動の日常性の中から看護問題を発見し、看護の専門性についての追求を試みる研究法にチャレンジしていくような職業人を育成したいと努力している。

　研究の進め方は、例え研究方法の講義を聞いたり、文献を読んだりしただけでは体得することは不可能に近い。それらとあわせて、まず自ら実際に手がけ、その過程を体験し、根気よく前進していくことが必要である。

　在学中にケース・スタディを実施することだけで、ただちに研究に取り組むことが、可能になるとは考えていない。しかし科学的認識をベースとして、患者の情報を収集、分析過程をふみ、論理を構築し、実施、評価、考察を行ったレポートをまとめることは、看護問題を考えるうえで重要な研究法の一つである。最も基本的なヒストリカル・スタディを、在学中に体得することにより、看護問題を考え、研究的態度を定着させ、研究への強い動機づけともなりうることと考える。

　改訂要点の1つは、看護研究におけるケース・スタディの位置づけについて加筆した。2つめは、第1～第4章まで学生が理解できるよう留意した。3つめは、改訂カリキュラムに従って実例数を多く取り上げた。4つめは、実習期間と時間、受け持ち患者などに限界があり、教育効果を高めるため教育方法の一つとして、インシデント・スタディを試みる機会もあると思われるので、付章を追加した点などである。

　今までと同様に、この第3版が、看護教育の場や、臨床看護において活用され、看護の質の向上、併せて看護とは何か、看護の専門性を志向していくことに、少しでも役立つならば真に幸いである。

　第3版出版にあたり、メヂカルフレンド社小倉社長様、編集部廣田様初め皆様のご協力を厚く感謝申し上げます。

　　1992年2月

　　　　　　　　　　　　　　　　　　　　　　　自宅にて　高橋　百合子

『看護学生のためのケース・スタディ 第4版』

目　次

第1章　ケース・スタディとは（深谷安子） — 1

A　ケース・スタディの歴史的背景 — 1
1. 初期のケース・スタディ　1
2. ケース・スタディ教育の発展　2

B　ケース・スタディとは何か — 2
1. ケース・スタディの定義　2
2. ケース・スタディのタイプと目的　3
   1）教育の立場で行われるケース・スタディ　3
   2）研究としてのケース・スタディ　3
3. ケース・レポートの方式　4
   1）ヒストリカル・スタディ　4
   2）インシデント・スタディ　5

第2章　看護とケース・スタディ（深谷安子、仲田妙子） — 7

A　基本的看護活動とは — 7

B　科学的根拠に基づく看護 — 8
1. 実践に応用できる知識体系の発達　8
2. リサーチとしてのケース・スタディ　9

C　日常の看護活動 — 9

D　看護学生のためのケース・スタディ — 9
1. ケース・メソッド　10
2. ケース・レポート　10

E　ケース・レポート作成にあたっての倫理的態度 — 11

第3章　ケース・スタディに先立つ看護実践 （鎌倉やよい）————— 13

A　看護実践とケース・レポート ————————————————— 13
1. 看護実践を振り返る　13
2. 仮説検証のプロセスを記録する　14
3. 看護実践における教育・指導　15
4. 指導者に期待すること　16
   1）患者—学生関係をサポートする　16
   2）実践を中心に指導する　16
   3）最適な認知的葛藤の状態を設定する　17
   4）応答的な学習環境を設定する　17
5. 受持ち患者の決定　18

B　倫理的手続きとケース・レポート ————————————————— 19
1. 看護学実習における保健師助産師看護師法の解釈　19
2. 臨地実習における説明と同意　20
3. ケース・スタディに関する説明と同意　23
4. 実習における個人情報保護のための手続き　23

C　看護過程と看護実践 ————————————————— 25
1. 仮説検証と意思決定のプロセス　25
2. 看護過程を支えるシステム　26
   1）PONR　26
   2）監査のシステム　27
3. アセスメント　28
   1）情報の収集と分類・整理　28
   2）情報の分析と総合　29
4. 看護診断　30
   1）診断仮説から診断へ　30
   2）優先順位の決定　32
   3）看護診断リスト（問題リスト）　32
5. 計画　32
   1）患者目標の設定　33
   2）ケアプラン　34
6. 実施　34
7. 評価・修正　35

第4章　ケース・スタディにおけるケース・レポート（鎌倉やよい）— 37

A　ケース・レポートの企画と準備 — 37

1. 看護過程を振り返る　37
2. ヒストリカル・スタディとしてインシデントに焦点を当てる　38
3. 看護診断からテーマを探る　39
4. 仮説・検証のプロセスとしての把握　40
5. 文献に基づいた検証　41
   1） 文献の種類　42
   2） 医学中央雑誌を活用した文献検索　42
   3） 文献の活用　43
   4） 文献の記載方法　44
6. ケース・レポートを構成する　46
   1） ケース・レポートに何を書くか　46
   2） ケース・レポートをどのように書くか　49

B　ケース・レポートの作成 — 49

1. 標題（テーマ）　50
2. 序論　51
3. 事例紹介　53
4. テーマに関連した看護診断（または看護上の問題）とアセスメント　56
5. 援助の実際　58
   1） 看護計画　58
   2） 看護計画に基づく具体的な援助　60
   3） 援助した結果　63
6. 考察　64
7. 結論　67
8. 謝辞　67
9. 文献　67

C　ケース・レポートの発表 — 69

1. 発表者の準備　69
   1） 抄録の作成　69
   2） プレゼンテーション資料の作成　70
   3） 発表原稿の作成　74
   4） プレゼンテーション資料の保存　74
2. 発表会の運営　74

1）発表形式と発表会プログラム　74
2）役割分担と準備　75
3. 口頭発表　76
1）発表の要点　76
2）質問への対応　77

第5章　ケース・レポートの実例と解説　79

1 〈成人〉急性心筋梗塞でPCIを受けた患者の心臓リハビリテーションにおける看護　80
　　　　ケース・レポートの解説…94　　　　　　　　　（広瀬会里）

2 〈成人〉胃がん患者の術後呼吸器合併症に対する看護　98
　　　　ケース・レポートの解説…114　　　　　　　　（深田順子）

3 〈成人〉呼吸困難のある慢性閉塞性肺疾患（COPD）患者の看護　118
　　　　ケース・レポートの解説…132　　　　　　　　（森　菊子）

4 〈成人〉乳がん術後の化学療法を受ける患者の自己管理に向けた看護　134
　　　　ケース・レポートの解説…145　　　　　　　　（片岡　純）

5 〈老年〉脳梗塞により摂食・嚥下障害となった患者への援助　148
　　　　ケース・レポートの解説…163　　　　　　　　（浅田美江）

6 〈老年〉誤嚥性肺炎を併発した認知症高齢患者の安全・安楽を考慮しつつ個人の尊厳を重視した看護　165
　　　　ケース・レポートの解説…180　　　　　　　　（百瀬由美子）

7 〈小児〉ネフローゼ症候群患児の看護―易感染状態で感染予防行動を嫌がる5歳児への援助―　183
　　　　ケース・レポートの解説…192　　　　　　　　（服部淳子）

8 〈小児〉小児気管支喘息児の看護―学童の療養に必要なセルフケア行動の指導のポイント―　194
　　　　ケース・レポートの解説…208　　　　　　　　（臼井徳子）

9 〈母性〉産後3日目の初産婦の進行性変化に対する看護　209
　　　　ケース・レポートの解説…226　　　　　　　　（岡田由香）

| 10 | 〈在宅〉在宅後期高齢者のADL拡大に向けた看護―ADLが低下した老人性うつ状態にある患者に対する看護の役割― 228 |

ケース・レポートの解説…238 ――――――――（和田奈美子）

第6章　ケース・レポートから研究への展望（鎌倉やよい、坂上貴之）― 239

A　研究としてのケース・スタディ ……………………… 239

1. 研究の種類と特徴を概観する　239
2. シングル・ケース研究法　240
    1) 問題行動と標的行動　240
    2) 独立変数と従属変数　241
    3) 従属変数の測定とその信頼性　241
    4) ベースラインの測定　242
    5) 介入期の測定　242
    6) グラフ化　242
3. 一事例の実験デザイン　243
    1) ABデザイン　243
    2) 反転デザイン　244
    3) マルチ・ベースライン・デザイン　245
    4) 基準変更デザイン　247
    5) 操作交代デザイン　248

B　ケース・レポートから研究へ ……………………… 248

1. 追試できること　249
2. 従属変数の数量化　250
3. ケースを重ねて一般論へ　251

ケース・スタディとは
第1章

A ケース・スタディの歴史的背景

1. 初期のケース・スタディ

　ケース・スタディの歴史は古く、最初は、医学や法律の分野において始められた。1900年の前半には、シカゴ大学社会学科を中心に盛んに研究が行われ、貧困や失業率などの米国の歴史に登場するさまざまな移民の問題がその焦点となった。

　ケース・スタディは、社会学、心理学、政治学、人類学といった伝統的な学問分野において、またその手法を導入した看護学の分野においても、長期にわたって利用され続けてきた。バーンズ（N. Burns）によれば[1]、20世紀初期はほとんどの看護研究がケース・スタディであったとされる。しかし、より科学的な方法を求める社会の動向のなかで、ケース・スタディに対して、「根拠が不十分である」「単一ケースでは一般化ができない」などの批判が生じてきた。また、定量的研究手法の発展に伴ってケース・スタディの利用は次第に衰退し、研究の探索段階として低く位置づけられるようになった。

　イン（R. K. Yin）はこの理由を、疑わしい証拠やバイアスを容認して厳密さを欠いたケース・スタディ・リサーチがみられたことや、ケース・スタディ教育とケース・スタディ・リサーチを混同したことにあると指摘している[2]。しかし近年、より信頼性・妥当性を高めたケース・スタディ・リサーチがさまざまな分野で利用され、多くの成果を上げている。

2. ケース・スタディ教育の発展

　ケース・スタディ教育に関しては、1871年にハーバード大学のラングデル（C. C. Langdell）教授が、法学教育において用いたのが最も古いといわれている。ラングデル教授は無数の判例のなかから教材に適したものを選び、実例をとおして法学の原理と理論を体得させようとした。また判例を学生自身が研究することによって、自然科学の分野における学問と同様、事実から原理・原則を見いだそうとする帰納的方法を学ばせようとした。このラングデル教授によって始められた教育方法はケース・メソッド（case method）と呼ばれ、その後、米国各地に普及し、活用され、教育のためばかりでなく個別的な事例について、その原因や対策を究明する研究方法としても発展した。

　わが国でも第2次世界大戦後、米国の影響を受けてこの方法を取り入れ、法学、経済学、教育学、心理学、社会学、医学、看護学などの各専門分野において広く行われるようになった。

B　ケース・スタディとは何か

1. ケース・スタディの定義

　ケース・スタディという用語は、事例や症例などのさまざまな意味で使用されているが、メリアム（S. J. Merriam）は「プログラム、出来事、人、プロセス、施設、社会グループといった、ある特定の現象についての調査」と定義している[3]。しかしインは、研究のトピックに言及するだけでは定義が不十分と考え、「ケース・スタディは経験的探究であり、特に現象と文脈の境界が明確でない場合に、その現実の文脈で起こる現在の現象を研究する」ものと述べている[2]。このようにケース・スタディは、単に事例や症例を意味するのではなく、われわれの目の前で現実に生じている現象そのものや、包括的な文脈のなかでのその現象の意味を探究する方法である。

　ここでいうケース（事例）とは、ガービッチ（C. Grbich）によれば、一般に何らかの確立されたアイデンティティをもった、境界線で区切られた単位のことを指している[4]。研究対象となりうるものは、上述したように、個人、事例集団、出来事といったある特定の現象である。インは、ケースには

「単一ケース」もしくは「複数ケース」、「全体設計」もしくは「部分設計」の4つの組み合わせのパターンがあると述べている[2]。このように「ケース」という言葉は、個人のみでなく、集団や共同体を一つの単位として研究する場合や複数の場合にも使われる。

たとえば看護学の研究においては、個人や集団といった対象のほかに、がん患者の疼痛緩和や高齢者の自立支援といった特定の事柄、組織の教育システムの開発といった多様な研究対象がケースの例として考えられる。

2. ケース・スタディのタイプと目的

ケース・スタディには、教育用具としてのケース・スタディと、研究としてのケース・スタディの2側面がある。

1) 教育の立場で行われるケース・スタディ

a. 論理的思考の訓練としてのケース・レポート

看護教育においてしばしば用いられてきた方法で、臨地実習の場で学生が実際にケースを受け持ち、すでに学習した専門知識や技術を応用・展開しながら、問題解決のプロセスをとおして思考方式の訓練を重ねていくものである。

本書ではこの思考方式の訓練としてのケース・レポートに焦点を当て、その具体的方法について記述する。

b. 学習のためのケース・スタディ

法学、医学などのさまざまな領域で行われている教育方法で、一般的原理・原則を講義したうえで、実際の具体的な事例を示して学習させ、その事例にどのような原理が適用されているかを学生に考えさせたり、その事例にどのように対処すればよいかを当事者の立場に立って考えさせる学習法である。

講義や教科書によって学習させる方法に対して、このような学習法をケース・メソッドともいう。実践能力を高める効果が優れているとされ、学習方略としては主にグループワークが用いられる。

2) 研究としてのケース・スタディ

ケース・スタディは質的研究方法（定性的研究方法）の一分野とみなされ

る場合が多い。しかしインは、ケース・スタディは探索、記述、説明を目的とした研究に利用可能であり、研究目的に応じて定性的研究と定量的研究の両方を基礎とすることができると述べており[2]、必ずしも定性的研究に限定されるわけではない。研究は研究疑問からスタートするが、研究疑問のタイプによって探求のために使用される研究方略が異なる。

ケース・スタディは、なぜ、どのようにといった疑問の解明に役立つとされる。またステイク（R. Stake）は、ケース・スタディの目的を、

1. ある特定のケースに対する理解を深めるための固有アプローチ、
2. ある問題や理論に対する理解を深めるための手段としてケースを理解するための道具的アプローチ、
3. 多数のケースを道具的に利用して、大規模な研究を行うための集団的アプローチ、

とアプローチごとに分類している[5]。

3. ケース・レポートの方式

ケース・レポートの方式には、ヒストリカル・スタディ（historical study）とインシデント・スタディ（incident study）の2つがある。

1) ヒストリカル・スタディ

ヒストリカル・スタディは、ある問題の始めから終わりまでの一連の過程を取り上げて研究する。

医療の場では主に臨床において、個人を対象とした個別的な問題を解決しようとする場合に用いられることが多い。先の臨床法のなかでも述べたように、ケースのもつ問題は、生活歴をはじめとする多くの要因の変化に影響されている。そうしたことから、その患者の経過をとおして、身体面のみでなく、心理・社会面を含むあらゆる側面から総合的に資料を集め、問題解決の方法を考えようとするものである。すなわち、経過のなかで一貫して流れる個人の問題をテーマとして選び、各専門分野の立場から問題の分析や対策について討議する。たとえば、患者のもつ不安を研究テーマとする場合に、その患者の経過のなかでの不安状況を、疾病に関することのみでなく、生活歴をはじめ、家族、職場など、あらゆる側面から情報を集め、他のさまざまな問題との関連を含めて、その人のもつ不安の原因について討議し、対策を考

える研究法である。

2）インシデント・スタディ

　インシデント・スタディでは、ある問題の断面を取り上げ、問題の原因や対策を考える。

　インシデントは事件という意味をもつが、ある問題の特定の断面をとらえ、それを中心に資料を集め、問題の原因や今後の対策などを研究しようとする方式といえる。この場合は、1例だけでなく数多くのものを比較検討する方法がとられることが多い。また、これまでの経験や、すでに発表されている文献から、ある仮説に基づいて実験的に研究を進める場合もある。その他、職場の人間関係に問題がある場合などは、具体的場面を取り上げ、ケース・カンファレンスをとおして問題の根拠や対策を考える。

引用文献

1) Burns, N., Grove, S. 著, 黒田裕子, 他監訳：看護研究入門, エルゼビア・ジャパン, 2007, p.590.
2) Yin, R. K. 著, 近藤公彦訳：ケース・スタディの方法, 千倉書房, 2008, p.13-15.
3) Merriam, S. J. : Case Study Research in Education, Joseey Bass, 1988.
4) Grbich, C. 著, 上田礼子, 他訳：保健医療職のための質的研究入門, 医学書院, 1999, p.168-171.
5) Stake, R. : The Art of Case Study Research, Sage, 1995.

第2章 看護とケース・スタディ

CaseStudy

A 基本的看護活動とは

　わが国の看護界では、第2次世界大戦後の1950年頃よりケース・スタディとして看護の発表がなされるようになった。しかしそれらは、ケース・スタディといいながらも、患者の個別性を考慮することはほとんどなく、疾病を中心とした、たとえば胃潰瘍の看護、肺結核の看護といった症状に対する看護が主で、看護師の一方的な判断のもとに実施された看護の経過報告に終わるものが多かった。それでも看護についての発表がなされるようになったことは、当時としては画期的なことであった。

　その後、看護界では専門職としての看護とは何かということが問題にされるようになった。米国においても看護とは何かの追求が盛んになり、1961年にはヘンダーソン（V. Henderson）の『看護の基本となるもの』が看護の手引きとして出版された。このなかでヘンダーソンは、基本的看護活動は人間の欲求に基づくものであるとして、人間の生理的欲求および心理・社会的欲求を看護の立場から14の項目に整理し、援助方法について記している。そして、これらの欲求は、文化、生活習慣、価値基準などの違いによって一人ひとり異なる独自性をもち、充足方法も各人各様の方法で行っている。したがって、看護援助も、患者一人ひとりの異なるニーズを把握したうえで看護ケアを計画し、実施する必要があることを強調している。

　同じく1961年にはアブデラ（F. G. Abdellah）が『患者中心の看護』を出版しているが、このなかでも、看護は患者のもつ潜在的・顕在的欲求を見いだし、患者から提出された看護問題を解決することであると記されている。

　これらの論文がわが国に紹介されたこともあって、これまでの疾病中心の

看護を反省するとともに、患者を一人の人間として全人的に把握したうえで、患者の欲求に焦点を当てて看護問題を考え、解決に導くことが看護の重要な役割であるとの認識が高まった。

B 科学的根拠に基づく看護

　基本的看護活動は人間の欲求に基づくものであり、看護の方法は科学的根拠に基づいて系統的に実施されなければならないとして、看護過程の重要性が1970年頃より強調された。そして患者のもつ個別の問題を把握するための必要な情報は何か、その情報をいかにして集め、集めた情報をいかにして分析し、整理したらよいか、問題点をいかに明らかにして解決方法を考えたらよいかなどが大きな課題となった。

1. 実践に応用できる知識体系の発達

　このような問題解決過程に基づいて看護を実践するためには、個別の問題を中心としたケース・スタディが看護研究の一方法として欠くことのできないものとして一段と重視された。そして内容も単なる経過報告ではなく、ケース分析や、どのような原理が働いているかを明らかにすることに重点が置かれるようになった。また科学的根拠に基づいた看護を実施しようとするとき、基本となるものは実践に応用できる知識体系を発達させることであるとして、看護の概念や理論に関する論文が次々と発表された。

　ヘンダーソンやアブデラの看護理論に続いて、オレム（D. E. Orem）、ロジャース（M. E. Rogers）、キング（I. M. King）、ロイ（S. C. Roy）などの理論家の看護理論が次々に発表された。わが国においても、こうした理論に関しての研究が盛んに行われるようになったが、いまだ実践のなかに生かされるまでには至っていない。

　効果的な看護活動を行うためには看護理論の構築が急務ではあるが、そのためには看護研究者と看護実践者が協力して、臨床の場で起こるさまざまな患者の反応などの事実に基づいた研究が有効である。

2. リサーチとしてのケース・スタディ

　近年の看護学の研究においては、定量的研究はもちろん、現象学、エスノグラフィー、グラウンデッド・セオリーといった多様な定性的研究が盛んに行われている。そのなかで、ケース・スタディはやや影を潜めている。しかし、他の学問分野においては、施策の研究として、特定のプログラムが効率的に実施されたか、プログラムの目標が達成されたかを決定するために実施されたり、教育活動の有効性を評価するためにケース・スタディ・リサーチが使用されている。

　今後、看護学においても研究目的に応じてリサーチとしてのケース・スタディが活用されると思われる。

C　日常の看護活動

　病棟における日常の看護活動でも、個別性を考慮した看護ケアが重要であることは当然である。そのため、患者のもつ問題点の原因や対策を考えるために関係する多職種が集まりケース・カンファレンスが実施されており、病棟は生きたスタディの場でもある。

　ケース・スタディの中心をなすものが、多面的で複雑な個人のもつ問題について、あらゆる側面から追求し、分析して原因を明らかにしたうえで妥当な解決策を見いだすところにあることを考えれば、毎日の患者の看護そのものが、常にケース・スタディ的なアプローチである。また、こうしたケースに関する臨床でのカンファレンスは、日常の治療や看護の効果を上げるだけでなく、互いの立場や考え方を理解し、参加者間のコミュニケーションを円滑にする。

D　看護学生のためのケース・スタディ

　看護師を育成する基礎教育課程では、基礎理論である原理・原則を学び、これらを知識として理解しているだけでなく、実際の場で応用・展開できる能力の育成が重要である。具体的な問題解決のためには、学習したあらゆる知識を動員して、適切な情報を集め、複数の情報を分析し、問題の原因を明らかにするといった思考能力を育成するための学習方法の一つとして、ケー

ス・スタディが用いられている。

　この場合のケース・スタディは、学内において教員が学習者のために、あらかじめ文章化されたケースを用いて、学生に主体的に考えさせるケース・メソッドと、臨床において、学生の受持ち患者を中心としたケース分析をとおして問題解決能力を高めるケース・レポートがある。

1. ケース・メソッド

　学内におけるケース・メソッドでは、すでに明らかにされている一般的な原理・原則を学習したうえで、教員が実際の具体的な事例を示し、その事例にいかなる原理が反映されているのかを学習者に考えさせながら明らかにしていく方法や、事例に示された情報を整理しながら問題を明らかにしていく方法などがある。

　こうした方法は、講義などの受動的学習に対して、学生が教員と相互に討論しながら、すでに学習した知識をさらに掘り下げて、再学習し、深い理解を得ていく能動的な学習ができる。また教員は、学習過程に応じて問題発見に重点を置いて考えさせたり、次いで問題の原因を、最後に解決法について考えるというように、一つひとつの過程に区切って必要な事柄を強調していったり、あるいは全過程を通じて考えさせたりと、展開法いかんでさまざまに利用することができる。しかし、文章化されたケースであるため、さらに多くの情報を必要としても不可能であることなどの限界がある。

2. ケース・レポート

　臨地実習におけるケース・レポートは、実習のなかから生じてきた疑問や問題点といった、学生が明らかにしたいテーマに基づいて集められたデータを多角的に検討し、より客観性のある論理的な裏づけのある結論を導き出すことを目的としている。

　臨地実習では、援助を求めている患者に対して、学生はこれまでに学習した知識を統合し、患者との直接的な触れ合いのなかから問題解決にあたる。こうした学習は医療と直接結びついていることから、生き生きとした学習体験ができる。一方、刻々と変化していく患者の状態に学生がついていけなかったり、また患者のなかには、学生に看護されることを拒否する人もおり、

人間関係の難しさなど、予期せぬさまざまな問題に遭遇し、看護の難しさに苦しむことも多い。しかし実際の体験のなかから、患者のもつ問題が単に理論的知識のみでは解決することのできない多くの要素がからみ合っていることや、いかに患者一人ひとりが異なった問題をもっているかということを体得することができる。

　このように、一人の人間としての患者への実際の援助活動をとおして学生の問題解決能力を高めていくためには、展開されつつある、またはすでに展開され振り返り学習としてとらえる看護過程の客観的で論理的な検討が必要となる。そのためには、「アセスメント・看護診断・目標の設定・看護計画・実施・評価」といった看護過程の妥当性を、多様な角度から検討する必要がある。また、看護は患者と援助者との相互作用のなかで展開される。したがって、より望ましい援助のあり方を考えるためには、患者理解や学生自身の理解を深めることも必要となる。これらの学習を深めるために、ケース・レポートは非常に効果的な学習方略である。特に、看護上の問題が解決された場合にも、されなかった場合にも、なぜ、そうした結果に至ったのかを知識と関連させて考察することが教育の場では特に大切であり、実習結果のいかんよりも、ケース・レポートのプロセスに重点が置かれる。

　また、受持ち患者の問題について、指導者のもとで行われるケース・カンファレンスは、臨地実習のなかで欠くことのできないものである。しかしながら、問題提起者をはじめ参加者の準備や会議の運営が不十分だと、単なる報告会で終わってしまったり、指導者からの一方的な指摘に終わりやすいので、カンファレンスの運営も論理的思考の訓練の一貫として、十分な準備のもとに行うことによって学習効果を上げる必要がある。

　最後に、ケース・レポートにまとめたり、発表することによって、自己の学習内容を明確にし、第三者からの批判を求め、検討を加えることによって、自己の学習のレベルアップに役立てることができる。同時にレポートの正しい書き方や発表方法についても学ぶことができる。

E　ケース・レポート作成にあたっての倫理的態度

　ケース・レポート作成にあたっては、健康上の問題をもち、医療を受けるために入院している患者を対象とする場合が多い。したがって、学生の教育のためであるからといって、レポートを優先させ患者に負担をかけるような

ことがあってはならない。「自己決定権」「プライバシー」「匿名性と守秘性」「公正な取り扱いを受ける権利」といった患者の人権に十分な配慮が必要とされる。治療・看護が円滑に行われることを第一として、臨地実習を進めることが重要である。なお必要時は、施設内の倫理審査委員会の許可を求めなければならない。

　また注意すべきことは、学生が受け持つことによって、過剰な看護ケアが行われ、患者の自立意欲、積極的態度を損なうことがあってはならないという点である。患者の「自立」「自己決定」を尊重し、患者が自分でできない部分を看護者が補うという立場に立って、看護過程のなかでの患者の果たす役割について十分に考慮することが重要である。

　さらに、患者のケアに関しては、医療チームの一員としての自覚に基づき、観察、記録、報告などを適切に行い、他のメンバーからの助言や指導を得て、よりよい学習を進めるよう努力しなければならない。

第3章 ケース・スタディに先立つ看護実践

A 看護実践とケース・レポート

　第1章において、ケース・スタディには教育の立場で行われるものと研究として実施されるものがあること、前者は論理的思考の訓練のためのケース・レポートおよび学習のためのケース・メソッドに大別されることを述べてきた。本書では、ケース・スタディについて、教育の立場で行われ、論理的思考を訓練するためのケース・レポートとして位置づける。

　また、本書第3版では、ケース・スタディを研究としてとらえ、テーマを決めて文献を検討し、ケース・スタディの計画書を立案して、看護学実習において実施することを提唱してきた。しかしながら、現在では臨床で実習を実施するうえでの制約があり、その方法を踏襲することは現実的に困難である。そのため第4版では、看護学生あるいは看護師が自らの看護実践を振り返り、ケース・レポートを作成する立場をとる。

　要するに、ケース・スタディとしてケース・レポートを作成しようとするとき、必ずそれに先立つ看護実践がある。その実践の経過において、看護学生あるいは看護師は、その時点、その時点での判断に基づき看護を提供するのである。当然のことながら、この看護実践の各時点において、最大限の努力がなされていることがケース・レポートの前提となる。

1. 看護実践を振り返る

　看護師は、毎日の看護実践において、受持ち患者に対して看護過程を実践している。学生が行う看護学実習においても同様であり、アセスメント、看

護診断（問題の特定）、計画、実施、評価のプロセスを実践している。

　具体的にみていくと、医療を受ける患者が健康を回復する目標に向かって、療養生活上の問題を解決するために、情報を収集し、アセスメントに基づき問題を特定し（看護診断）、計画という仮説を設定して、実施によってそれを検証するプロセスを遂行している。これは、看護過程として問題解決過程を実践しているのである。

　この問題解決過程の重要な要素として、「不確実さのなかでの意思決定」が含まれる[1]。すなわち、アセスメントに基づき問題を特定するとき、その問題を解決するための計画を確定するとき、100％の確率で成功すると保証されない不確実さのなかで、いくつかの選択肢から1つを選択する意思決定を迫られることとなる。この意思決定には、失敗する可能性も少なからずあるため、リスクを負うものである。

　意思決定にあたっては、試行錯誤ではなく、確率論的な予測に基づき、成功の確率がより高い判断あるいは方法を決断して選択しなければならない。そのためには、確実な情報から導かれたアセスメントが記録されていることが重要である。さらに、仮説検証の過程として、計画を実施した結果を評価することによって、より高い確率の診断あるいは計画へ修正することができるのである。ケース・レポートを作成して自らの看護実践を振り返る意味もここにある。

2．仮説検証のプロセスを記録する

　看護実践あるいは看護学実習においては、看護過程に相応した様式が作成され、記録されるのが常である。具体的には、患者情報とアセスメントのシート、看護診断リスト、看護計画のシート、体温・血圧値・脈拍数・尿量など経時的記録のシート、経過記録のシートなどである。これらの記録様式に記録された事実に基づいて、ケース・レポートが作成されることになる。そのため、アセスメント、看護診断、計画、実施、評価、および計画修正のプロセスが十分に記録されていることが必要である。

　前にも述べたが、看護実践は仮説検証の繰り返しといえる。そのため、ケース・レポートでは、標題（テーマ）に関連した看護診断（または看護上の問題）を選定して、仮説検証のプロセスを分析し検討することとなる。つまり、情報を分析してアセスメントを導くプロセス、確定された問題を解決

する方法論としての看護計画が仮説である。そして、計画を実施し、その結果を評価し修正することが検証のプロセスとなる。

　この仮説検証の過程において、アセスメントの偏りはないか、情報は適正であったのか、一般性あるいは原理と照合して妥当であったのか、理論と照合して妥当であったのかなどを振り返ることとなる。これらが、十分に検討できるための資料として、すべての看護診断（または看護上の問題）において、記録が充実していることが必要である。

3. 看護実践における教育・指導

　臨地実習における指導は、看護を発展させる後継者を育成する教育活動にほかならない。その学習は、体験からその意味を追究する方法である。看護を提供する必要性に迫られているために、学生の学習の動機づけは非常に高く、体験に裏づけされた知識は定着する。学生にとって臨地実習は大きく成長する機会であり、どこまで学生が成長するのか、それは指導を担当する教員や看護師が味わうことのできる教育の醍醐味でもある。

　臨地実習においては、学生が自ら学習し追究して解答を導き出すのであり、それをサポートするのが教育である。まず、個々の学生の実習開始時点の状態について、批判するのではなく把握することから始まる。次に、その臨地実習の学習目標と学生の現状との相違をとらえ、いかに目標到達させるのか、教育の方法を検討することとなる。

　さて、臨地実習で身につけさせたい能力とは何であろうか。まず、基盤として、他者への関心、かかわろうとする態度、および他者との相互作用を発展させる能力である。次に、問題を解決する能力であり、これは、看護過程を使いこなすことができる能力と言い換えることができる。さらに、これらを看護技術によって表現し、提供できる能力である。

　臨地実習をとおして学生は大きく成長することを実感する。実際の臨地実習において学生を観察すると、学生自身が行ったケアの効果を実感したとき、受持ち患者の回復を実感したとき、看護できたという達成感を実感したとき、学生は意欲的に変化した。このような学生の内発的動機づけを高めるためには、まず、学生が課題に取り組みそれを持続すること、その学生にとって少し難しいが知的好奇心がそそられる状況が設定されていること、応答的な学習環境であること、が重要な要素である。

4. 指導者に期待すること

ケース・スタディを成功させるためには、臨地実習において、個性豊かな学生たちの能力を最大限に引き出すことが鍵であり、指導者はどのようにサポートするのかが問われることとなる。以下に、基本的な指導方法を述べていきたい。

1) 患者―学生関係をサポートする

学生が臨地実習における課題へ取り組みそれを持続するためには、取り組み始めた初期の段階で、学生が行動した結果が学生にとって成功した体験となるよう、環境を整備することが重要である。人的環境の影響は大きいものであり、まずは、指導にかかわる看護師および教員は、患者―学生間の信頼関係を構築するためにサポートすることが必要である。

実際、学生が受持ち患者に最初にケアを提供するとき、その成否がその後の関係性に大きく影響する。それゆえ無事にケアを終了させることが肝要である。患者の立場から考えれば、多少の不安を抱いたとしても、看護師または教員が共に行う前提で、学生の受持ち患者となることに同意しているのである。最初のケア時に不手際があり、患者が不愉快な思いをすることがあれば、その後のケアを受け入れてもらうことが困難となるであろう。

指導者は、最初のケア時には、患者・家族との会話のなかに学生を引き込むなど、学生のコミュニケーションをサポートすることが望ましい。学生へ注意を与える場合にはナースステーションで行い、決して患者の前で学生を注意してはならない。また、提供する技術について、事前に学生の技術を確認し、成功体験を積み重ねることができるようにサポートする。

2) 実践を中心に指導する

学生は熟練者のケアを観察することによって学習し、指導者の臨床判断を学生自身の臨床判断と比較することで学習する。そのため、モデリング学習として、指導者は自らのケアを学生に観察させること、臨床判断を言語化して学生に示すことが重要である。実は、学生にモデルを示すこと、臨床判断を言語化することをとおして、指導者自身が成長する機会を得ていることも忘れてはならない。

指導者は学生と共に受持ち患者へのケアを提供していることから、その場

面は十分に把握できている。そのため、1日の実習開始時に前日の看護実践の経過記録に目を通すことで、前日の場面での学生が観察した内容やアセスメントが妥当であるか否かをすぐに判断することができる。問題があれば、その時点で学生を指導することができる。このように、看護実践の記録を中心にして看護過程を眺めてみることが、学生の現状を知る近道であるといえる。

3）最適な認知的葛藤の状態を設定する

最適な認知的葛藤の状態とは、少し難しく少し不確実であるが知的好奇心がそそられる状況であり、その状態を設定することは、学生が少し努力すれば手が届きそうな課題を提示することにほかならない。これらは、内発的動機づけを高めるための一つの方法であり、学生の能力に比較して課題のレベルが高すぎても、低すぎても動機づけは低下する。

学生の能力と一口にいっても、学業成績もさることながら、看護技術の遂行能力、他者とのコミュニケーション能力、課題への取り組みのスピードなど、さまざまな要素が考えられる。そのため、学生の能力よりも少し難しいと予測される患者を受け持つことが望ましい。

また、学生が受け持つことで、本来その患者へ提供されるべき看護の質が低下することがあってはならない。したがって、実習中のその時点での学生の到達度に応じて、最適な認知的葛藤の状態を設定することを考える必要がある。つまり、その時点の学生にとって課題が大きすぎると判断したときには、課題を縮小して取り組ませて、他は受持ち看護師が実施するなど、指導者は状況に応じた対応が求められる。

4）応答的な学習環境を設定する

実習環境が「応答的な学習環境」であることが重要な要素である。指導者と学生が同じ立場で看護を考えることにより、相互に成長する機会とすることができる。そのためには、多忙な臨床において話し合うことのできる環境を工夫することが重要である。また、学生間においても、グループダイナミクスが有効に働くように、学習環境を整えることが重要である。

学生が観察結果を報告するときには、観察項目の事実の羅列ではなく、看護診断（または看護上の問題）との関係から、その事実をどのように判断したのか、学生に表現させることが重要であり、さらに指導者の臨床判断を表現してその相違を考えさせることが重要である。わずか3分間であっても有

効に活用すれば、かなりの意見交換ができる。また、学生が適度な緊張を維持して課題に取り組むためには、穏やかな指導者の態度も重要である。

「質問すれば倍返し」と学生間でひそやかに受け継がれている言葉がある。これは、調べてもわからないので指導看護師に質問すると、倍の質問が返ってきて答えは得られないとの比喩である。行動理論における強化の原理では、人の行動は直後の環境の変化によって学習され、その行動を増減させるといわれている。つまり、直後の環境がその人にとって望ましい状態であればその行動は増加し、望ましくないものであれば減少するのである。

学生の質問行動の結果、答えを得て疑問が解決すれば、質問行動は増加するであろう。しかし、解答を得られないまま課題が増えることによって、質問行動は減少する。これは、指導者の意に反して、学生の質問行動を減少させる手続きをとっていることにほかならない。

5．受持ち患者の決定

臨地実習において実践した看護を振り返りケース・レポートを作成するのであるから、その実習において学生の能力が十分に発揮されることが重要である。その学生がどのような患者を受け持つかは、実習の成果を左右する大きな要素である。

臨地実習では、一般的に学生5～7人が1グループとなって、その看護学実習を履修する。直前に受持ち患者を決定し、学生は臨地での実習を開始する前に事前学習に取り組むこととなる。この受持ち患者の決定に際し、その学生が最適な認知的葛藤の状態となるように患者をマッチングできることが望ましい。学生たちに任せると、最も公平な方法と称してあみだくじによる決定方法が提案されることを経験した。このような偶発的な決定方法では、適切なマッチングは期待できない。

そのため、受持ち予定患者に関する情報を提示し、その患者を受け持つことによって、何を中心に学習することができるのか、病態の難易度はどの程度か、受持ち期間において最も学習の負荷がかかる時期はいつか、などを学生に提示している。そのうえで、学生自身が自己の傾向を踏まえて意思表示するように求め、受持ちを希望する患者が重なった場合には学生間の話し合いで調整させる方法をとっている。この方法で、最初の段階での学生と患者のマッチングはほぼ成功している。

看護学実習においては、大切な患者を受け持つのであるから、学生自身の意思決定を明確にすること、話し合いで調整する体験が重要である。

B 倫理的手続きとケース・レポート

看護学実習を実施するとき、患者の同意を得ることの必要性は周知の事実である。さらに、その患者に対する看護実践についてケース・レポートを作成し公表する可能性がある場合には、これに関する同意を看護学実習に先立って得ておく必要がある。

看護学実習では看護師免許を有しない看護学生が看護行為を実施することになる。したがって、「保健師助産師看護師法」に抵触しないために、必要な手続きを行わねばならない。

1. 看護学実習における保健師助産師看護師法の解釈

「保健師助産師看護師学校養成所指定規則」では、看護師国家試験受験資格を与えるためのカリキュラムに看護学実習が規定され、一方では、「保健師助産師看護師法」第31条において「看護師でない者は第5条に規定する業をしてはならない」と規定されている。この業とは「傷病者若しくはじよく婦に対する療養上の世話又は診療の補助」であり、さらに、同法第37条には看護師による診療の補助の範囲の制限が示されている。

厚生労働省は2003年3月に「看護基礎教育における技術教育のあり方に関する検討会報告書」[2]において、「学生の臨地実習に係る保健師助産師看護師法の適用の考え方」を公表した（表1）。具体的には、看護学実習として企画され、実施される看護行為は身体的な侵襲性が相対的に小さいこと、指導体制が確立していること、学生が当事者となる医療事故の予防および発生時の対応が確立していること、そのうえで臨地実習における患者・家族の同意が得られていることが必要条件として示されている。

また、2005年には日本看護協会が「看護記録および診療情報の取り扱いに関する指針」[3]を公表し、「9. 看護記録および診療情報の取り扱いに関する基礎教育のあり方」の項で、臨地実習に関するインフォームドコンセントが必要であること、看護師免許を有しない看護学生による看護行為と保健師助産師看護師法、実習記録の取り扱いなどを指針として示している。

表1　学生の臨地実習に係る保健師助産師看護師法適用の考え方

> 　看護師等の資格を有しない学生の看護行為も、その目的・手段・方法が、社会通念から見て相当であり、看護師等が行う看護行為と同程度の安全性が確保される範囲内であれば、違法性はないと解することができる。
> 　すなわち、（1）患者・家族の同意のもとに実施されること、（2）看護教育としての正当な目的を有するものであること、（3）相当な手段、方法をもって行われることを条件にするならば、その違法性が阻却されると考えられる。
> 　ただし、（4）法益侵害性が当該目的から見て相対的に小さいこと（法益の権衡）、（5）当該目的から見て、そのような行為の必要性が高いこと（必要性）が認められなければならないが、正当な看護教育目的でなされたものであり、また、手段の相当性が確保されていれば、これらの要件は満たされるものと考えられる。

出典／看護基礎教育における技術教育のあり方に関する検討会報告書，厚生労働省，2003．抜粋。

2. 臨地実習における説明と同意

　前述したとおり、看護学生が看護行為を実施するためには、①患者・家族の同意があること、②看護教育として正当な目的を有すること、③相当な手段・方法によって行われること、の3条件を満たす必要がある。②および③については、教育機関としての教育指導体制にかかる内容であるため、ここでは①を中心に、臨地実習における説明と同意に関する具体的な方法を述べていきたい。

　「看護基礎教育における技術教育のあり方に関する検討会報告書」では、臨地実習の必要性や実習内容について十分に説明を行ったうえで、教育機関と患者・家族との間で同意書を取り交わすことが望ましいこと、口頭で同意を得た場合であっても、その旨を記録として残すことが必要であると記している。同意を得るに際して、個人情報の保護についても具体的な手続きを十分に説明したうえで同意を得る必要がある。

　同意を得る基本的な項目は、①臨地実習において看護学生が臨床の看護実践に参加し、患者の同意を得たうえで身体的な侵襲性が相対的に小さい看護行為を行うこと、②看護学生および教員が患者の診療記録を見ること、看護に必要な情報を実習記録に記載するが、個人を特定する情報は一切記載しないこと、③患者が受け入れを拒否した場合であっても、また同意後に撤回することもでき、撤回した場合であっても、いかなる不利益を受けないこと、である。

　資料として、愛知県がんセンター中央病院の了解のもと、臨地実習の説明文書（表2）および臨地実習の同意書（表3）を示した。これは、患者に

表2 臨地実習の説明文書（愛知県がんセンター中央病院様式）

臨地実習の説明文書

_____ 様

　当院は、がん専門の特定機能病院であると共に、他の教育施設の学生や研修生を教育するための実習施設となっています。そのため、患者様へがん医療を行う大きな役割と同時に、学生や研修生を育成する役割をも担っております。

　現在、看護学を専攻する学生が病院等で実習を行うことを、「臨地実習」と表現していますが、これは看護師を育成するにあたり重要かつ不可欠なものになっています。臨地実習では、学生が受持ち看護師と共に患者様を担当し、入院生活のお世話をさせていただくことを通して、看護を学ぶことを目的としております。また、学生には教育施設の教員が随行することもあり、この場合には、受持ち看護師と協働して学生を指導いたします。学生は当院の「基本理念」、日本看護協会の「看護者の倫理綱領」を遵守して、患者様の人権の尊重・安全な療養環境・プライバシーの保護を最優先に臨地実習を行います。

　入院中の医療は主治医と看護師が責任をもって提供させていただきますが、受持ち看護師の指導の下に、学生が患者様を受け持って看護を行うことに、ご理解とご協力を賜りますようお願い申し上げます。以下をお読みいただき、ご同意がいただけましたならば、同意書を提出していただきますようお願い致します。

1. 学生が、臨地実習を行い患者様を受け持たせていただく際は、各担当の看護師長から、実習前に説明させていただきます。
2. 学生が、患者様に看護ケアをさせていただくときには、施行前に十分に説明をして、患者様の同意を得たうえで、看護師または教員と共に実施します。
3. 学生が、患者様に行われる医療処置を、患者様の同意を得たうえで見学させていただきます。また、学生が実施する場合は、患者様の同意を得たうえで、看護師と共に実施させていただきます。
4. 学生が、患者様に予定されている検査・治療・手術を、患者様の同意を得たうえで、見学させていただきます。
5. 学生が、主治医からの病状説明に、患者様の同意を得て同席させていただきます。
6. 実習を通して、学生・教員は患者様の診療に関する記録を見ますが、学生の記録物には、患者様個人を特定する情報は記載されません。また、個人を特定した記録物は院外に持ち出さないで、シュレッダーによって廃棄いたします。
7. 以上を同意された後でも、いつでも中止することができ、それによって診療内容に影響がでたり、入院生活に不利益が生じたりすることはありません。

愛知県がんセンター中央病院長

患者に対する責任は病院にあるため、臨地実習についての説明責任の主体を病院長名とする文書例である。

B 倫理的手続きとケース・レポート

表3　臨地実習同意書（愛知県がんセンター中央病院様式）

臨地実習同意書

愛知県がんセンター中央病院長殿

　私は、学生の臨地実習に関して「臨地実習の説明書」に基づいて、十分な説明を受け、内容を理解しましたので、以下の項目の実施に同意いたします。

　同意される項目に✓をつけてください。

- □　学生が、私の人権・プライバシーの保護を最優先に、私を受け持つことに同意します。
- □　学生が、看護師または教員と共に私の看護ケアを行うことに同意します。
- □　学生が、医療処置を見学すること、または看護師と共に実施することに同意します。
- □　学生が、私の検査・治療・手術を見学することに同意します。
- □　学生が、主治医からの病状説明に同席することに同意します。
- □　学生および教員が、私の診療に関する記録物を見ることに同意します。
- □　上記の項目について同意後、いつでも撤回または変更することができます。

　　平成　　　年　　　月　　　日

　　　　本人または代諾者氏名　署名＿＿＿＿＿＿＿＿＿＿＿＿＿＿
　　　　　（代諾者との関係　　　　　　　　　　　　　　　　　　）
　　　　住所
　　　　　＿＿＿＿＿＿＿＿＿＿＿＿＿＿＿＿＿＿＿＿＿＿＿＿＿＿
　　　　　＿＿＿＿＿＿＿＿＿＿＿＿＿＿＿＿＿＿＿＿＿＿＿＿＿＿

　　平成　　　年　　　月　　　日

　　　　説明者の所属　　　＿＿＿＿＿＿＿階　＿＿＿＿＿＿＿病棟
　　　　説明者の氏名　署名＿＿＿＿＿＿＿＿＿＿＿＿＿＿＿＿＿＿

　　　　学生の所属　　　　＿＿＿＿＿＿＿＿＿＿＿＿＿＿＿＿＿＿
　　　　学生氏名　　署名　＿＿＿＿＿＿＿＿＿＿＿＿＿＿＿＿＿＿

2枚複写式であり、1枚は患者が保管し、2枚目は診療録に保管する。

対する責任は医療機関にあるため、患者・家族に対する説明文書は病院長によって作成されている。同意書は患者、病棟師長および学生の3者が署名する様式である。これは2枚複写式であり、1枚は患者が保管し、複写の1枚は病院の診療録に保管される。

3. ケース・スタディに関する説明と同意

　基本的に、看護学生が作成するケース・レポートは教育の一環として、論理的思考の訓練のために用いられる。その場合、ケース・レポートの発表会が企画されて学生に相互学習の機会が提供されたり、レポートが小冊子として印刷されて関係者に配布されることを散見する。こうした場合には、公刊とはいえないまでも、学生個人の実習記録の範囲にとどまらず、第三者がケース・レポートを読む機会が生じることとなる。そのため、実習記録に基づき、ケース・スタディとしてケース・レポートを作成する場合には、その旨を患者に事前に説明し、同意を得る必要がある。

　前項で、臨地実習を実施するための説明と同意について述べてきたが、この説明文書および同意文書にケース・レポートを作成する旨を加えることが必要である。具体的には、①実習中に実施した看護を検討するために、ケース・レポートとして論文を作成するが、個人が特定される情報は一切含まれないこと、②学生相互の学習を深めるために学内でケース・レポートの発表会を開催するが、個人が特定されることはないこと、③学生全員のケース・レポートを小冊子として印刷して学校関係者に配布することがあるが、個人が特定される情報は含まれないことという内容を加えることが望ましい。少なくとも、ケース・レポートを作成すること、それを公表する場合があるが個人を特定する情報は含まないことについては、説明・同意文書に記載することが必要である。

4. 実習における個人情報保護のための手続き

　「個人情報保護法」が施行されて久しい。個人情報を保護する必要性は当然のことであるが、同時に学生の学修を保証することも必要である。そのため、当該患者から臨地実習に関する同意を受けること、学生が診療録を見て実習記録に記載するときの個人情報保護の手続きを徹底することが重要であ

る。基本的には、実習記録について個人情報から分離する手続きをとることが肝要である。具体的には、以下の点に留意したうえで実習記録を作成すれば、ケース・レポートの資料とすることができる。

①個人情報とは、個人を特定する情報であることから、患者氏名のみならず、イニシャル、病院名、会社名などの固有名詞を使用しない。現病歴や既往歴についても、特定する年を記載することなく、実習日を起点として「○日前」「○年前」として記載する。

②学校と施設間での臨地実習に関する契約があり、さらに、学生が看護師または教員の指導の下に看護行為を行うことについて、対象者に説明し同意を得る手続きをとる。この場合、学校が指定した実習記録様式については施設から承認を受けているため、学生はその記録様式に記載することができる。しかし、メモ帳に診療録の内容を記載してはならない。また、実習記録は学生にとって学修の成果であるため、学生個人の責任で保管すること、また、廃棄する場合にはシュレッダーを用いて処理しなければならない。

③実習記録には個人情報を記録しない手続きをとることで、診療録の個人情報と実習記録とは非連結となる。しかし、臨地実習において学生を指導するうえで、学生個々の受持ち患者名を看護師および教員が把握する必要がある。そのため、学生名と受持ち患者名を連結させる用紙を作成するが、この用紙は病棟内で保管する。また、臨地実習終了後にこの用紙を廃棄することによって、実習記録はまったくの非連結となる。ただし、後日に患者からの問い合わせなどがあった場合、受け持った学生名を遡ることができなくなるため、1年間は病棟内で保管することが望ましい。

④最近では、コンピュータで記録を作成する学生が多くなってきている。学内に設置された共用のコンピュータで実習記録を作成するときは、ハードディスクには保管せずに、各自の記録メディアに保存し、厳重に管理するとともに、実習終了後にはデータを消去することを義務づける。

⑤個人情報保護法および保健師助産師看護師法の守秘義務に違反した場合、学生であっても法に基づいて罰せられることがあることを周知させる。

C 看護過程と看護実践

　看護過程（nursing process）とは、問題解決技法による看護実践の方法論である。そのねらいは、個別性と科学的裏づけをもった質の高いケアを提供することにある。この過程は、ある看護上の問題を解決するという目的をもった過程であり、その解決方法は、問題解決技法を基礎理論とした科学的方法の応用である。

　看護過程には、アセスメント、計画、実施、評価に至る4つの構成要素とする考え方と、看護診断を位置づけて5つの構成要素とする考え方がある。前者では、アセスメントとは、情報収集・分析・総合を経て問題を判断することを表す。後者では、アセスメントの最終結論として看護診断名を確定するものであり、この「看護診断」を独立して位置づけている。

　本項では、後者に従って、看護過程をアセスメント、看護診断、計画、実施、評価ととらえていく。仮説検証と意思決定のプロセス、看護過程を支えるシステムを述べた後に、アセスメントから順に看護過程の構成要素を概説する。

1. 仮説検証と意思決定のプロセス

　看護過程は、看護診断を導く過程（看護診断過程）と、それに基づいて計画・実施された結果を評価して修正する過程（看護実施過程）から構成される。看護過程は問題解決技法に基づくため、仮説検証のプロセスをたどる。つまり、看護診断過程の結論として看護診断（または看護上の問題）を確定すること、看護実施過程において問題解決のための計画を決定することも、仮説を立てることにほかならない。

　仮説を立てるときには、不確実な状況と価値の異なる選択肢があるなかで、1つの選択肢を選ぶ意思決定がなされるのである。それは、失敗するかもしれないというリスクを負うものであるため、意思決定をするときには成功する確率が高い選択肢を選ぶ判断力が要求される。このような意思決定のプロセスを看護過程は内包しているのである。

　このように、「看護診断」および「計画」は意思決定がなされた結果であり、リスクを負っているのである。そのため、「実施」の結果を毎日「評価」して検証し修正することによって、失敗するリスクを減少させて、成功する

確率を増加させるのである。以上のように、看護過程は情報から推論された仮説を、実施によって検証し修正できるシステムであるといえる。

2. 看護過程を支えるシステム

看護過程は問題解決の思考のプロセスを示すものであるが、これを支える問題志向型システムがPOS（problem oriented system）である。POSには、記録、監査、および修正の下位システムがあり、これらが看護過程と連動する。記録のシステムがPONR（problem oriented nursing record）であり、データベース、問題リスト、初期計画、および経過記録が含まれる。また、監査のシステムには、構造、過程、および結果の評価が含まれる。

1）PONR（problem oriented nursing record）

a. データベース

患者に関する情報を系統的に収集する記録であり、その枠組みには看護理論が関与している。ヘンダーソン（V. Henderson）の14項目の看護の基本的要素、ロイ（C. Roy）の4つの適応様式（生理的ニーズ、自己概念、役割機能、相互依存）、ゴードン（M. Gordon）の11の機能的健康パターン、松木の生活行動様式などは、それぞれ情報収集の枠組みを提供している（**表4**）。

表4　アセスメントの枠組み

ヘンダーソン	ゴードン	松木
1. 呼吸	1. 健康知覚ー健康管理パターン	1. 健康認識ー健康管理
2. 飲食	2. 栄養ー代謝パターン	2. 呼吸ー循環ー体温調節
3. 排泄	3. 排泄パターン	3. 栄養ー代謝
4. 適切な姿勢	4. 活動ー運動パターン	4. 排泄
5. 睡眠・休息	5. 睡眠ー休息パターン	5. 活動ー休息
6. 衣類の選択と着脱	6. 認知ー知覚パターン	6. 皮膚ー粘膜の保全
7. 体温の保持	7. 自己知覚ー自己概念パターン	7. 性ー生殖
8. 皮膚の清潔	8. 役割ー関係パターン	8. 感覚ー知覚
9. 有害物の除去	9. 性ー生殖パターン	9. 自己像ー自己実現
10. 伝達	10. 対処ーストレス耐性パターン	10. 役割ー関係
11. 信仰	11. 価値ー信念パターン	
12. 仕事		
13. レクリエーション		
14. 学習		

b. 問題リスト（看護診断リスト）

確定された看護上の問題に番号をつけて記載し、その一覧が看護診断リストとして機能する。この場合、いったん付与された番号は、看護診断名（または看護上の問題）と共に固有名詞として整理され、途中で番号を変更することはない。また、新たに確定された看護診断名（または看護上の問題）には、新たな番号が与えられる。

c. 初期計画

最初の段階の計画であり、看護診断（または看護上の問題）ごとに、ケアプランを立案する。その場合、観察計画（O-P：observational plan）、介入計画（T-P：therapeutic plan）、教育計画（E-P：educational plan）に分類して記載する。さらに、この問題が解決された患者の状態を、目標として示す。

ケアプランは、経過記録のアセスメントと連動して機能する。アセスメントの結果から目標と照合してケアプランの修正が必要であると判断した場合には、アセスメントの月日と連動させて、ケアプランを修正する。

d. 経過記録

1日ごとに、看護診断（または看護上の問題）別に、計画を実施して問題がどのように変化したのかを主観的情報（subjective data：S）、客観的情報（objective data：O）、アセスメント（assessment：A）、プラン（plan：P）に分けて記録する。

主観的情報は、対象が感じていること、考えていることであり、客観的情報は、看護師が観察した事実や測定した結果、臨床検査データなどである。通常、これを「SOAPで記録する」と表現し、石けんのように美しく、簡潔に、だれが読んでもわかる記録とすることが推奨されている（図1）。

2）監査のシステム

構造の評価は、決定された記録方法の標準に従って記録されているか否かを評価するものである。過程の評価は、ケアプランに従って患者が実際にケアを受けているかどうかを評価するものである。この場合には、ケアプランが記載されていること、それを実行した記録が必要とされる。

また、結果の評価は、ケアの結果、患者はどのような状態であるのかを、患者目標と比較して評価する。これは、毎日評価することが必要であり、経過記録におけるアセスメントの項で記載されることとなる。

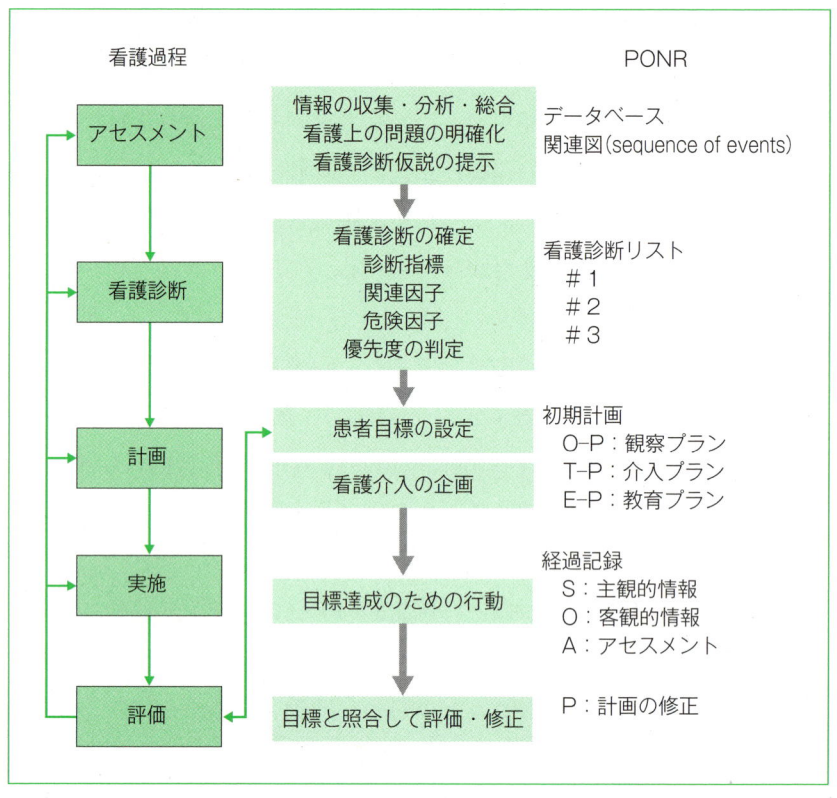

図1 看護過程とPONR[4)]

看護診断に用いられる"#"は「ナンバー」または「井げた」と読まれている。音楽記号のシャープは"♯"であり、異なる記号である。

3. アセスメント

　アセスメントとは、看護過程における最初の段階であり、患者の健康上の問題に関する情報を意図的に収集することから始まり、それを分析し、総合して問題の推論に至るまでの過程をいう。つまり、個別の対象の個別な諸現象を見抜いて、看護上の問題についての判断を下すプロセスであり、看護ケアの質を左右する重要な段階である。
　以下、アセスメントについて、情報の収集と分類・整理、情報の分析と総合の順に述べていく。

1) 情報の収集と分類・整理

　対象となる患者の情報は限りなく存在するが、「健康上の問題を解決する」目的に向かって看護の視点からアプローチするために、枠組み（アセスメン

トカテゴリー）を用いて必要な情報を系統的、組織的に収集する。その枠組みに従って患者の情報を、意図的に選択して収集し整理した記録がデータベースである。看護をどのように考え何を目指すのか、適用される看護の理論や概念によって、データベースが選択されることとなる。

情報を収集するために、観察、測定、面接などの方法を用いる。臨床場面では、患者の入院時に面接の方法を用いて、主観的情報と客観的情報を収集する。学生の場合には、受持ち患者を把握するために、臨地実習の初日から、データベースの枠組みに従って情報を収集する。

主観的情報は、患者が感じていること、理解していることであり、患者によって表出された訴え、感情、意見などである。面接をとおして、患者の発言を手がかりに、関連した情報を意図的に聴くことによって収集する。客観的情報は、看護師によって、直接観察された事実や測定された結果、臨床検査データなどである。たとえば、主観的情報として「S：何だかからだが熱い」、客観的情報として「O：体温38.5℃」と表現する。

2）情報の分析と総合

まず、入手した情報の量と質を批判的に検討しなければならない。①正確な事実をとらえているか、②情報源は信頼できるか、③客観性があるか（感情移入、先入観、偏見、個人の好みなどの影響がないか）、④問題を根拠づける資料として、その内容が十分であるか、⑤情報が看護の視点から収集されたものであるか、などの観点から検討した情報を取捨選択して、適切な情報であることを確認する。

続いて、データベースの枠組みごとに、収集されたデータを吟味する。正常性・標準性・日常性の視点から、正常値、標準値あるいは日常の値と比較して、そこから逸脱したデータに注目する。同時に、各枠組みに分類された複数のデータを総合して、たとえばゴードンの「排泄パターン」の枠組みにおいて、問題があるかどうかを検討する。事実から推論することが重要であり、過大に予測して解釈することは避けなければならない。

次に、各情報間の関連性を推理するためには、それぞれの情報を断片的、並列的にみるのでなく、構造的にとらえる必要がある。問題となる情報に関連して、その原因となる情報、誘因となる情報、影響を与える情報を因果的に矢印で結んで表し、関連図（sequence of events）を作成する。関連図は、分析した結果を総合する手続きであり、看護上の問題を導き出すために

利用することができる。

この段階は、看護上の問題を推論するプロセスであり、「問題の明確化」とも表現される。看護診断過程では、アセスメントの結果に対し、診断仮説として仮の看護診断名を付与しておく。

4. 看護診断

NANDA インターナショナルは「看護診断とは、実在または潜在する健康問題/生活過程に対する個人・家族・地域社会の反応についての臨床判断である。看護診断は看護師に責務のある目標を達成するための決定的な治療の根拠を提供する」[5]と定義している。

この段階は診断仮説を吟味して看護診断を確定する段階であるが、アセスメントの帰結として患者の健康問題を確定する手続きにほかならない。そのため、問題が意味することを確認しておきたい。

問題とは、本来こうあってほしいという「望ましい状態」と「現実に起きていること」とのギャップである。要するに、問題を確定するときには、すでに「望ましい状態（目標）」が想定されているのである。そのため、意思決定を行う看護師の「目標」によって変化するものであり、看護師一人ひとりの価値観や洞察力が影響する。

ここで、乳がんの骨転移に対し放射線治療目的で入院した事例に基づいて考えたい。患者はベッド上に臥床した生活を余儀なくされているが、自分のことくらいは自分でしたいと、動こうとする行動がみられていた。1人の看護師は「安静の指示が守られないために病的骨折のリスクがある」と結論づけ、他の看護師は「骨転移による病的骨折の危険性のためにセルフケアができない状態」を問題として結論づけた。

そこに内包される患者のゴール、理想の状態を考えると、前者では、「患者が安静を守ること」であり、一方、後者は「患者が活動を広げること」である。このように、看護観の違いによって正反対の目標が想定される危険性を内包している。

1）診断仮説から診断へ

アセスメントにおいて判断された診断仮説を吟味して、看護診断として確定する。看護診断の分類法Ⅱは「領域」「類」「看護診断」の階層を有してい

る。そして、看護診断には診断概念に基づく看護診断ラベルが配置されている。実在型の看護診断では、看護診断ラベルには定義、診断指標、関連因子が明記されている。同様に、リスク型看護診断では、看護診断ラベルに「リスク状態」と表現されて、危険因子が明記されている。ウェルネス型看護診断では、看護診断ラベルに「促進準備状態」と表現されて、診断指標が明記されている。

　まず、患者の健康上の問題が定義に合致しているか、収集した情報が診断指標、関連因子あるいは危険因子に合致しているかを吟味し、これらを手がかりに確定する（図2）。

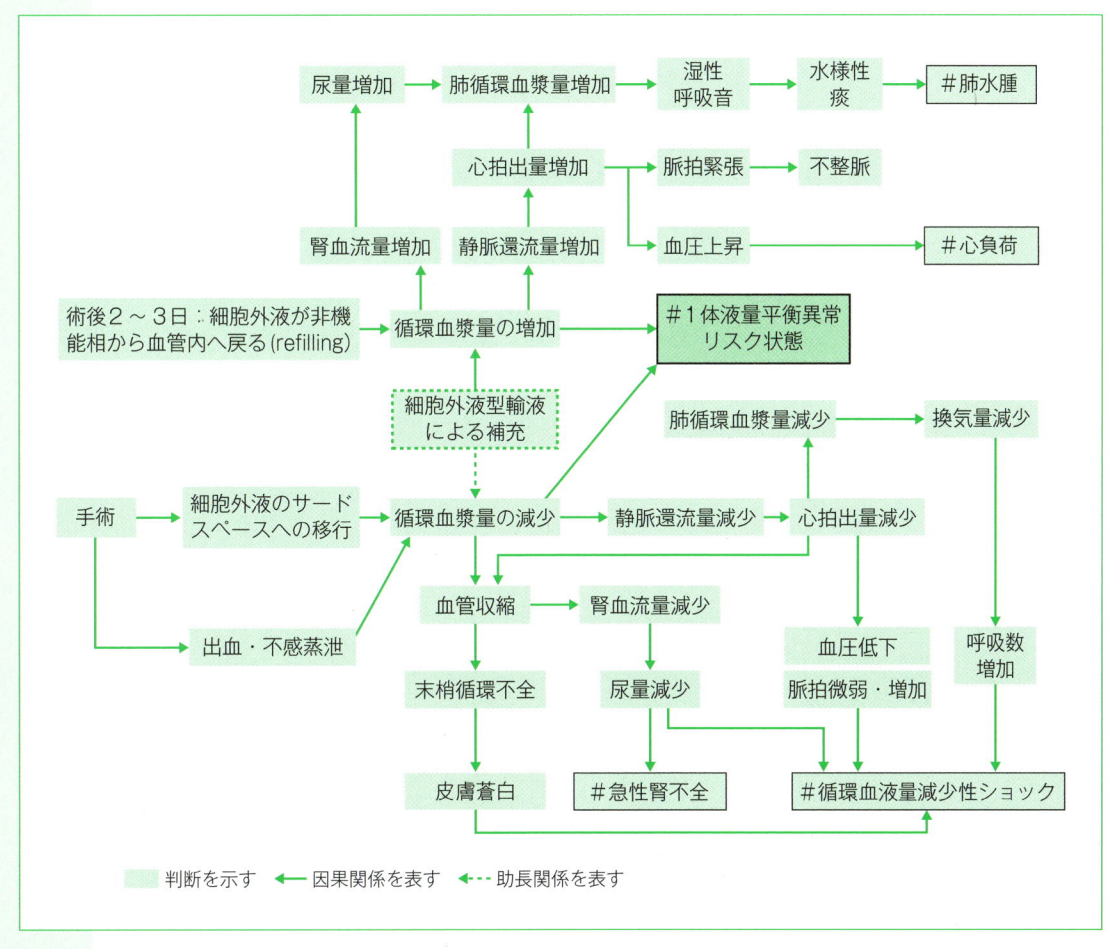

図2　診断仮説から診断へ

手術後の循環器系の変化を関連図として示した。仮診断では、「急性腎不全」「血液量減少性ショック」「肺水腫」「心負荷」が検討されたが、これらは現時点では顕在化していない問題である。循環血液量の減少／増加を予防できれば解決するため、ここに介入することとし、定義および診断指標を確認のうえで「#1体液量平衡異常リスク状態」を看護診断として確定する。

出典／鎌倉やよい，深田順子：周術期の臨床判断を磨く，医学書院，2008，p.9-10．

表5 問題リスト／看護診断リスト（例）

月／日	看護診断名／問題リスト	
10／16	＃1 自己健康管理促進準備状態：術前指導	10／19終了
	＃2 体液量平衡異常リスク状態	10／22終了
	＃3 潜在的合併症：無気肺・肺炎	10／22終了
	＃4 感染リスク状態	
	＃5 潜在的合併症：麻痺性イレウス	
	＃6 入浴セルフケア不足	

月日には初期計画立案日を記載し、看護診断名／問題リストは優先順位によって番号を付して記す。

2）優先順位の決定

　複数の看護診断が確定したならば、どの看護診断を優先するのか、問題解決に取り組むための優先順位を決定する。優先順位は、その患者にとっての重要性と緊急性によって判断され、生命の危険に関する問題や患者本人の苦痛に関する問題が優先される。

　マズロー（A. H. Maslow）の欲求の階層も利用され、最も基底にある生理的欲求が最優先され、これが満たされると次の階層である安全と安定の欲求へ、同様にして次の階層へと優先順位が変化する。また、リスク型看護診断よりも実在型看護診断が優先され、患者自身の意思も考慮されて、優先順位は決定される。

　具体的に松木[6]は①生命の危険に関する問題、②患者本人の主観的苦痛に関する問題、③安楽や安全を脅かす問題、④成長発達に伴う問題、⑤自己実現を脅かす問題の順序を提唱している。

3）看護診断リスト（問題リスト）

　優先順位が決定されると、優先順位の番号によって整理された看護診断名をリストとして表す。ここで確定された番号は、POSシステムにおいては、その患者の退院時までその診断名を表す固有の番号となる（**表5**）。

5．計画

　計画は、確定された看護診断ごとにその問題を解決するための具体策を計画する段階である。ここでも看護診断確定時と同様に、この計画が成功する

表6 看護計画

看護診断　　＃3　潜在的合併症：無気肺・肺炎
患者目標
1. 術後第2病日までに、呼吸音の消失または副雑音がなく、清明である。
2. SpO_2 が95％以上である。
3. 胸部X線撮影の結果、異常陰影がない。

月／日	ケアプラン
10／16	O-P 1. 呼吸の視診・触診：呼吸型、呼吸数、胸郭の動きの左右差、胸郭の拡張範囲 2. 呼吸音聴診：特にS8、S9、S10肺区域の呼吸音の減少や消失、副雑音 3. 痰の喀出状況 4. 経皮的酸素飽和度（SpO_2）、バイタルサイン 5. 疼痛の状態 6. 検査結果：胸部X線写真、炎症反応、白血球数 T-P 1. 深呼吸：十分に鎮痛を図り、横隔膜を用いた腹式呼吸を促す 2. 口腔ケア：ブラッシングを行い、含嗽することを促す 3. 痰の貯留を認めるときにはハッフィングによって、痰を気管に誘導する。 　その後、咳嗽によって喀出する。 E-P 1. 術前訓練として実施した深呼吸、口すぼめ呼吸、咳嗽方法、ハッフィング、離床法などを術後に行うことを説明する 2. 疼痛を抑えるために、創部を小枕で軽く押さえて保護し、体位変換する

か否かは、現時点では不確実であるという状況での意思決定であるため、成功する確率の高いケアプランを選択することが重要である。そのためには、病棟での成果の蓄積、新たな技術に関する文献の活用が重要である。

　計画立案は、いわば仮説設定であり、リスクを負うものである。これを確かなものにするために、計画を実施した結果を評価して検証し、それに基づき計画を修正することが必要である（**表6**）。

1）患者目標の設定

　目標とは、患者の看護上の問題が解決された望ましい状態を表す。つまり、期待される患者の状態を、①観察可能な行動用語であること、②達成可能な内容であること、③期限を設定すること、との条件を満たした具体的表

現で示すものである。

これは、実施した結果と患者目標と照合し、ケアプランが適切であったかどうかを評価する基準となる。また、患者の到達目標であることから、患者と共有することが必要である。

2）ケアプラン

看護診断ごとに、ケアプランを立案する。観察計画（O-P）は、看護診断ラベルとして表現した健康問題について、その推移を把握するための情報を意図的に収集する計画である。観察項目として診断指標を利用することもできる。次に、介入計画（T-P）は、看護診断として表現した問題に対して介入する方法に関する計画である。どのような技術を用いて、どのように実施するのか具体性が求められる。教育計画（E-P）は、患者に教育指導するための計画であり、教育指導内容に関する計画を記す。

このケアプランに企画された内容は、すべてを実施することが前提となる。さらに、実施されたことが記録されていることが、POSシステムでは監査の項目となりうる。言い換えれば、問題解決のための有効な解決策を選択することが重要である。

ケアプランは、経過記録のアセスメントと連動して機能する。アセスメントの結果から目標と照合してケアプランの修正が必要であると判断した場合には、アセスメントの月日と連動させて、ケアプランを修正する。

6．実施

実施は、「T-P」と「E-P」を計画に従って実施し、それらに対する患者の反応を「O-P」に基づいて観察する段階である。実施するにあたっては、患者の事故防止、感染予防などの安全性、身体的・精神的・社会的にも快適であるという安楽性、時間や労力、材料などを考えた経済性、さらに、自分のことは自分でできるように自立性と自律性を考慮して行う。

実施した結果は看護診断（または看護上の問題）別に、主観的情報（S）、客観的情報（O）として経過記録（**表7**）に記述する。看護診断として表した患者の健康問題が看護介入によってどのように変化したかを明記するための情報が必要である。

この過程は、ケアプランという仮説を実施することによって検証する過程

表7 経過記録

月／日	＃	問題リスト／看護診断名
10/23 （ope3）	＃3	S：「痛みが少ないので、呼吸も楽」 O：10時：全区域呼吸音清明、S9、S10区域で呼吸音消失はない。SpO$_2$：98% A：離床も順調であり、トイレまで歩行し、深呼吸も実行できている。呼吸音に問題なく、体温の上昇もない。10/20の胸部X線撮影結果も問題なかった。術前データから、呼吸器合併症発症のリスクが小さかったことからも、無気肺・肺炎は回避できた P：計画終了
	＃4	S：「傷の痛みが強くなることはない」 O：10時、14時：創部の発赤は認めない。ドレーンからの排液は漿液性、量の増加はない A：感染経路として創部、ドレーン、輸液刺入部がある。発熱もなく、感染の徴候はない P：計画続行

であるといえる。また、ケアプランはすべて実行することが前提となっているため、実施しない場合には、その旨を理由と共に記録しなければならない。

7．評価・修正

　評価は、ケアプランを実施した結果、患者目標が達成されたか否かを判断することであり、その評価に基づきケアプランが修正される。主観的情報（S）と客観的情報（O）について、患者目標と照合して判断する。つまり、問題は軽減したのか、それとも悪化したのか、今後このケアプランを続行したときに問題が改善される可能性はどの程度か、など評価した結果をアセスメント（A）として記録する。さらに、このケアプランを続行するのか、修正するのかをプラン（P）に記録する。修正する場合には、ケアプランに同じ月日を記入して修正したプランを記録する。

引用文献

1) 中西睦子：臨床教育論；体験からことばへ，ゆみる出版，1983．
2) 厚生労働省：看護基礎教育における技術教育のあり方に関する検討会報告書，2003．
3) 日本看護協会：看護記録および診療情報の取り扱いに関する指針，2005．
4) 鎌倉やよい，内海節子：看護過程の展開（内海節子編：基礎看護学3〈標準看護講座〉，金原出版，2003，p.456）．

5) Herdman, T.H.編, 日本看護診断学会監訳：NANDA－Ⅰ看護診断；定義と分類 2009-2011, 医学書院, 2009, p.491.
6) 松木光子：看護診断の現在, 医学書院, 1997, p.199.

第4章 ケース・スタディにおけるケース・レポート

CaseStudy

A ケース・レポートの企画と準備

　現在、ケース・スタディはさまざまな意味で使用されているが、看護以外の世界に目を向けると、問題解決のための能力開発に用いられる討議法ととらえられ、ハーバード方式、インシデント方式、その折衷方式が用いられている。その概要は、提示される事例に基づいてディスカッションを行うとともに、インストラクターが方向性を調整してグループでの結論を導く方法であり、ハーバード方式は通常、ケース・メソッドと表現されている。

　本書ではケース・スタディを、ケース・メソッドとしての方法ではなく、教育の立場から看護実践を振り返ってケース・レポートを作成し、論理的思考の訓練として位置づけている。本項では、ケース・レポートの企画と準備に焦点を当てる。

1. 看護過程を振り返る

　臨地実習では、受持ち患者に対して看護過程を実践している。それは、仮説検証のプロセスと言い換えることができる。

　仮説を設定することは、いくつかの可能性が高い選択肢があり、その結果がまだみえないなかで、1つに確定するという「意思決定」を行うことである。それは、看護診断（または看護上の問題）を確定するとき、さらに、ケアプランを確定するときに行われることであり、「95％の確率で正しい」といった確率論的な見通しが求められる。

　すなわち、事実に基づいたアセスメント、看護診断の定義・診断指標に

よって導かれた診断名であるから、「高い確率で正確な診断である」との見通しが必要である。同様に、このケアプランは、文献や臨床の標準看護計画などに基づいているので、「この看護診断名で示される患者の問題が高い確率で解決される」との見通しが必要である。

検証とは仮説が成立するか否かを確認することを示すが、看護過程においては、仮説としてのケアプランを実施し、患者の反応を確認することによって、その問題が解決されたか否かを確認するプロセスである。言い換えれば、ケアプランと問題解決との間の因果関係を見きわめるプロセスといえる。さらに、看護診断名が適切であったかを確認するプロセスでもある。

要するに、下された看護診断に対して、問題が解決される確率が高いケアプランを判断し（仮説の設定）、そのプランを実行し、目標と照合して評価することによってケアプランを修正するプロセスを繰り返すのである（検証）。この看護過程を繰り返し使いこなすことで、仮説としてのケアプランは、個々の患者に合致した個別性の高いケアプランに変化する。

このように、看護過程が繰り返されることによってケアプランが修正され、期限内に問題が解決するか否かの一応の結末を迎えることとなる。結果として、目標に到達して問題が解決されたとき、実施されたケアの効果を確認することができる。ただし、問題が解決された場合であっても、ケアプラン以外の要素が影響していることもあるため、振り返って分析し検討することが、学生の実践力を向上させるとともに、ケアプランの有効性を確認するうえでも重要であるといえる。

2．ヒストリカル・スタディとしてインシデントに焦点を当てる

ケース・レポートでは、この一連の看護診断（または看護上の問題）から実施・評価までを取り上げることとなる。その場合、患者に関する看護診断のすべてを取り上げるのではなく、1つの看護診断名（または看護上の問題）に焦点化する。具体的には、たとえば「胃切除術後患者の看護」として、実施された看護のすべてを包含するケース・レポートを企画するのではなく、「胃切除術後患者への食事指導」のように課題を特定し、焦点化させる。

胃切除術後患者に対する看護として、患者に対する看護の全プロセスをとらえると、**表1**に示したように、#1～5の看護診断が含まれる。そしてそれぞれの看護診断（または看護上の問題）に対するケアプラン、実施した

表1 胃切除術後患者に対する看護診断

看護診断リスト	
#1	体液量平衡異常リスク状態
#2	非効果的気道浄化
#3	感染リスク状態
#4	消化管運動機能障害リスク状態
#5	自己健康管理促進準備状態：食事指導

結果、評価などは、臨地実習の記録として残されているはずである。

ここで必要なことは、仮説検証の過程において、情報は適正であったのか、アセスメントは妥当であったのか、一般性あるいは原理と照合して妥当であったのか、理論と照合して妥当であったのか、ケアプラン以外の要素が結果に影響してはいないか、などを振り返ることである。アセスメント能力をはじめとする看護の実践能力を向上させることが目的である。

そのため、個別性のあるケースとして情報を提示しつつ、標題（テーマ）に関連した看護診断（または看護上の問題）に限局させてレポートをまとめる方法をとる。その意味では、ヒストリカル・スタディとして時間経過の流れのなかでケースをとらえ、さらに1つの看護診断（または看護上の問題）というインシデントに焦点を当てることとなる。

3. 看護診断からテーマを探る

学生は、実習に取り組み、受持ち患者との人間関係を形成しつつ、複数の看護診断に対するケアプランを提供して評価し、看護過程を使いこなす。問題解決技法としての看護過程は、意思決定過程を包含する。すなわち、看護診断およびケアプランは不確実ななかでの選択であるために、評価し修正することによって成功する確率を100％に近づけていくのである。ただし、看護診断が誤りであると判断されたときには、実践の途中で、そのケアプランが中止されているはずである。したがって、問題が解決したとの結果を得た看護診断を対象に、立案されたケアプランに着目してテーマを設定する。

看護の実践では、一つひとつの看護診断に対して、成功する確率が高いケアプランが選択され、その時点での最大の努力がなされている。しかし、ケアプランの選択は、文献を十分に活用することよりもむしろ、その病棟における看護基準、これまでに学習した成果などに基づくことが多い。そのため、

1つの看護診断に対して、ケアプランと問題解決のプロセスを改めて振り返り、成功する確率を高める検討を行うことに意義がある。このような検討を行うためには、受持ち患者の看護診断リスト（問題リスト）から1つを選択して、その診断（問題）に対する解決策として立案したケアプラン（仮説）について、実施によって評価・修正したプロセス（検証）を振り返る。

　看護診断名（または看護上の問題）がそのままケース・レポートの標題（テーマ）になるとはかぎらない。何に対する疑問なのか、どこに焦点化するのかによって、テーマが決定される。例をあげれば、「嚥下障害」の看護診断に関する一連のプロセスを振り返りたいと考えたとき、看護診断名がそのままテーマとなるわけではない。ケアプラン全体を振り返るのであれば、受持ち患者の個別の要件を加味して、「脳卒中患者の嚥下障害への援助」と表現するのも一つの方法である。特にケアプランで取り上げた「舌の構音訓練」に焦点を当てて検討したいと考えるのであれば、テーマは「嚥下障害のある脳卒中患者に対する舌の構音訓練」などと表現される。

　ただし、準備の段階では、ケース・レポートにおいて目指すべき方向を明らかにすることが重要であり、何について論じていくのかを明らかにするためにテーマを表現する。ケース・レポートが完成した時点で、解決すべき看護上の課題が焦点化され、端的に明確に示す表現が用いられているかを確認し、決定する。

4．仮説・検証のプロセスとしての把握

　これまで繰り返し述べてきたように、1つの看護診断に対するケアプランは仮説を設定することにほかならず、それを実行し、患者目標と照合して検証するのである。この作業は、看護診断とケアプランとの間の因果関係を明らかにする作業であり、「問題Aに対しては、解決策Bを用いると高い確率で問題が解決される」のような結論を導くことにつながる。看護実践の実習記録は学生の手元にあるので、その記録に基づき看護実践を振り返ることができる。

　看護診断（または看護上の問題）ごとに、ケアプランを実行した結果、問題はどのように変化したのか、設定した期限内に問題は解決されたのかを評価した結果が実習記録として記載されているはずである。次に、受持ち患者の実習記録には複数の看護診断（または看護上の問題）が確定されている

が、そのうちのいずれかを選定することが、テーマの選定につながる。その場合、何を知りたいか、何を追求したいのか、学生の意思によって決めることが重要である。

　ここで、具体的な看護記録類を示しながら説明したい。ケアプランの観察プラン（O-P）に記した観察項目について、観察した結果が経過記録に記載されて客観的データとなる。緻密に計画した観察プランであったとしても、実際の場面では他の観察項目が必要となることもありうる。その場合には、経過記録に記述され、今後も観察すべき重要項目であると判断されれば、観察プランそのものが修正されているはずである。

　また、介入プラン（T-P）あるいは教育プラン（E-P）についても、実施した結果が経過記録に記されている。患者目標と照合し、目標到達の状態を評価して経過記録にアセスメント（A）として記載される。したがって、初期計画のまま終了する場合もあれば、修正されて終了することもありうる。

　このような検証の過程を経て、設定された期限までに患者目標に到達したとき、仮説としてのケアプランあるいは修正されて実施されたケアプランが妥当であり、効果があったと判断される。

　ケアプランの妥当性を判断する場合、その看護診断（または看護上の問題）の難易度を考慮する必要がある。たとえば、「誤嚥リスク状態」との看護診断に従ってケアを提供し、「誤嚥」を予防できたとき、ケアの効果を判断するには「誤嚥」の発症確率を考慮しなければならない。つまり、発症確率が90％のときと10％のときでは、実施されたケアプランの効果の判断が異なってくる。しかし、発症確率が明確に示されるわけではないので、その患者のデータを吟味して発症確率を推測することが必要となる。発症確率がきわめて高いときにその発症を予防できたのか、低いときに予防できたのかによって、結果が示す意味は大きく異なるはずである。

5．文献に基づいた検証

　学生は、看護の実践において、その時点での最大限のケアを提供している。そのため、ケアプランの成功率をさらに上昇させるためには、選択したプランは妥当であったのか、文献を用いて検討することが必要である。

1）文献の種類

　雑誌には、①学会が発行する雑誌（学会誌）、②大学・研究機関の紀要、③専門分野を対象とする商業雑誌などがある。各雑誌には投稿規程が掲載され、論文の種類が明示されている。学会誌の場合、学会に編集委員会が設置され、投稿された論文は複数の査読者が査読し、論文掲載の採否および論文の種類が査定される。一般的に、このような査読を経て掲載された論文が高く評価され、学会誌に掲載された論文が文献としての価値が高い。

　次に、論文には種類があり、それにより論文の性質を理解することができる。「日本看護科学会誌」の投稿規程では、原稿の種類は、論壇、総説、原著論文、研究報告、短報に分類され、その内容が示されている。総説は「看護学に関わる特定のテーマについて多面的に内外の知見を集め、また文献等をレビューして、当該テーマについて総合的に学問的状況を概説し、考察したもの」、原著論文は「研究論文のうち、研究そのものが独創的で、新しい知見が論理的に示されており、看護学の知識として意義が明らかであるもの」、研究報告は「資料的価値が高く、研究結果の意義が大きく、看護学の発展に寄与すると認められるもの」と規定されている。

　「日本看護研究学会雑誌」の投稿規程では、論文の種類は、原著論文、研究報告、技術・実践報告、総説に分類され、独創性、萌芽性、発展性、技術的有用性、学術的価値性・有用性、信頼性、完成度などの審査基準が示されている。それによれば、原著論文は、その独創性、学術的価値性・有用性、信頼性および完成度が、研究報告は、独創性、萌芽性、発展性、および学術的価値性・有用性が求められている。

　一方、看護系の商業誌では、たとえば「疼痛緩和」などの特集のテーマに沿って専門分野の人が依頼されて執筆する論文も多い。この場合、オリジナルのデータに基づく論文というよりも、その分野の知見を説明する「解説」として位置づけられる。

　ケース・レポートを作成するために文献を利用するときには、これらの論文の種類を理解して活用することが重要である。

2）医学中央雑誌を活用した文献検索

　文献検索の方法は種々あるが、コンピュータによる検索が一般的である。国内の文献検索には、医学中央雑誌が汎用されている。これを活用するには、検索端末のある医療系大学の図書館を利用するとよい。図書館には専門職と

して司書が配置されているので、検索方法の指導をはじめ多くのサービスを受けることができる。ただし、大学図書館は利用者資格を限定している場合があるので、事前に確認することが必要である。

　医学中央雑誌では、文献が、原著論文、総説、解説、会議録に分類されている。会議録には、学術大会において発表された抄録が分類される。学会抄録は最も早く研究成果を公表するものであるため、新しい情報として把握するには効果的であるが、文献として引用することは少ない。そのため、文献としての価値の高い原著論文を中心に検索するのが一般的であり、原著論文に限定したり、会議録を除外して検索する。

　検索にあたっては、検索期間を指定し、求めるテーマを反映するキーワードを入力する。論文を引用するとき、そのテーマに関してだれもが必ず引用する重要な原著論文を把握することは重要である。一方、そのテーマについてどのような論議がなされているかを把握するためには、新しい論文を把握する必要がある。これらの視点から検索期間を決めていくが、過去10年間をまず検索することで動向を把握することができる。少なくとも過去5年間は検索したい。

　次に、検索のために入力するキーワードについて述べる。いかにテーマにヒットするキーワードを選択するかが文献検索の鍵である。キーワードを入力して検索すると、ヒットした文献数が示される。その数が多い場合には、さらに追加のキーワードを入力して文献を絞り込むことができる。ここまでの文献検索のプロセスは記録しておくことが望ましい。

　検索された文献の一覧について、論文タイトルから求めている文献であるかを概観し、さらに、アブストラクトを読んで確認する。求めている論文が見つかったならば、入手して全文を読むことが重要である。論文が掲載されている雑誌名を確認し、それが所蔵されている図書館に出向き、論文を入手して活用する。また、図書館のネットワークで行われる文献複写サービスもあるため、文献を注文して入手することもできる。

3）文献の活用

　そもそも、文献を検索して読むことは、それぞれのテーマに関してどこまで報告され、明らかになっているかを確認する作業である。適切に文献を収集することができれば、そのテーマに関する研究を概観して序論を論じることができる。さらに文献は、ケース・レポートに取り上げた患者に対する看

護の成果に裏づけや示唆を与えるなど、考察において論理的に分析するうえでの方向性を決定することにもつながる。

　具体的には、看護診断（または看護上の問題）の妥当性を確認するだけでなく、その診断に対するケアプランの妥当性をも確認する。さらに、実施した援助の成果についても、文献の結論と比較して論じることができる。

　文献を引用するときには、論文の結論を十分に理解し、それを引用することが重要である。結論とは関係なく、考察で述べられた文章の一部分を、前後のつながりを無視して引用したレポートを見かけることがある。これは、望ましいとはいえず、あくまでも結論を引用することが大切である。

4）文献の記載方法

　文献を引用するとき、序論あるいは考察において、本文中に引用して、論文の末尾に「文献」としてまとめて記述する。この表示方法には、

①本文中に引用する文献に「1)、2)……」などと番号を付して示し、論文の末尾でその番号順に整理する方法、

②本文中に引用する文献の著者名と発行年を「山口、鎌倉、深田他（2006）は……」のように記し、論文の末尾で著者名のアルファベット順（あるいは五十音順）に整理する方法、

がある。前者は表現方法は簡単だが、本文中で新たに文献を追加すると、その後にくる文献番号をすべて修正しなければならないというわずらわしさがある。後者は著者名で整理されるため、新たに文献を追加しても文献リストが影響を受けることはない。

　前述した「日本看護研究学会雑誌」では前者が、「看護科学会誌」では後者が採用されている。通常、学術雑誌、大学紀要などは投稿規程を示しているので、論文を投稿する場合にはその規定に従う。ここでは、a. 番号を用いた文献引用、b. 著者名を用いた文献引用として、その概略を紹介する。

a. 番号を用いた文献引用

　本文中に引用するとき、一般的な見解として表現する場合、「……患者会による調査では、回答者の95％が術後の体重減少を認めたとの報告[1)]……」「研究成果に基づく食事指導プログラム[1)]として……」などのように、引用箇所の終わりの右肩に、裏づけとなる文献を番号で記す。一方、文章または表現をそのまま引用する場合、「鎌倉は『……の条件において……効果を認めた』[1)]と述べて……」といった具合に、忠実に原文のまま引用する。この

番号は、その論文において文献が引用される順序で与えられる。

　論文の末尾に「文献」として整理するときは、番号順に記述する。記載様式はそれぞれの雑誌によって規定されているが、雑誌と単行本では区別されるのが通常である。一般的な記載様式は以下のとおりである。なお、引用文献を記載する際、共著者が多数いる場合は、「山口真澄，鎌倉やよい，深田順子他」と、第4著者以下は省略して記すこともある。これらは投稿規程に従う。

●雑誌の場合

　　文献番号，著者名：論文標題，掲載雑誌名，巻(号)：○−○（最初のページ数−最後のページ数），発行年．の順に記す。

　［例］1）山口真澄，鎌倉やよい，深田順子，米田雅彦，山村義孝，金田久江：幽門側胃切除術後患者における退院後の食事摂取量の自律的調整に関する研究，日本看護研究学会雑誌，29(2)：19−26，2006．

●単行本の場合

　　文献番号，著者名：書名，第○版（初版は省略），発行所，発行年，p.○−○（最初のページ数−最後のページ数）．の順に記す。

　［例］1）升田和比古：胃を切った仲間たち；胃切除後遺症とその克服法，桐書房，2004，p.28−40．

b.　著者名を用いた文献引用

　本文中に引用するとき、一般的な見解として表現する場合、「久保・田畑（2000）は……」とするか、あるいは「患者による調査会では、回答者の95％が術後の体重減少を認めたとの報告（久保・田畑，2000）……」のように、著者名の苗字（姓）を「・」で結び、発行年を「，」で区切って記す。また、著者が3名より多い場合には、前述のように、第4著者以降は「他」とし、「研究成果に基づく食事指導プログラム（山口・鎌倉・深田他，2006）……」と記してもよい。引用する文献が複数となる場合は、（山口・鎌倉・深田他，2006；愛知・森山，2010；古屋，2010）のように、各文献を「；」で結んで記す。一方、文章または表現をそのまま引用する場合、「鎌倉（2009）は『……の条件において……効果を認めた』と述べて……」といった具合に、忠実に原文のまま引用する。

　論文の末尾に「文献」として整理するときは、著者名のアルファベット順（あるいは50音順）に並べる。著者名（発行年）が同一の場合には、発行

年の次に「a」「b」を付す。具体的には、鎌倉（2009a）、鎌倉（2009b）などと記す。記載様式は雑誌によって規定されているが、雑誌と単行本では区別される。文献を記載する際、原則として共著者は全員を記すが、投稿規程によっては第4著者以降は「他」として表すなど、省略して記すこともある。

● 雑誌の場合

著者名（発行年）：論文標題，掲載雑誌名，巻（号）：○-○（最初のページ数－最後のページ数）．の順に記す。

［例］山口真澄，鎌倉やよい，深田順子，米田雅彦，山村義孝，金田久江（2006）：幽門側胃切除術後患者における退院後の食事摂取量の自律的調整に関する研究，日本看護研究学会雑誌，29(2)：19-26.

● 単行本の場合

著者名（発行年）：書籍名，第○版（初版は省略），発行所，p.○-○（最初のページ数－最後のページ数）．の順に記す。

［例］1）升田和比古（2004）：胃を切った仲間たち；胃切除後遺症とその克服法，桐書房，p.28-40.

6．ケース・レポートを構成する

　レポートには、何を書くのか、どのように書くのか、この「内容」と「表現」の両者が相まってこそ、よいレポートができる。作成にあたり留意しておきたいのは、レポートは「他者に読んでもらう」という前提があるため、わかりやすいレポートを書こうとする基本的姿勢が必要だということである。

　わかりやすいレポートの要点は、論理的思考を基盤とした論旨の明快さにある。また、文章を書くにあたっては正しい用語を用い、正確な表現に努めなければならない。そのためには、日頃から多くの文献あるいは書籍を読み込んで、モデルとなる文章に親しむよう心がける必要があろう。

1）ケース・レポートに何を書くか

　ケース・レポートの構成にもさまざまな考え方があるが、一般的には、表紙、序論、事例紹介、テーマに関連した看護診断（または看護上の問題）とそのアセスメント、援助の実際、考察、結論、文献の順に示していく。ここでは概要を示すにとどめ、次節「B ケース・レポートの作成」で詳しく述

べることとする。

a. 表紙

表紙には標題（テーマ）、学籍番号、学生氏名、提出年月日を記載する。標題（テーマ）には、解決すべき看護上の課題が端的かつ明確に示される表現を用いる。

b. 序論

序論はレポートの導入部である。ケース・レポートの標題に基づき、この標題（テーマ）を取り上げた理由、自己の動機について記述し、文献を用いて問題提起し、何を明らかにしたいのか「目的」を明確に論じる。

c. 事例紹介

事例紹介として、患者の年齢・性別、診断名、治療の概要など、患者の一般的情報を提示する。次に、データベースに基づき全体像を要約する。さらに、テーマに関連した看護診断（または看護上の問題）を確定した時点までの関連情報を提示する。

d. テーマに関連した看護診断（または看護上の問題）とそのアセスメント

ここには、取り上げた看護診断（または看護上の問題）に関するアセスメントを要約する。その看護診断（または看護上の問題）を確定した時点において、情報間の因果関係、判断などの関連が明らかになるように、関連図を提示することが望ましい。関連図では、患者に焦点を当て、疾病と治療の経過のみならず、当該の看護診断（または看護上の問題）に他の情報がどのように関連するかについて、矢印を用い図式化して表す。

また、「看護上の問題」は患者の状態に関する理想と現実のギャップといえる。そのため、この理想の状態の設定、つまり、患者がこの期間にこの状態になってほしいと設定することが、目標の設定である。そのため、患者を主語とし、評価可能な具体的な表現を用いて、患者目標を設定する。要するに、看護診断として問題を確定するときには、理想の状態が想定されている。この理想の状態が患者目標であり、「このようになってほしいと期待する結果」となるので、いつまでにその状態に到達させたいのか期限を記す。

e. 援助の実際

援助の実際として、「看護計画に基づく具体的な援助」および「援助した結果」を記す。

前者には、ケアプランとして具体的な援助の計画を記述するが、いくつかの方法論があるなかで、この援助を行えば高い確率で目標に到達すると判断

して決定した計画を明記する。これが仮説に相当することになる。なお、この部分は、実際の患者に対する具体的な看護活動が、問題解決に有効な個別性のある看護ケアであったかどうか、また患者との相互作用のなかで、ケアプランをどのように実施したかを表現する重要な部分である。ここでは、個別性のある1人の患者に対して行った看護の独自性が表現されることが望ましい。

後者には、援助した結果、患者はどのように変化したのか、患者目標に到達したのか、その結果、計画は修正されたのかなどを明記する。計画に基づき実施した結果、目標に到達したか否かで評価される。これは検証のプロセスであるため、客観的なデータを用いて示すことが望ましい。また、計画が修正された場合には、どのような事実に基づいて、アセスメントして修正したのかを明記する。

　f. 考察

考察では、計画したケアプランを実施し、その結果、患者はどのような状態に変化したのか、両者間の関係について論理的に分析した過程を説明する。したがって、看護診断（または看護上の問題）に対するケアプランと援助した結果を関連づける重要な部分である。

看護診断（または看護上の問題）は、患者情報を分析し、総合して導き出した結論であり、そのアセスメントに基づいて立案されたケアプランを実施した後の患者の状態について、問題が解決された状態（患者目標）と比較して検証するのである。その場合、看護診断（または看護上の問題）に影響する要因が関連図に示されるが、これらがどのように結果に影響したかについても検討する必要がある。

また、看護過程全般を振り返り、
①問題の根拠は明確であったか、
②実施したケアは、患者の「安全」「安楽」「自立」などを十分考慮していたか、
③「患者目標」および「達成時期」は適切であったか、
④ケアプランは根拠が明らかで具体的、実際的であったか、
などについて評価し、検討した内容を述べることもよい。

　g. 結論

目的に相応させて結論を記述する。序論での問題提起と論旨が一貫することが必要である。

h. 文献

引用した文献を記載する。

2）ケース・レポートをどのように書くか

ケース・レポートには、論旨の明快さが重要である。序論で述べられた目的に基づき、焦点化されて事例が紹介され、結果、考察、結論まで一貫して述べられている必要がある。このことを要約して表現するならば、序論において「何を明らかにしたいのか（目的）」が示され、結論においてその答えが記されているということである。

記述にあたっては、誤字を避け、用語の定義、意味を確認する努力が求められる。留意点として、①無駄を省き、一つの文をできるかぎり短く簡潔に表現すること、②主語を示して正確に表現すること、③できるかぎり平易に表現すること、などがあげられる。また、唐突な文章展開とならないように、「また」「次に」「しかし」「さて」「すなわち」「一方」「その結果」など、文相互をつなぐ接続詞を活用する。そして、文の末尾は、「……である。」「……です。」などの端的・率直な飾りのない形とし、文献を引用するときには文献番号または著者名を明示する、などに留意することが必要である。

さらに、専門用語、単位などを正確に使用することが重要である。図および表には、それぞれ通し番号をつけ、内容を示すタイトルを、図の場合は下部、表の場合は上部に表示することが一般的なルールである。

B ケース・レポートの作成

学生は臨地実習において、看護過程を用いて、患者の健康上の問題を解決するプロセスを実践する。この貴重な経験をそのままにしないで、掘り下げて考察することが重要である。考察を加えることにより、経験から意味を引き出し、問題の本質を科学的・論理的に追求し、今後の看護ケアの実施に役立ててこそ、初めて経験が生きてくるのである。

前項では、ケース・レポートの企画と準備として、看護過程を振り返り、看護診断（または看護上の問題）からテーマを選定し、その看護診断について仮説・検証のプロセスを振り返り、文献を検討し、ケース・レポートを構成するという一連の作業について、基本的事項を述べてきた。

ケース・レポート作成の目的は、学生の論理的思考を訓練することである

が、この訓練が今後の看護ケアへ生かされると考える。ここでは、これらを受けて、ケース・レポートを実際に作成することに焦点を当てる。

以下に提示した具体的な学生の状況から出発することとし、標題（テーマ）の選定から、序論、事例紹介を経て、文献へと順に、□内に具体例を提示しながら述べていく。

> ### 学生の状況
>
> 　成人看護学実習において、幽門側胃切除術・ビルロートⅠ法再建術を受けた患者を術前日から術後11日目まで受け持ち、なかでも全実習期間を通じて、NANDA-Ⅰ看護診断に基づき、「自己健康管理促進準備状態：食事指導」の看護診断名を用いて、病棟の食事指導プログラムに基づく看護を提供した。
>
> 　術後には、看護診断（または看護上の問題）として、「体液量平衡異常リスク状態」（循環血液量減少性ショックのリスク）、「PC：無気肺・肺炎」（気道内痰貯留のリスク）、「PC：麻痺性イレウス」（消化管運動機能障害のリスク）、「PC：感染リスク状態」（創傷感染リスク）、などに取り組んだ。
>
> 　実習を通じて、退院後の患者の生活の質（quality of life：QOL）を左右する食事を支援する食事指導に関心が高かった。術前から、昼食前後の体重を測定して食事摂取量をセルフ・マネジメントする方法について指導を開始し、術後には患者自らが調整していく効果を目の当たりにし、看護の成果が実感できた実習となった。

1．標題（テーマ）

　標題はレポートの「顔」ともいわれ、レポートの全容を一言で的確に表現しているか、内容を明確に代表する標題であるかどうかを十分に吟味する。具体的に、その領域のどのような問題に取り組んだのかが明確に表現されていることが肝要である。一般的に、レポートの内容が的確に「25文字程度」で簡潔に表現されていること、看護系の重要語（key word）を適切に含んでいることが望ましい。標題が長くなる場合には、主題と副題に分けて、主

題は包括的な表現とし、副題は具体的な表現とするのもよい。

　この学生の状況から、食事指導について関心が高く、看護診断「自己健康管理促進準備状態：食事指導」を振り返りたいと考えたとき、どのような標題（テーマ）が適切であろうか。標題（テーマ）は、何について明らかにするのかを表す指針でもある。

　この場合には、「幽門側胃切除術（ビルロートⅠ法再建）患者への食事指導」との標題が浮かんでくる。もう少し考えると、病棟の食事指導プログラムの方法として、術前から、セルフ・マネジメントを促す方法と実際の成果に関心が向いている。これを焦点化すると、「幽門側胃切除術後患者が行う食事摂取量のセルフ・マネジメント」の標題が浮かび上がる。前述の標題よりも、後者のほうが学生の関心と合致していると思われる。

　ここでは、後者を標題として採択し、「胃切除術後患者の食事摂取量のセルフ・マネジメント」（24文字）としてケース・レポートを作成する。なお、レポートを完成させたときに、標題が適切に内容を表しているかを振り返り、最終的に調整する。

2．序論

　ケース・レポートの導入部として、「序論」「緒言」「はじめに」などと表される。なぜこの標題（テーマ）を選んだのかという理由、自己の動機を記述するとともに、標題（テーマ）に示される問題を提起して、何を明らかにしたいのか（目的）を明確に論じる。

　その場合、独りよがりの見解を示すことを避けるために、広く文献に基づいて現時点での問題の背景を論じることが必要である。そのことをとおして、当該ケース・レポートの意義についても論じることとなる。

　ここでは、以下に具体例を示して説明していきたい。標題（テーマ）が看護にとってどのような意義があるのかを示し、標題を選んだ理由と動機について記述した。まず、第1段落では、胃切除術後患者に対する食事指導の意義を広く述べている。続く第2段落では、新しい試みとして食事指導プログラムが病棟のシステムとして機能していること、プログラムに基づいて実施したところ効果があった経験から、プログラムがどのように機能して患者は自ら食事摂取量を調整できたのか深く検討したいとの動機を述べている。

　そもそも、学生の論理的思考を訓練することが、ケース・レポート作成の

> **序論**
>
> 　日常生活において食事は、生命を維持し、基本的欲求を充足するとともに、楽しみであり、家族の団らんなど、食文化を形成する。胃切除術は術後の胃の機能を変化させ、従来の食習慣の変更を余儀なくされる。新しい食習慣を形成することは、退院後患者が自立した生活を営むうえで重要であり、患者の生活の質（quality of life：QOL）を向上させるためにも、適応できるように支援することは看護の重要な役割である。
>
> 　今回、幽門側胃切除術を受ける患者に対し、術前から、昼食前後に体重を測定して食事摂取量を把握し、術後に自覚症状と1回の食事摂取量を照合させて、安全な食事摂取量を把握してセルフ・マネジメントする食事指導プログラム[1]を実施した。このプログラムは、研究成果に基づき病棟に導入された新しい試みであるが、患者は術前からプログラムに則って学習することによって、術後も意欲的に取り組み、順調に食事摂取量を増加させた。
>
> 　さて、……

目的であることは繰り返し述べてきた。その意味で、この文献検討が重要であり、自らの経験の枠から外へ出て、標題（テーマ）に関して国内ではどのような動向にあるのか、文献に基づき引用しながら論理的に組み立てるのである。

　次の段落では、文献によってこの標題に関する背景を論じる必要がある。以下に示すように、「さて、胃切除術後の……」と第3段落が始まるが、「さて」の接続詞を使用することによって、前の段落とは話が変わることが予測される。ここで文献に基づき論じたい内容を検討すると、①胃切除術後患者の食事に関してどのような問題があり、②現在、どのような看護ケアの方法が一般的に用いられているのか、③その方法にはどのような問題があるのか、などを明らかにしておきたい。また、新たな方法として導入された食事指導プログラムの効果について文献で確認しておきたい。

　以下の具体例に目を移すと、患者会の調査結果に基づいて現状の問題が提示され、食事指導に関する問題提起がなされている。続いて、前述した論じたい内容に沿って文章が作成され、このレポートの目的を示して、序論を閉じている。

> さて、胃切除術後の食事について文献を概観すると、患者会による調査では、回答者の95％が術後の体重減少を認めたとの報告[2]、60％以上が術後に食事で苦労したと主観的に感じているとの報告[3]があり、患者は退院後に自ら食事を調整することに苦慮していることがうかがわれる。
>
> ──── （中略） ────
>
> 従来、入院中に食事指導が実施され、「分割食」「十分に咀嚼する」「食後の安静」「手術後３か月頃、３回食に戻す」などが指導される。しかし、医療者による栄養指導を遵守した患者群で、術後のbody mass index（BMI）が減少したとの報告[4]があり、現状の食事指導の課題が指摘されている。退院後の栄養回復を図るためには、不快症状を抑えて残胃の機能を最大限に活用することが重要であり、患者自身が退院後に自律的調整（セルフ・マネジメント）することが重要であろう。
>
> 病棟に導入された食事指導プログラムは、セルフ・マネジメントに主眼を置くものであるが、患者がどのように自律的に摂取量を調整してきたのか、その方法と効果について検討する。

3．事例紹介

「A-6. ケース・レポートを構成する」で述べたように、「事例紹介」には、年齢・性別、診断名、治療の概要などの患者の一般的情報を提示したうえで、テーマに関連した看護診断（または看護上の問題）を確定した時点までの関連情報を提示する。

看護実践を行った臨地実習では、看護理論に基づくアセスメントの枠組み（アセスメント・ガイド）を用いて患者の情報を収集し、その情報を分析して組み立て、看護診断（または看護上の問題）を明らかにしてきた。この「事例紹介」には、実習において学生が確定したNANDA看護診断「自己健康管理促進準備状態：食事指導」を中心に、その診断を確定するまでに使用された情報が示されなければならない。ケース・レポートでは、すべての情報を記すのではなく、標題（テーマ）に関連した情報を精選して示すことが重要である。

一般的情報は、年齢・性別、診断名などの項目別に示してもよく、あるいは、それらの項目を含む文章として表現するのもよい。以下に具体例を示しながら述べていくが、ここでは、項目別に整理することとする。基本情報と看護の概要に大別し、基本情報として、患者、身長・体重・BMI、診断名、現病歴の順に述べた。患者の項目には「年齢、性別」の他、「A氏」「B氏」などと記号化して示すこともある。看護の概要には「受け持ち後の状況」に続いて、看護を理解するために「食事指導看護プログラム」を説明した。さらに、食事摂取に影響する情報が必要となるため、患者の全体像を記した。また、看護計画は術前に立案したが、術後に実際に食事調整ができたかどうかが重要であるため、治療の概要として術後の経過を示した。
　事例紹介の項では個別の情報を提示することになるため、くれぐれも個人を特定する情報を記すことのないように、十分に留意しなければならない。

Ⅰ　事例紹介

◼ 基本情報

　①患者：55歳、男性
　②身長・体重・BMI：170.0cm、69kg、BMIは23.9
　③診断名：胃がん（胃体中部小彎側、Ⅱc）
　④現病歴：既往歴はなく健康に過ごしていたが、職場の定期健康診断の結果、胃の精密検査を指示され、がん専門病院を受診し胃内視鏡検査が実施された。組織診断の結果、胃がんとの診断を受けたため、当日に入院と手術に関する手続きを行い、1週間後に手術目的で入院することとなった。外来通院中に、呼吸機能検査、心電図検査、胸部X線撮影など、身体の予備力に関する検査が実施され、いずれの検査結果も正常範囲内であった。入院当日に、医師から手術に関する説明がなされた。

◼ 看護の概要

1）受け持ち後の状況
　入院当日から受け持ち、手術に向けた術前オリエンテーションが実施された。その一環として、食事指導プログラムに関する指導がなされ、

術前に実施するとともに、術後に経口摂取が許可された日から再開される旨が説明された。看護計画は入院2日目に立案された。

2) 食事指導プログラム

　　食事指導プログラムは、以下の手順で行われる。

　術前に「食事指導(1)」として「手術後に必要となる食事方法と食事摂取量の把握」を説明し、50g単位の体重計を用いて昼食前後の体重を測定して自己記録し、さらに食後の上腹部感覚および不快症状について自己記録を開始する。これらの記録によって、摂取量を体重増加量として客観的に把握するとともに、上腹部感覚および症状を勘案して、摂取量が適切であったか否かを判断し記録することになる。

　次に、術後の経口摂取が許可された日に、「食事指導(2)」として「胃の手術により変化する機能と食事摂取量を調整するための判断基準」を指導し、昼食前後の体重測定を再開する。

　さらに、退院前には「食事指導(3)」として「退院後の食品選択と1日の食事回数の決め方、目標体重の設定」を指導する。

3) 患者の全体像

　　NANDA看護診断の13領域ごとに情報を収集し、分析した。

　50歳の妻（専業主婦）と大学生の2人の娘の4人家族であり、職場では人事課長として勤務していた。

　手術に対して、早く治して職場へ復帰したいとの発言があり、胃がんに関する情報を収集するなど、問題解決のコーピングを認めた。

　術後の食事については、妻の協力が得られる環境である。入院前、朝食は毎朝6時30分頃に摂取し、21時までには帰宅して晩酌とともに夕食を摂る習慣であった。

4) 治療の概要

　　入院4日目に全身麻酔による幽門側胃切除術が実施され、ビルロートⅠ法による再建術がなされた。術後は合併症を起こすことなく順調に経過し、術後3日目に飲水が許可され、術後4日目に三分粥が開始された。

4．テーマに関連した看護診断（または看護上の問題）とアセスメント

　　ケース・レポートの標題（テーマ）は「胃切除術後患者の食事摂取量のセルフ・マネジメント」であり、実習において学生が確定したNANDA看護診断は「自己健康管理促進準備状態：食事指導」であった。事例紹介で示した情報を分析して総合する手続きをとって、この看護診断（または看護上の問題）を導き出したのであるから、その判断のプロセスをアセスメントとして要約することが重要である。

　　当該の看護診断（または看護上の問題）に情報がどのように関係するのか、アセスメントを明らかにすることが解決策としての看護計画の選択に影響を与えることとなる。そのためには、情報がどのように関連するかについて、矢印を用いた図で示して構造化する関連図を作成するとよい。以下に具体例を示すが、胃切除術によって胃の機能が変化するために、摂取できる食事摂取量に影響を与えることから、術後の状態を想定して関連図（図1）を作成した。

　　当該看護診断（または看護上の問題）に内在する理想は、術前と同様に必要栄養量をおいしく摂取することができることであり、現実には、予定術式から胃の貯留能が小さくなり1回摂取量が減少すると予測されることが、理想とのギャップといえる。この理想の状態、つまり、必要栄養量をおいしく摂取できるようになることが目標であり、その具体的な状態として「（患者が）食後に不快症状を生じることのない食事摂取量を把握できる」など、患者を主語とし、評価可能な具体的な表現を用いて、患者目標を設定する。また、いつまでにその状態に到達させたいのか、期限として「術後10日目」などと記す。

II　看護診断とアセスメント

1　看護診断

　NANDA看護診断「自己健康管理促進準備状態：食事指導」。

2　アセスメント

　幽門側胃切除術後に生じる胃の機能の変化に基づき、患者の食生活の

```
┌─手術療法：全身麻酔による──→┌─55歳、男性──┐ ┌─家族構成：妻、大─┐ ┌─職場：人事課長─┐
│ 胃切除術              │ │ 胃がん（胃体中 │ │ 学生の娘2人    │ │ 21時までには帰宅│
│ （ビルロートⅠ法再建術）    │ │ 部小彎側、Ⅱc） │ └───────┬────┘ └──────┬─────┘
└────┬──────────┘ └──────↑────┘        │               │
     │                     │         退院後の食事について    規則的な生活習慣
     │                  ┌─身長：170cm─┐  妻の支援あり        朝食・夕食とも自宅で摂取
     │                  │ 体重：69kg   │        │               │
     │       ┌─早く職場に復帰─┐│ BMI：23.9   │        │               │
     │       │ したいと発言   ││          │        ↓               │
     │       └───────┬──┘└──────┬──┘      ┌─────────────────┐  │
     └──────────────┼────────┼────────→│ 自己健康管理促進準備状態：食事指導 │←─┘
                      │        └──────────→└──┬──┬────┬──────────┘
                      └──────────────────→    │  │    │
                        1回摂取量の調整  分割摂取        │  │    └→ 食後はファーラー位で安静
                              ↓         ↓          │  │
          貯留能の減少 ──→ 1回摂取量の減少          │  │        腸への急速流出 ──→ ダンピング症候群発症の
                                                   │  │    ↗                    リスク
          幽門機能の喪失 ─→ 胃の排出機能の変調 ─────┘  │
                                                      │         胃内への停滞 ←┈┈ 急性期：吻合部の浮腫
          運動機能の低下 ─→ 蠕動運動減少 ──────────────┘                       術後：生理的イレウス
                                                              ↑
                            ペプシノーゲン減少                食後は起座位で安静 ←──────┐
          分泌能の低下 ─┬→                   ─→ たんぱく質の消化能低下              │
                        └→ 胃酸分泌の減少                     ↑                     │
                                ↓                        食品選択 ─────────────────┘
                           鉄の吸収低下
                                ↓
                              貧血

                                              ▨ ：受け持ち時の情報を表す
                                              文字：判断を表す
                                              ──→：因果関係を表す
                                              ══→：介入を表す
                                              ┈┈▶：助長関係を表す
```

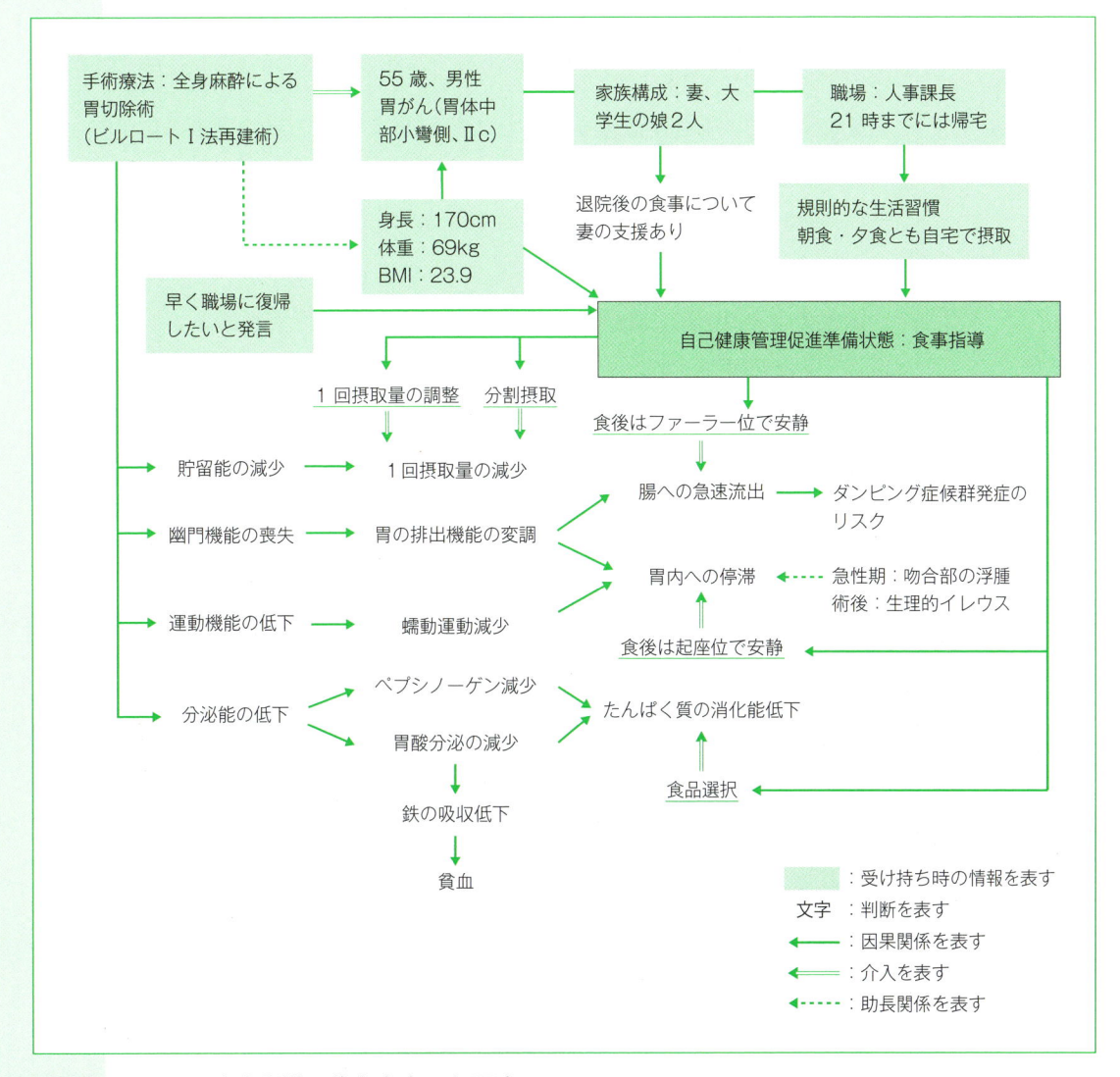

図1　食事指導に焦点を当てた関連図

　　変調について関連図（図1）に示した。予定術式から、胃の貯留能が減少し、1回摂取量の減少が予測される。ビルロートⅠ法では幽門部が切除されるため、胃から十二指腸への排出機能に変調をきたす。正常時には、胃の蠕動収縮が幽門に達すると十二指腸は弛緩し、胃内容が送り出されると十二指腸は蠕動収縮が始まる。この胃・幽門・十二指腸コーディネーションとしての協調運動を失うために、腸への急速排出の可能性と、逆に胃に停滞する可能性が生じる。幽門側の胃が切除されるために、大きく蠕動収縮する部位を失い、さらに十二指腸と残胃の吻合によりその吻合口が狭小となるため、胃から十二指腸への送り出しに問題を生じや

すい。また、胃液の分泌部位の多くを失うため、ペプシノーゲンの分泌減少、胃酸の分泌減少などが生じ、たんぱく質の消化能が低下する。

そのために、1回摂取量を調整して分割摂取すること、食後の体位の調整、望ましい食品選択、などを学習することが必要となる。一方、患者自身は早く職場に復帰したいと問題に取り組む意欲を示し、家族の支援体制も十分である。

以上のことから、「自己健康管理促進準備状態」を看護診断として採用した。その定義では、「健康関連目標を達成するためには十分であり、かつさらに強化する力をもっている、病気およびその病気の後遺症に対する対処のための治療計画を毎日の生活に組み込んで調整するパターン」と規定されている。また、診断指標には、「毎日の生活における選択が目標達成に合致している」「疾患を管理したいという意思を表明する」の2つの項目が、術前の段階において適合した。

Ⅲ 目標

術後10日までに、以下のことができる。
①昼食前後に50g単位の体重計を用いて、同じ条件で体重測定を実施できる。
②昼食後に上腹部感覚と不快症状を確認できる。
③①および②の結果を記録用紙に記録することができる。
④食事摂取量が適切であったかを評価することができる。
⑤評価結果に基づき、次の食事摂取量を増減させて調整することができる。

5．援助の実際

1）看護計画

アセスメントに基づいて、入院2日目に看護計画を立案し、食事に関する観察プラン（O-P）、介入プラン（T-P）および教育プラン（E-P）に分けて、具体的な方法を示した。その内容は後述のとおりである。

病棟には食事指導プログラムが準備され、多色刷りでわかりやすく解説されたパンフレットが患者に手渡されて説明される。そうであれば、あえて看

護計画を立てる必要があるのかといった声が聞こえてきそうである。

　食事指導プログラムと看護計画との関係を考えると、前者は研究成果に裏づけされた共通性の高い看護プログラムであり、後者はプログラムを基盤として個別に適用するケアプランとしてとらえることができる。言い換えれば、食事指導プログラムはすべての胃がん術後患者に対する食事指導の質を保証することを目的とし、一般性が高く共通する内容によって構成される。しかし、食事指導プログラムを実行するか否かを最終的に決定するのは患者自身であるため、患者が自ら積極的に問題に取り組むのを支援することが重要である。看護計画はそのために必要であり、食事指導プログラムと連動する。

　以下の具体例では、患者の緊張が高い手術前に食事指導プログラムを開始するため、自律的に患者が実行できるように「昼食前の体重測定を促し、測定結果を所定の用紙に記録したことを確認する」などのT-Pが立案されている。O-Pには、食事指導プログラムの記録用紙に規定された観察項目が要約され、E-Pにはプログラム項目が示されている。

Ⅳ　援助の実際

■1　看護計画

1）O-P
　①昼食前後の体重測定結果（50g単位の体重計による）
　②昼食時の摂取のスピード、咀嚼状態
　③食事摂取量
　④食後の上腹部感覚：かなり張る、やや張る、症状なし
　⑤食後の不快症状：冷や汗、動悸、嘔吐、腹痛、下痢、胸やけ、全身のだるさ、めまい、失神、顔面紅潮、顔面蒼白、全身熱感、脱力感、眠気、頭痛、胸苦しさ、吐き気
　⑥食事摂取量の評価：多い、適切、少ない

2）T-P
　①昼食前に体重測定を促し、測定結果を所定の用紙に記録することを確認する。
　②昼食を配膳し、食事摂取のスピード、咀嚼状態、摂取状況を途中で

　　　　確認し、下膳時に摂食量を確認する。
　　　③昼食後に同じ条件での体重測定を促し、測定結果および増加量を所定の用紙に記録することを確認する。
　　　④患者が上腹部感覚を評価し、不快症状について記録することを促し、さらに摂取量の評価が正しく行われたかを確認し、それを患者にフィードバックする。

3）E-P
a. 入院2日目に、食事指導（1）を指導する。
　　①手術によって変化した機能を補うための食事方法を説明する。
　　②手術後の一般的な経過を説明する。
　　③退院後の目標となる食事摂取量を把握するために、1回の食事摂取量を把握し、上腹部の感覚を把握することを説明する。
b. 術後、水分摂取が許可された日に、食事指導（2）を指導する。
　　①実施された術式に基づき、胃の手術によって変化した機能を説明する。
　　②変化した機能を補う食事方法について説明する。
　　③ダンピング症状の対処方法について説明する。
c. 退院が決定された日に食事指導（3）を指導する。
　　①食品の選び方を指導する。
　　②食事方法の原則として、1回の食事摂取量の現在量、増加させる目安、目標体重を説明して励ます。

2）看護計画に基づく具体的な援助

　胃がん術後患者に対する食事指導プログラムそのものが研究成果に基づいているため、プログラムに基づくケアプランは、高い確率で患者目標に到達すると考えることができる。しかし、同じ術式であっても、個々の患者の条件、術後の経過によって反応は異なる。たとえば、日常的に食事摂取量が少量であった患者の場合、胃切除術によって胃の貯留能が減少しても、もともとの摂取量が少ないため、術後の摂取量が大きく減少するとはかぎらない。
　また術後には、炎症反応によって血管透過性が亢進し、細胞外液がサードスペースに移動するが、術後2～3日目には回復して創傷治癒過程が進行す

る。この治癒過程で、低たんぱくの状態となり、吻合部に炎症が生じれば、吻合部の浮腫の改善が遅延することもありうる。生理的イレウスからの回復が遅延すれば、水分摂取の許可が遅れ、食事再開が遅れることにもなる。

　このように、食事摂取に影響する要因を踏まえてどのように援助したのか、援助の結果を記載しなければならない。そのうえで、患者目標に到達したか否かを評価することとなる。

2 看護計画に基づく具体的な援助

1）食事指導(1)

　入院2日目の午前中に食事指導(1)を患者とその妻に説明した。非常に熱心に聞き入り、「手術後にどうなるのか見通しができたので、体重測定と記録を今日から実行したい」と話した。初回は看護師が付き添い、昼食前後の体重を測定し、体重増加量も計算して正確に記録できていた。食後の上腹部感覚および不快症状についても記録していた。入院3日目にも、自発的にプログラムが実行され、昼食前後の体重増加量は各々800gであった。この2回分の安定した値は、ベースラインの値として十分に機能することができる。

　しかし、上腹部感覚および不快症状については、術前であるために確認することはできなかった。

2）食事指導(2)

　術後経過は順調であり、創部痛は薬物でコントロールされて、術後2日目にはトイレまでの歩行が実施できていた。

　術後3日目に水分摂取の許可が出され、昼に白湯200mLを摂取し、夕方までに計600mLを摂取したが、異常症状はなかった。腸蠕動音を聴診して、腸蠕動が回復していることを確認し、蠕動の亢進もないことから機械的イレウスの合併症もないと判断した。また、アルブミン値は3.8g/dLと正常範囲内であり、極端な減少を認めなかった。1日ごとの水分出納を確認すると、術後3日目には尿量が増加しており、サードスペースから血管内へ細胞外液が戻ってきたことが予測できた。これらから、吻合部浮腫も軽減されていることが予測できた。

　術後4日目の朝食から三分粥が開始され、1時間かけてゆっくりと摂

取した。昼食前後に体重測定を再開したところ、体重増加量は450g、上腹部感覚は「やや張る」であり、不快症状はなかった。そのため、450gが食事摂取量として適切な量であり、次の食事ではもう少し摂取量を増やすとの判断がなされた。しかし、食事中に輸液が持続されていたことから、体重増加量には輸液量が含まれていたため、その概算を減じ、食事摂取量は350gであることを説明した。

　術後5日目には五分粥が開始され、昼食後の体重増加量は500g、上腹部感覚は「かなり張る」であり、不快症状として「胸やけ」がみられた。30分間で食事を摂取したため、その間の輸液量が50mLであり、実質的な食事摂取量は450gであった。前日に比較し100gを増加させていたため、次の食事ではもう少し摂取量を減らすか、またはそのまま維持するか、いずれかの判断を選択することとなる。患者は「もう少し摂取量を減らす」と判断したが、適正な判断であった。

　術後6日目に全粥が開始されたが、食事摂取量は400g、上腹部感覚は「やや張る」であり、不快症状もなく前日の評価によって調整することができていた。

――― （中略） ―――

3）食事指導(3)

　術後9日目も全粥を摂取し、摂取量は450gであった。上腹部感覚は「やや張る」を維持することができ、不快症状も認めなかった。術後10日目に退院することが決定されたため、食事指導(3)を実施した。現在の摂取量が450gであること、術前の食事摂取量が平均800gであったことをパンフレットに記入し、以下の指導を行った。

①1回量として術前の1/2程度が摂れているので、退院後は6回分割食から始める。
②退院後は夕食前後で体重を確認する。
③530g（術前の2/3）程度を摂取することができ、体重減少がなければ、5回食へ変更する。
④600g（術前の3/4）程度を摂取することができ、体重減少がなければ、4回食へ変更する。

　また、術後9日目の体重は66kg、BMIは22.8であったため、この体重を目標体重として提示し、……

――― （後略） ―――

3）援助した結果

　食事指導プログラムに基づきケアプランを実行してきたが、その結果、目標に到達したか否かを評価する。言い換えれば、問題を解決する確率の高いケアの方法を仮説として設定し、実践することによって問題は解決したのかを検証することとなる。要するに、患者が自律的に食事摂取量を調整し、自らの健康を管理できることを目標として、研究成果に基づく共通性の高い食事指導プログラムを個別に適用してきたのである。

　前述した目標をさらに具体的にし、以下の目標を設定した。
①昼食前後に、50g 単位の体重計を用いて同じ条件で体重測定を実施できる。
②昼食後に上腹部感覚と不快症状を確認できる。
③①および②の結果を記録用紙に記録することができる。
④食事摂取量が適切であったかを評価することができる。
⑤評価結果に基づき、次の食事摂取量を増減させて調整することができる。

　目標①と目標③については、術前の段階に到達していた。他の目標については術後5日目には到達したと考えられる。

　ここで得られた結果について、患者の食事プログラムに合致した望ましい行動そのものが維持できたのかをみると、すべて到達したと考えられる。一方、行動の成果に目を向けると、食事摂取量が不快症状を抑えつつ増加したか否かが重要であり、客観的なデータを用いて示すことが望ましい。

　以下の具体例では、患者の行動が目標①～③に到達したことをまず述べて、行動の成果として食事摂取量を評価し調整すること、目標④⑤に到達したか、さらに、食事摂取量はどの程度回復したのか、その推移について示している。

---

3 援助の結果

　目標と照合すると、術前から①～③を目標とする行動は実行できていた。具体的には、昼食前後に50g単位の体重計を用いて、同じ条件で体重測定を実施し、上腹部感覚と不快症状を確認でき、それらの結果を記録用紙に記録する行動を実行することができた。ただし、術前であることから不快症状が生じることはなかった。

　術後5日目には、①～③の目標に加えて目標④を実行することができ、

食事摂取量を適正に評価することができた。昼食中の輸液によって、体重増加量に輸液量が含まれていたため、判断を誤ることがあったが、術後6日目には食事摂取量の調整が実行でき、目標⑤に到達したことが確認できた。

　一方、行動の結果としての、昼食の摂取量そのものの推移を確認すると、術前は平均800gであったが、術後4日目に三分粥を350g、術後5日目に五分粥を450g、術後6日目に全粥を400g、術後7日目に400g、術後8日目に400g、術後9日目に450gを、不快症状が現れることなく摂取できた。術後9日目には、体重は術前に比較して3kg減少したが、66kgであり、BMIは22.8であった。

　患者は、今の胃の状態では1回の食事摂取量は400gがベストと言い、調整方法がわかったので退院後の食事摂取にも自信がついたと述べ、自律的に食事摂取量を調整する方法を体得することができたと考えられた。

6. 考察

　考察として、実施した看護ケアを振り返り、その結果を客観的な事実によってとらえ、このケアプランを実施した後の患者の状態について、問題が解決された状態（患者目標）と比較して検証するのである。

　まず、看護過程全般を振り返り、看護ケアを実施したことによる患者の状態を評価した後、その結果をもたらした諸要因を掘り下げ、事実の本質を明らかにする。看護診断（または看護上の問題）に影響する要因は関連図に示されているが、それぞれのケアプランの実施と、その結果として、患者の状態にどのように影響したかを検討する。看護ケアによって目標に到達したのか、それとも、看護ケアを実施しなくても目標に到達したのか、そのケアプランの効果を検討しなければならない。

　実は、このケアプランの効果の検討がなかなか難しい。というのも、実験的にデザインを組んで行う研究であれば効果を検証することは容易だが、ケース・レポートの場合には実際の看護場面を振り返るため、ケアプランと結果との間に明らかな因果関係があると言い切ることは困難である。その批判の例をあげれば、右舌可動部半側切除術後に舌訓練を実施して構音が改善されたとしても、訓練を行ったから改善されたのか、訓練しなくても術後の

回復過程として左側の舌下神経の麻痺が自然に改善したのか、いずれの効果として判別できるのかといった意見である。

　だからこそ、看護ケアを提供した結果、患者の状態がどのように変化したのか（成果）を客観的な事実で説明すること、アセスメントにおいて検討された影響要因が成果にどのように影響したのか、ケアプランの実施時に生じた問題はどうであったのか、などを明らかにすることが重要である。個別性のある1人の患者を対象に、「このような条件において、このケアプランを実施した結果、この状態に到達した」ことを考察で表現するのである。

　基本的には、患者に対して提供したケアプランは、看護診断（または看護上の問題）で表される健康上の問題を解決したか否かとの問いに対して、解答を与える作業ともいえる。客観的な事実としての結果から、ケアプランの妥当性、効果を分析し検証するのである。事実の意味づけをするためには、文献学習を深め、他の研究者の研究成果、理論などとの比較検討を進め、結果から得た見解はその問題を解決する考え方として成立するか否かの検討を行い、自分の考えを考察に論述していく。

　具体的に以下の例をみると、第1段落で、ケース・レポートにおける問題提起と実施した看護ケアについての概略を述べ、第2段落で、ケアプランを実施したことによる患者の行動の変化を記し、さらに第3段落では、患者の変化した行動の成果としての体重増加量について客観的なデータを示している。第4段落では、成果に影響した要因についての検討が述べられ、患者の行動に影響した要因が検討されている。また第5段落では、食事指導プログラムをケアプランによって実行するうえで影響した内容が検討されている。

V　考察

第1段落

　幽門側胃切除術後患者は、貯留能の減少、幽門機能の喪失、運動機能低下、分泌能の低下など、胃の機能が変化することを前提に、食事摂取量を調整して栄養を摂取することが必要である。入院期間の短縮化に伴い、退院後に患者自身が自律的に食事摂取量を調整する方法を入院中に学習する必要がある。患者は手術前から、食事摂取量の自律的調整に意欲を示しており、「自己健康管理促進準備状態：食事指導」との看護診断が出された。これに対して、病棟に導入されていた食事指導プログラムに基づき看護計画を立案し、そのケアプランに基づいて、術前に2日

間実施し、術後は4日目に再開して9日目まで実施した。

第2段落　　まず、ケアプランを実施した結果としての患者の行動を評価すると、術後6日目には目標とした5項目すべてに到達した。具体的には昼食前後に50g単位の体重計を用いて同じ条件で体重測定を実施し、上腹部感覚と不快症状を確認して、それらの結果を記録用紙に記録することができていた。さらに、食事摂取量が適切であったかを評価して、次の食事摂取量を増減させて調整することができるようになった。術後4日目に食事が再開されたが、この時期は、炎症反応によって移動した細胞外液が血管内に戻り、吻合部の浮腫は回復し、創傷治癒過程として血管新生が始まり、線維芽細胞の活性が始まった時期といえる。そのため、吻合部の通過障害がないこと、腸蠕動が回復していることなど、食事指導のみならず術後経過を確認するとともに、摂食後の全身状態を観察することが患者の安全を保証するうえで重要であった。

第3段落　　続いて、患者の行動の成果を評価すると、昼食摂取量は術前平均800gであったが、術後4日目に三分粥を350g、術後5日目に五分粥を450g、術後6日目に全粥を400g、術後7日目に400g、術後8日目に400g、術後9日目に450gを、不快症状が現れることなく摂取できた。先の文献[1]では、退院時の平均摂取量比が43.0±19.2％（n＝23）であったことから、この患者の450g（術前比56.3％）は順調な回復であると考えられた。さらに、「調整方法がわかったので退院後の食事摂取にも自信がついた」との発言から、自律的に食事摂取量を調整する方法を修得したことが推測され、食事指導プログラムおよびケアプランの効果があったと考えられた。

第4段落　　次に、この成果に影響した要因について検討したい。まず、胃切除術後には胃の貯留能の減少をはじめとする胃の機能変化が必然的に引き起こされる。患者はそれを理解することができたこと、早期の職場への復帰を希望していること、家族の支援体制があることが、プログラムへ積極的に取り組むことができた要因であったと考えられる。介入プラン（T-P）に従い、50g単位の体重計を用いて体重測定し、それを記録するなどの行動を促し、行動の結果を確認する指導を実施した。初回に促すことによって、次回からは自発的に実施することができていた。これは、先に述べた患者の準備状況に負うところが大きい。

第5段落　　さて、食事指導プログラムは、研究成果[1, 5]に基づき術式別に作成されており、今回は胃切除術後患者用プログラムを用いた。これは、食事摂取量をセルフ・マネジメントするためのものであり、患者自身が食事摂取量の結果から適切な量であったかを評価して、次の摂取量を調整できることが重要である。介入プラン（T-P）に従い実施したが、昼食中の輸液によって、判断を誤ることがあったことから、プログラムではこれを考慮する必要があると考えられた。しかし、記録を確認し評価をフィードバックすることで、上腹部感覚あるいは不快症状が出現しない食事摂取量が体得できたと考えられる。

——（後略）——

7. 結論

　援助の結果および考察から導き出された重要事項を中心に全容をまとめて、しっかりと締めくくりを行う部分である。ケース・レポートを作成するにあたって抱いていた問題に対して、どのような解答が得られたのかを対応させる形で結論をまとめる。レポートの「序論」と「結論」は呼応していることが肝要であり、「結論」を読めば、このレポートには何が記述されているのかがわかるようにすることが必要である。

8. 謝辞

　謝辞は特別に見出しをつける必要はないが、ケース・レポートをまとめるにあたり、指導、助言などの援助・協力を得た人々に対し、感謝の気持ちを表すために、「結論」の最後の行から1〜2行空けて記述することが多い。たとえば「食事指導プログラムについてご指導いただいた病棟看護師の皆様、レポート作成にあたりご指導いただいた〇〇様に深く感謝します」などと記す。

9. 文献

　ケース・レポートは1人の患者を対象とするため、当然のことながら個別

性の高い結果を得ることとなる。文献を引用することにより、先人たちの複数の研究成果のなかで結果を比較して論じることができ、個別性から一般性へと導かれることとなる。

　文献を引用するときには、論文の序論において記された一文を切り取るのではなく、その論文で明らかになった結論を引用する。使用した文献は正確に記載することが重要である。

　このケース・レポートの例では、番号で整理する方法をとっている。本文中には「……セルフ・マネジメントする食事指導プログラム[1]を実施した。」のように、引用部分の最後に上付きの数字が記されている。この数字が表す文献を、前述した記載方法（p.44参照）に従って、文末の「文献」欄に明記する。雑誌の記載方法と単行本の記載方法は異なるため、注意しなければならない。

Ⅵ　結論

　安全な食事摂取量をセルフ・マネジメントする食事指導プログラムが導入された幽門側胃切除術後（ビルロートⅠ法）患者1名を対象として、どのように自律的に摂取量を調整してきたのか、その方法と効果について検討し、以下の示唆を得た。

　患者は術前には800gの食事摂取量であったが、術後9日目には450gを不快症状が現れることなく摂取できるようになった。

――――（中略）――――

　食事指導プログラムについてご指導いただいた病棟看護師の皆様、レポート作成にあたりご指導いただいた〇〇様に深く感謝します。

文献
1) 山口真澄，鎌倉やよい，深田順子，米田雅彦，山村義孝，金田久江：幽門側胃切除術後患者における退院後の食事摂取量の自律的調整に関する研究，日本看護研究学会雑誌，29(2)：19-26，2006.
2) 青木照明，羽生信義編：胃切除障害のマネジメント，医薬ジャーナル社，2000，p.104-106.
3) 升田和比古：胃を切った仲間たち；胃切除後遺症とその克服法，桐書房，2004，p.28-40.
4) 水野秀樹，大山繁和，他：食事制限とBMI変化からみた胃癌術後栄養指導評価，日本消化器外科学会誌，37(6)：648-655，2004.
5) 中島佳緒里，鎌倉やよい，深田順子，山口真澄，小野田嘉子，尾沼奈緒美，

> 中村直子，金田久江：幽門側胃切除術後の食事摂取量をセルフコントロールするための指標の検討，日本看護研究学会雑誌，27(2)：59-66，2004.
>
> ───（後略）───

C　ケース・レポートの発表

　完成したケース・レポートに基づき、学内の発表会において発表することは、聞き手の質問を受け、互いの意見を討論できる機会を得ることである。発表後の質疑応答をとおして、聞き手から新たな観点、方法論などが提示され、学習をさらに深めることができる。また、これから看護専門職として活動しようとするとき、自らのレポートを多くの人の前で発表し、自らの言葉で意見交換する機会を得ることは、発表することに慣れるという観点からも、学生にとって非常に重要である。

　また、ケース・レポートが実習における看護の成果でもあるため、発表を聴く学生にとっては他の学生の看護を共有することである。カリキュラムに基づく実習は、一般的に1人の受持ち患者を対象として看護過程を学修するため、学生が出会う患者数は限られている。他の学生の発表を聞くことは、発表する学生と患者との相互作用、態度、論理的思考などを共有することであり、またとない学習の機会となりうる。

1．発表者の準備

1）抄録の作成

　まず、ケース・レポートに基づき、発表会当日に配布する資料として抄録を作成する。通常、教員が抄録の様式を決めて学生に提示するが、A4サイズの用紙1～2枚の範囲であり、文字数の制限や文字の大きさ（フォントサイズ）が決められて、パーソナル・コンピュータ（PC）を使用して作成されることが多い。その内容は、レポートの根幹部分、すなわち「何を解決しようとしたのか」「どのような方法で解決しようとしたのか」「その結果はどのようになったのか」、だから「何を言いたいのか」を中心に述べるものであり、抄録だけでもレポートの内容がわかるように考慮して作成する。

　具体的には、いわゆる「目的」「方法」「結果」「考察」の形式に従い、

ケース・レポートの項立てと同様に、①標題、②事例紹介、③テーマに関連した看護診断（または看護上の問題）とそのアセスメント、④援助の実際、⑤考察などの項を立てて、要点を絞り、簡潔に記述しなければならない。また、すでに述べたように、個人情報を保護することが義務づけられているため、抄録に個人を特定する情報が含まれていないことを確認することを忘れてはならない。

抄録は、あらかじめ聞き手全員に配布しておく。これは、発表時の補助手段とするため、発表の内容について聞き手があらかじめ学習しておくため、という2つの目的をもっている。

2) プレゼンテーション資料の作成

発表時の補助手段として、PCのパワー・ポイント（Power Point：PP）ソフトを用いてプレゼンテーション資料を作成し、プロジェクターを介して映写するのが一般的である。PPによる資料の作成方法については専門の書籍に任せることとし、具体的な留意事項を述べていきたい。

発表会の運営の項で詳しく述べるが、発表会では発表時間と質疑応答の時間が規定される。発表時間に合わせて、プレゼンテーション資料の量、要するにPPのスライドの枚数を決定する。ここでは、発表時間10分として述べていきたい。通常の発話スピードでの説明は、文字数に換算すると1分間に300文字程度といわれている。そのため、10分間の発表であれば、標題のスライドを除き10枚程度を作成する。スライド1枚につき平均して300文字で説明する計算である。

聞き手はスライド画面を見ながら発表を聞くので、聞き手が理解できるか否かを常に念頭に置く。また、発表時にはこのスライドを見ながら説明することが望ましいため、必要事項を簡潔な箇条書きとして表現するとよい。

具体的なイメージがもてるように、「胃切除術後患者の食事摂取量のセルフ・マネジメント」を一例として、スライドの構成を述べることにする。ただし、あくまでも一例なので、各人が工夫して作成することが肝要である。

①スライド１（標題）：標題「胃切除術後患者の食事摂取量のセルフ・マネジメント」および学籍番号・学生名を記す。

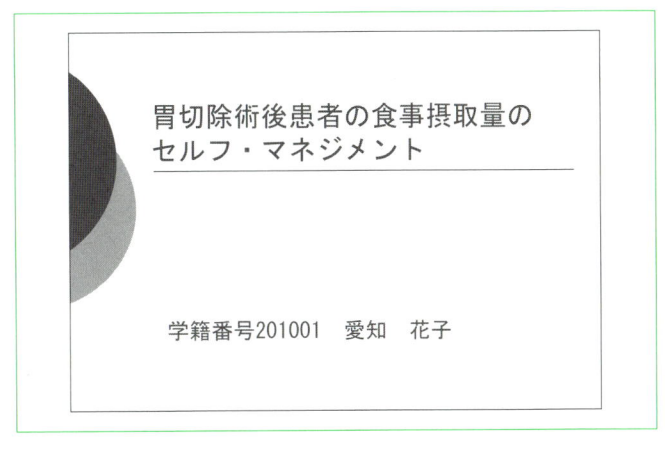

> 胃切除術後患者の食事摂取量の
> セルフ・マネジメント
>
> 学籍番号201001　愛知　花子

②スライド２（ケース・レポートの目的）：標題は今回のケース・レポートに取り上げた中心課題であるため、序論で示したケース・レポートの目的・意義を簡潔に述べる。

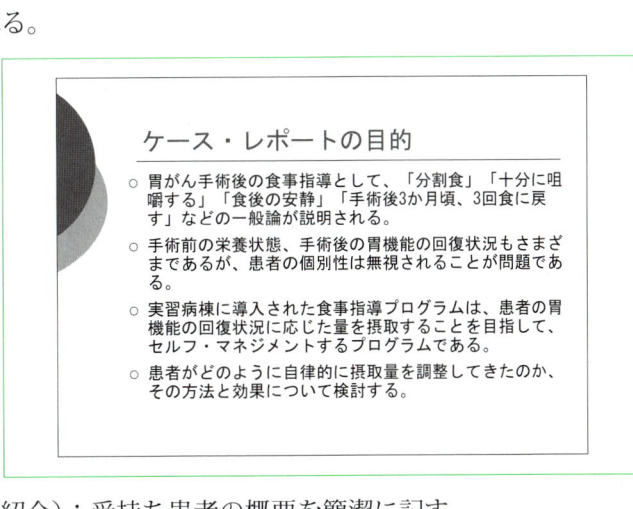

> ケース・レポートの目的
> ○ 胃がん手術後の食事指導として、「分割食」「十分に咀嚼する」「食後の安静」「手術後3か月頃、3回食に戻す」などの一般論が説明される。
> ○ 手術前の栄養状態、手術後の胃機能の回復状況もさまざまであるが、患者の個別性は無視されることが問題である。
> ○ 実習病棟に導入された食事指導プログラムは、患者の胃機能の回復状況に応じた量を摂取することを目指して、セルフ・マネジメントするプログラムである。
> ○ 患者がどのように自律的に摂取量を調整してきたのか、その方法と効果について検討する。

③スライド３（事例紹介）：受持ち患者の概要を簡潔に記す。

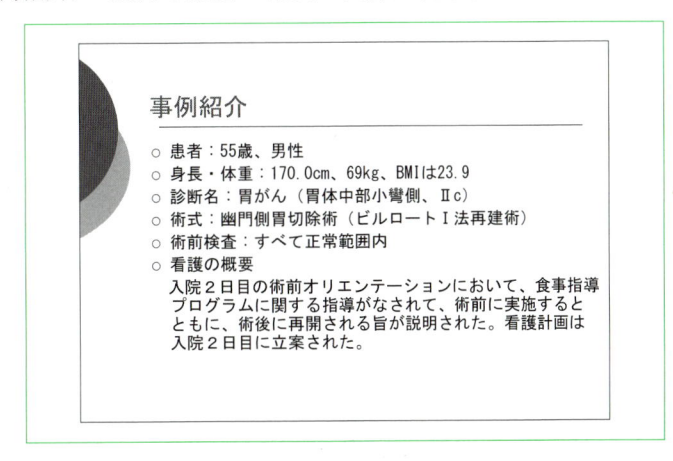

> 事例紹介
> ○ 患者：55歳、男性
> ○ 身長・体重：170.0cm、69kg、BMIは23.9
> ○ 診断名：胃がん（胃体中部小彎側、Ⅱc）
> ○ 術式：幽門側胃切除術（ビルロートⅠ法再建術）
> ○ 術前検査：すべて正常範囲内
> ○ 看護の概要
> 　入院２日目の術前オリエンテーションにおいて、食事指導プログラムに関する指導がなされて、術前に実施するとともに、術後に再開される旨が説明された。看護計画は入院２日目に立案された。

④スライド4（アセスメントと看護診断）：患者の情報、それらの関係、アセスメントのプロセス、看護診断を関連図として示す。

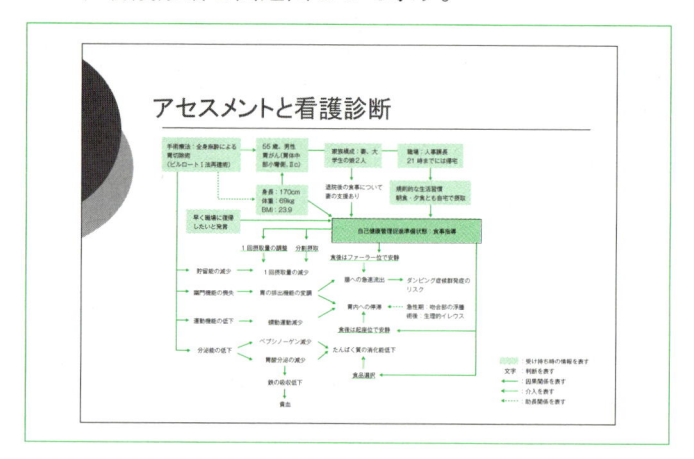

⑤スライド5（食事指導プログラムの特徴）：今回のテーマと食事指導は深く関係するため、従来の食事指導との相違がわかるように特徴を記す。

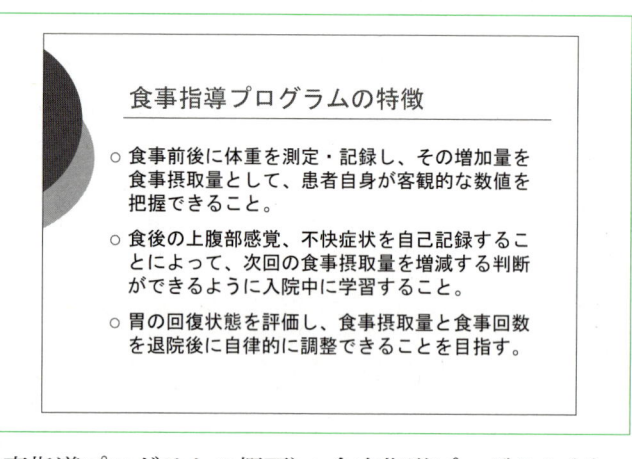

⑥スライド6~8（食事指導プログラムの概要）：食事指導プログラム(1)~(3)について、その概要を示す。

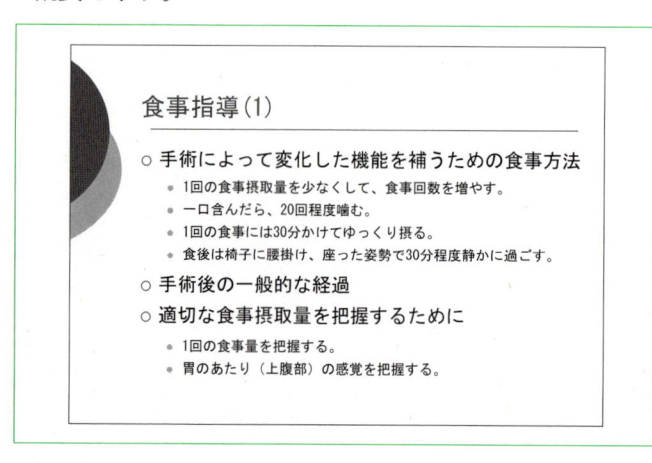

食事指導(2)

○ 胃の手術により変化する機能
- 胃の貯留能の低下によって1回の食事摂取量が減少する。また、ダンピング症候群が起こることがある。
- 運動機能の低下によって食物を粥状にすることが難しい。
- 胃酸分泌の低下によって貧血になることがある。

○ 食事摂取量を調整するための判断基準
- 手術前の食事摂取量と比較しながら、50g程度ずつ1回の量を増やしてみて、上腹部の症状を確認する。
- 上腹部症状がなければ、次の食事は50g増やし、不快症状があれば維持するか減らす。

○ ダンピング症候群の予防・対処

食事指導(3)

○ 退院後の食品の選び方
- 高たんぱく・高エネルギーの食品を選ぶ。
- 刺身などの生の食品にも制限はない。
- 鉄を多く含む食品を選ぶ。
- 嗜好品には注意する。
- 補助食品で調整する。
- 繊維質の多い食品は調理方法を工夫する。

○ 1日の食事回数の決め方
- 1回の食事摂取量は現在〇〇gである。入院中と同様に50gずつ量を増やすようにする。
- 1回の食事量が増えてきたら、食事回数を減らす。

○ 目標体重の提示

⑦**スライド9**（食事指導プログラムのスケジュールと概要）：食事指導プログラムのスケジュールを示し、食事摂取量のセルフ・マネジメントについて示す。

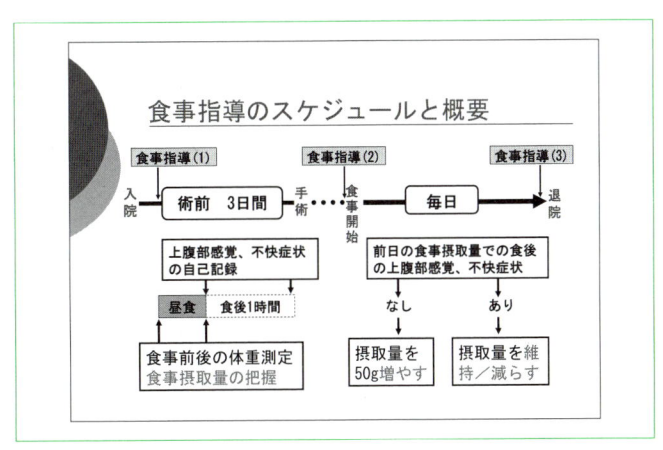

食事指導のスケジュールと概要

入院 → 食事指導(1)：術前 3日間 → 手術 → 食事開始 → 食事指導(2)：毎日 → 食事指導(3) → 退院

- 術前3日間：上腹部感覚、不快症状の自己記録（昼食・食後1時間）、食事前後の体重測定（食事摂取量の把握）
- 毎日：前日の食事摂取量での食後の上腹部感覚、不快症状
  - なし → 摂取量を50g増やす
  - あり → 摂取量を維持／減らす

⑧スライド10（看護計画と目標）：食事指導プログラムをこの患者に適用するときの個別性がわかるように、看護計画を示す。また、援助の結果を評価するために必要となる患者目標を示す。

⑨スライド11（援助の実際）：援助の実際についてアセスメントを関連図によって示し、テーマに関連した看護診断（または看護上の問題）に沿った看護ケアの展開を説明する。

⑩スライド12（援助の結果）：援助した結果を数値を用いてわかりやすく表現する。

⑪スライド13（結論）：研究結果から得られた結論を箇条書きで記す。

3）発表原稿の作成

発表用の原稿を、抄録やケース・レポートとは別に用意する。書き言葉でなく、話し言葉で書いておくとよい。前述したPPの機能として、スライドを作成した後に、ノート表示にすると、スライド画面の下方にテキストを入力することができる。標題のスライドを除き12枚のスライドを10分間で説明するために、300文字×10分／12枚の式から、平均250文字となるように調整して、発表原稿を作成する。

4）プレゼンテーション資料の保存

発表会前日には、完成したプレゼンテーション資料（PP）を、発表当日に使用するPCに保存して準備する。事前にリハーサルを行うのもよい。

2．発表会の運営

1）発表形式と発表会プログラム

発表時間については学校の指定に従う。一般的には10～15分の発表時間を目安とし、質疑応答の時間5分を加えて発表者1名当たりの持ち時間が15～20分と考える。持ち時間15分としても、40名が一堂に会して発表会を開催しようとすると、単純に10時間を要することとなる。そのため、複数の会場で同時開催することも検討する必要がある（**表2**）。この場合、グループ間で教育効果に差が生じないように配慮しなければならない。

また、標題（テーマ）の内容によって、発表群を構成して、発表会プログラムを確定することも一つの方法である。

表2 発表会プログラム（会場1）

発表時間	学生名	標題	座長
9：30～ 9：45	愛知花子	胃切除術後患者の食事摂取量のセルフ・マネジメント	鎌倉
9：45～10：00	中部愛子	舌がん術後の構音訓練の成果	
10：00～10：15	秋田春子	呼吸器合併症予防に関する一考察	
10：15～10：30	東海道子	低位前方切除術後の排泄機能の変化への援助	
10：30～10：45	佐藤夏子	早期離床に対する疼痛マネジメントの重要性	
10：45～11：00		休憩	
11：00～11：15	加藤冬子	脳卒中後の嚥下障害への援助	佐藤
11：15～11：30	伊藤節子	心臓リハビリテーションにおける運動量の調整に関する検討	
11：30～11：45	東谷鈴子	人工透析中の運動に関する検討	
11：45～12：00	山田和子	半側空間無視のある患者の食事介助	
12：00～12：15	田中菊子	糖尿病患者のフットケアの方法の検討	
12：00～13：00		休憩	
15：45～16：00	高島淳子	小児のストーマ造設における母親への指導	加藤
16：00～16：15	山本良子	小児気管支喘息患児の環境に関する検討	

2）役割分担と準備

　ケース・レポート発表会を教員が運営するのか、それとも学生の運営に委ねるのか、参加者をクラス内とするのか、クラス外の参加者を受け入れるのかによっても、必要とされる役割は異なる。一般的に、発表会当日には、座長、タイムキーパー、会場係、受付係などの役割が必要である。会場正面にはスクリーンを配置するため、スクリーンに向かって左手に発表席、右手に座長席を準備する。また、座長席の後ろにタイムキーパーの席を設ける。

a. 座長

　教員がすべての発表の座長を担当することもあるが、学習の一環として発表群ごとに学生の1人を座長に選出して行うのもよい。座長の役割は、時間どおりに進行させること、発表後の質疑応答を活発化させることである。

　まず、開始時のあいさつから始める。一例を紹介すると、「座長の○○です。ただ今から、第2群の発表を開始いたします。10分間の発表の後、5分間の質疑応答をいたします。質問時には挙手をお願いいたします。会場係がマイクをお持ちしますので、お名前をおっしゃってからご質問ください。皆様の活発な意見交換をお願いいたします。」のように導入する。

　座長は、事前に発表抄録を熟読しておき、質疑応答時には聞き手からの質問を引き出すような働きかけが重要である。まずは1人の発表が終わると、「質問はありますか」と聞き手に促すが、レポートの意義、あるいは疑問な

ど、座長の意見を述べて発表者に回答を促し、会場から意見が出しやすくなるようにする。

　終了時には、「5名の発表がありましたが、いずれも急性期看護のアセスメントに関するものでした。意見交換をとおして、それぞれの視点が深まったと実感いたします。これでこの群の発表を終わります。皆様のご協力ありがとうございました。」などとまとめる。

　また、時間どおりに進行するために、タイムキーパーによって10分間の発表時間は規定されるが、前後することもあるため、あらかじめ発表者ごとの開始時間をメモしておくことも必要である。

b．タイムキーパー

　口頭発表の開始時間から測定して、7分後に1回、10分後に2回「ベル」を鳴らすなど、発表者に経過時間を知らせる。

c．会場係

　発表時には、スライドを見やすいように、前方の照明の照度を下げるなどの調節を行い、会場の環境調整を行う。質疑応答の際には、質問者にマイクを届けて待機する。

d．受付係

　会場入口で参加者の出席をとり、また必要時には、資料を渡すなどの作業を行う。

3．口頭発表

　ケース・レポートは論理的思考を訓練するものであり、今後の看護活動に役立つ結果を求めていくことがねらいである。発表会では、教員はここに焦点を当てた論議が深まるような環境、雰囲気をつくることも大切である。活発な討論は、論理的思考を育てていく土壌である。

1）発表の要点

　発表者は、聞き手が集中して発表を聴き理解することができるように、内容が十分伝わるような発表を心がける。そのため、発表者は事前に発表の練習を十分に行う。原稿を読むときに、棒読みにならないように工夫することはもちろんだが、次のスライドに変わったときに、当該スライドが正しく映写されていることを確認した後に説明を始めることが必要である。さらに、

原稿を頭に入れておき、スライドを手がかりにして説明できるとよい。また、所定の発表時間内に終わるように時間を確認することも忘れてはならない。

2）質問への対応

　聞き手から質問があった場合、発表者は質問のポイントを速やかに把握して、要点を簡潔に答えることが求められる。その場合、「ご質問ありがとうございました」と、まずは質問に対するお礼を述べて、その間にどのように答えるかを考える。発表者を中心として、質疑応答、正確な知識のやりとり、討論などが行われることにより、気がつかなかった問題に目を向けることにもつながり、互いに客観的思考態度を養うことができる。

参考文献

1) APA（アメリカ心理学会）著，江藤裕之，前田樹海，田中建彦訳：APA論文作成マニュアル，医学書院，2004.

第5章 ケース・レポートの実例と解説
Case Study

本章では、ケース・レポートの実例として以下に示す10題を紹介する。

基本的には前章で示した考え方に基づくが、レポートとしての表現は、何をどのように伝えたいのか、著者の考えによって変化させて、それぞれ完成した形に至っている。

それぞれの実例には、どのような考えに基づいてケース・レポートを作成したのかが解説されている。第4章で示した基本的な考え方と実例とを比較しながら、考えを深めていただきたい。

1. 急性心筋梗塞でPCIを受けた患者の心臓リハビリテーションにおける看護
2. 胃がん患者の術後呼吸器合併症に対する看護
3. 呼吸困難のある慢性閉塞性肺疾患（COPD）患者の看護
4. 乳がん術後の化学療法を受ける患者の自己管理に向けた看護
5. 脳梗塞により摂食・嚥下障害となった患者への援助
6. 誤嚥性肺炎を併発した認知症高齢患者の安全・安楽を考慮しつつ個人の尊厳を重視した看護
7. ネフローゼ症候群患児の看護―易感染状態で感染予防行動を嫌がる5歳児への援助―
8. 小児気管支喘息児の看護―学童の療養に必要なセルフケア行動の指導のポイント―
9. 産後3日目の初産婦の進行性変化に対する看護
10. 在宅後期高齢者のADL拡大に向けた看護―ADLが低下した老人性うつ状態にある患者に対する看護の役割―

ケース・レポート 1 —成人—

急性心筋梗塞でPCIを受けた患者の心臓リハビリテーションにおける看護

序論

心筋梗塞を起こした後の安静期間は、経皮的冠動脈インターベンション（percutaneous coronary intervention；PCI）などによる治療の発達により格段に短縮され、早期からリハビリテーションが開始されている。心臓リハビリテーションとは、入院中の運動療法のみを指すのではなく、心疾患の発症予防、再発予防のための運動療法および教育的な介入を含んだ概念である。構成要素としては、①患者の病態・重症度に関する医学的評価、②医学的評価に基づく運動処方と運動トレーニング、③冠危険因子の軽減と2次予防を目指す患者教育、④心理社会的因子や復職・就労に関するカウンセリング、の4つがある[1]。

目標は、患者本人が医療者や家族のサポートを活用し、問題解決や意思決定を行い、予防に関する健康行動を持続させる知識と技術についてのセルフ・マネジメント能力を身につけ、QOLを向上させることであり、入院時だけではなく、退院後も継続して行うことにある。

現在、セルフ・マネジメント能力を獲得できるよう、退院後に心臓リハビリテーションを受けている患者に対する心臓リハビリテーション・プログラム開発に関する研究も行われている[2]。さらに、心臓リハビリテーションを安全に実施するため、日本循環器学会が関連学会と合同の研究班により作成した「心血管疾患におけるリハビリテーションに関するガイドライン」（2007年改訂版）も示されている。

心臓リハビリテーションについては、2006年の診療報酬改定で保険適用が拡大され、2008年には実施施設基準の緩和も行われた。しかし、いまだにこれを実施している施設は少なく、急性期の治療を終えた心疾患患者のリハビリテーション支援体制は十分ではない。入院中に、運動療法、生活指導、栄養指導、薬剤指導を受けて退院しても、指導内容が反映されずに元のままの生活に戻るだけでは、心臓リハビリテーションの目的であるQOLの

向上に到達したといえない。このことを考えると、入院時の動機づけおよび安全に実施する方法の獲得の意義は大きい。

　今回、心筋梗塞で入院中の患者に対し、心筋梗塞巣の修復過程に応じた安全な活動の拡大への教育的なアプローチに困惑した場面があった。心筋梗塞の場合、活動は心機能に合わせて段階的に負荷を上げていく。しかし、この患者にはやる気があり、また運動して体重を減らすことができた自信から、十分なモニタリングをせずに運動するという危険行動があった。そこで、セルフ・マネジメント能力の獲得に向けた入院時の効果的なかかわりについて考えた。

I 事例紹介

1 基本情報

①患者：A氏、59歳、男性
②身長、体重：身長168cm、体重75.7kg
③既往歴：5年前、健康診断で糖尿病を指摘され、食事・運動療法について教育を受けた。
④診断名：急性心筋梗塞
⑤現病歴：朝7時にトイレに行った後、ベッドに横になったら、突然、背部痛が出現し、次第に胸痛も出現し、救急車で当院を受診した。

2 経皮的冠動脈インターベンション（PCI）の実施

　当院救急外来において、末梢冷感、顔面蒼白、胸部痛、背部痛があり、心電図でV_2〜V_4にST上昇が認められた。体温36.4℃、呼吸25回/分、血圧180/112mmHg。緊急の心臓カテーテル検査で冠動脈の閉塞（#2：75％、#7：100％）が認められ、急性心筋梗塞と診断されたため、PCIが実施された。PCIにより#7は100％から0％となり、さらにステントを留置した。発症後4時間で冠状動脈は再開通した。

　PCIを行った後、ICUに入室した。心エコーで前壁中隔にわずかな低収縮が認められた。酸素は経鼻カニューレにより3L/分を吸入し、SpO_2は100％であった。単発のPVC、スローVTの7連発、ショートランの3連発があったが、リドカインの静注が実施され、消失した。冠拡張薬、抗血栓薬の持続

点滴を受け、安静臥床となった。

3 心臓リハビリテーションの開始

　入院2日目の午前中にスワン-ガンツ・カテーテルが抜去された。また、昼から食事が開始されると同時に、起座位が許可された。胸部X線検査の結果、肺うっ血、心胸郭比（cardiothoracic ratio；CTR）拡大は認められず、収縮期血圧も120mmHg台と安定したことから、一般病棟に転棟した。薬物療法は点滴から内服に変更となった。

　入院3日目に、負荷試験である自動座位・立位試験を行ったところ、臥位では血圧が136/72mmHg、脈拍が65回/分、SpO_2が97％、座位では血圧が138/84mmHg、脈拍が65回/分、SpO_2が99％、立位では血圧が158/74mmHg、脈拍が72回/分、SpO_2が100％であった。

　立位試験により収縮期血圧で20mmHg以上の上昇を認めたため、安静度は変更せず、翌日に再び立位試験を行うこととなった。しかし負荷試験後、安静度の許可が受動座位までであるのに自分で端座位になっており、「スポーツジムに行って運動に気をつけていたから、糖尿病も悪化しなかった。だから、頑張って練習しないとね。練習すれば明日は合格できる」と言う。立位試験を一度でクリアできなかったための練習であると判断し、頭ごなしに否定せず、安静度は受動座位までであると説明した。しかし、「わかっている」と聞き流されてしまう。医師からA氏に、心筋梗塞によってダメージを受けた部分に負担をかけないため、回復に合わせて動く量を増やさないと危険であると説明してもらった。A氏は、「勝手に起き上がったりはしません」と医師に言っていた。

　A氏は「以前にスポーツジムで体重を5kgも落とせた。運動は健康のために必要だ。運動していたから糖尿病も悪化しなかったし、今回も回復が早かったと思う」と話していて、運動に対する自信をもっている。しかし、BMIは26.8で肥満傾向であり、入院前まで飲酒や喫煙は続けていて、運動の実施内容や生活習慣については問題があると考えられた。

　A氏は今後、歩行距離を段階的に増やし、病棟での歩行の負荷試験に合格したらリハビリテーション室での監視下運動療法を行い、2週間後に心臓カテーテル検査および冠状動脈#2の治療を行う予定である。

　表1に入院2日目の内服薬を、表2に入院1日目、2日目の諸検査の結果を示す。

表1　入院2日目の内服薬

- アスピリン（バイアスピリン®）：抗凝固薬
- クロピドグレル硫酸塩（プラビックス®）：抗凝固薬
- ラベプラゾールナトリウム（パリエット®）：消化性潰瘍治療薬
- カルベジロール（アーチスト®）：降圧薬・狭心症治療薬
- ボグリボース（ベイスン®）：食後過血糖改善薬
- エゼチミブ（ゼチーア®）：脂質異常症治療薬
- ピタバスタチンカルシウム（リバロ®）：脂質異常症治療薬

表2　入院1日目、2日目の検査結果

検査項目	入院1日目	入院2日目	検査項目	入院1日目	入院2日目
〈末梢血〉			CPK	756	877
白血球（/μL）	8,000	10,000		ピーク値2669（18時）	
赤血球（×10^6/μ）	4.51	3.86	総コレステロール	236	179
ヘモグロビン（g/dL）	13.6	12.0	中性脂肪	90	
血小板（×10^4/μL）	27.1	21.5	HDL	33	
〈血液凝固〉			LDL	154	
プロトロンビン時間（秒）	10.8		FBS	108	100
INR	0.97		Na	140	142
活性度	104		K	3.8	4.1
APTT	33.3		Cl	102	104
フィブリノゲン	443		BUN	18	18
〈生化学〉			UA	4	
TP	7.1	5.7	Cr	1.3	
AST	211	78	CRP	0.9	4.0
ALT	49	35	HbA1c		6.4
LDH	587	524			

II アセスメントと看護診断

1 アセスメント

　入院3日目に、前述した情報に基づきアセスメントを行った。入院3日目には心臓リハビリテーションが開始されたが、身体的反応を確認しながら順調にこれを進行させることが治療方針である。心臓リハビリテーションに影響する要因を明らかにして看護診断を行うために、情報間の関係を関連図として図1に示した。

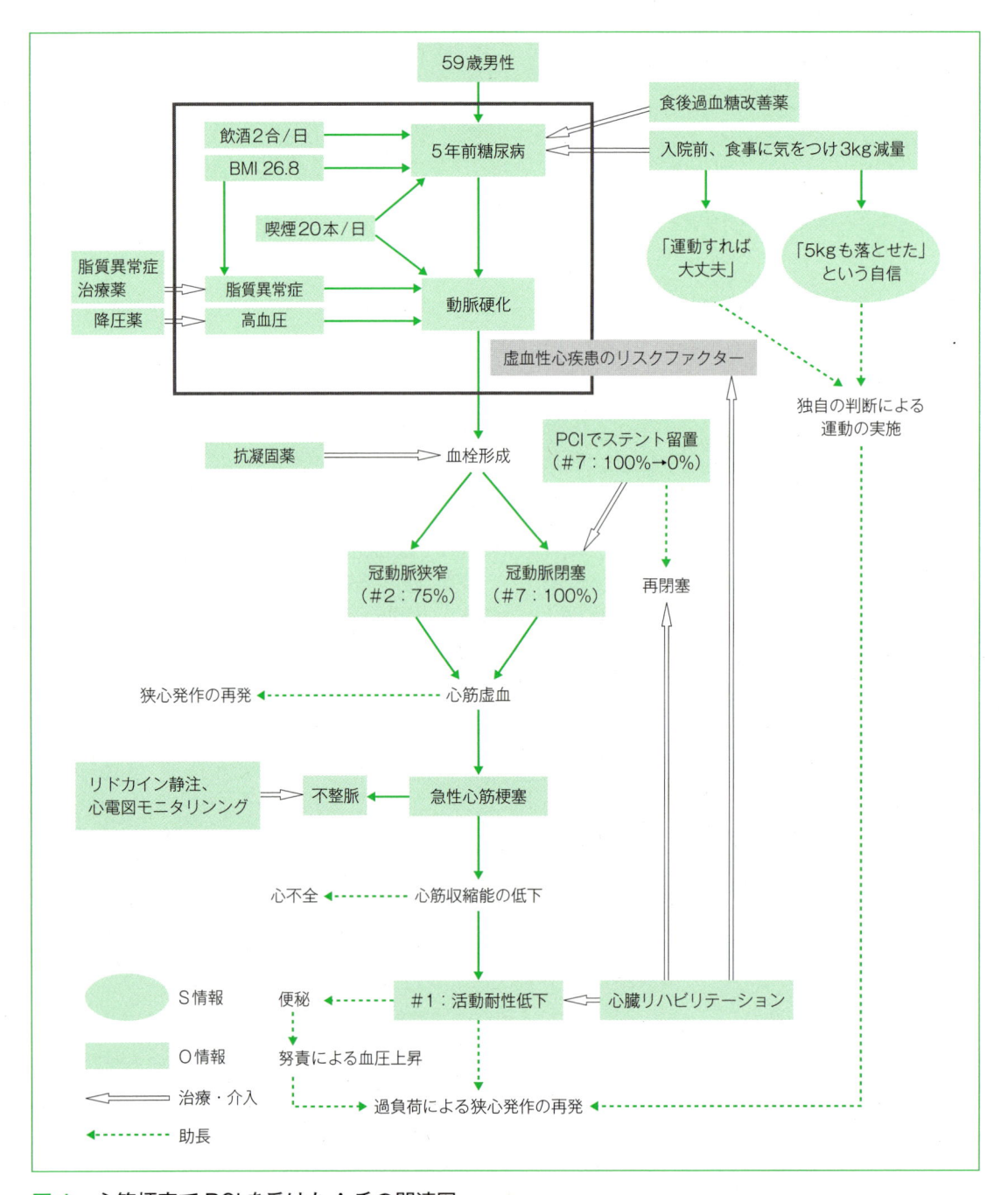

図1　心筋梗塞でPCIを受けたA氏の関連図

1）心筋梗塞の状態

　　冠動脈#7は左前下行枝の上位にあること、CPKがピーク値2669とかなり高値であることから、梗塞部位は広範にわたると考えられる。また、#2にも75％の閉塞があり、これは今後治療予定である。今回の狭心発作によ

る入院時には、PVCが頻発し、ショートランの3連発もあり、不整脈はローン分類Ⅳと重症であった。現在、重症不整脈はなく、PVCは散発性であり自覚症状もないが、今後も注意は必要である。

2）活動時の負荷の状態

入院3日目に自動座位および立位試験を行ったところ、血圧の上昇、脈拍数の増加、SpO_2の低下があった。これは、心機能の低下のため、活動に伴う心負荷の増大による心筋の酸素需要量の増加に対して、血液の供給が不十分であるためと考える。今後、行動範囲が拡大され、歩行訓練が行われるため、バイタルサイン、心電図、自覚症状の変化に注意する必要がある。

A氏は運動したことで糖尿病の悪化を防ぐことができ、心筋梗塞の回復も早かったととらえているので、意欲的に心臓リハビリテーションに取り組むと考えられる。安全な指示された活動量が守られて安全に実施できるよう支援していく必要がある。安静時の活動の範囲に応じて、清拭による清潔の維持、更衣・整容は図られている。便秘による排便時の努責は心負荷がかかり危険であるが、A氏は入院3日目に普通便が出ている。今後も硬便により努責を伴う排便とならないよう便通コントロールに注意する必要がある。

3）再発作・合併症のリスク

冠動脈#7は閉塞後4時間で再開通し、ステントが留置されているが、#2の閉塞（75％）に対しては、今後、治療する予定であり、現在も狭窄している。またA氏は、虚血性心疾患を引き起こすリスク・ファクターである糖尿病、高血圧症、脂質異常症（高脂血症）の既往歴をもつことから、動脈硬化があると推定される。これらから、ステント留置による血液凝固や、活動による圧や血流の変化により、冠動脈の狭窄・閉塞を起こす危険性がある。したがって狭心発作の再発を早期に発見できるように観察を続けることが重要である。

血液凝固のデータから、凝固が促進されている状態はみられない。ステント留置による凝固を予防するために、抗凝固薬の内服が指示されている。発症2週間は心破裂や心室瘤などの合併症を生じる可能性があり、観察が必要である。

2 看護診断

#1：ベッド周囲の歩行後の血圧上昇に示される、心筋収縮能の低下による酸素需要・供給バランスの異常に関連した活動耐性低下

1）定義

必要な日常活動または望ましい日常活動を行ったり、あるいはそれに耐えるには十分ではない生理的または心理的エネルギーの状態

2）診断指標

□活動に対する血圧の異常な反応：入院3日目の自動座位・立位試験での血圧の変化が20mmHg以上（臥位136/72mmHg、座位138/84 mmHg、立位158/74 mmHg）。
□不整脈を示す心電図所見：心電図モニター上、PVCが単発で出現する。

3）関連因子

□酸素の需要・供給バランスの異常：心筋虚血【急性心筋梗塞；#2：75％、#7：100％（PTCAおよびステント留置で0％）】による心筋収縮能の低下

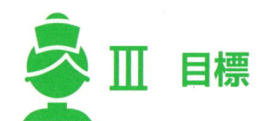

III 目標

①以下の危険な徴候のない安全に活動ができる。
・胸痛、呼吸困難、動悸などの自覚症状が出現しない。
・心拍数が120回/分以上にならない、または40回以上増加しない。
・危険な不整脈が出現しない。
・心電図で、1mm以上の虚血性ST低下、または著明な上昇がない。
・20mmHg以上の収縮期血圧の上昇・低下がない。
②運動療法の意義が言え、危険行動をとらない。

Ⅳ 援助の実際

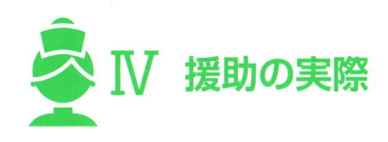

1 看護計画に基づく具体的な援助

1）O-P
①バイタルサイン、SpO_2
②自覚症状の有無・程度：胸痛、息切れ、動悸、眩暈、倦怠感
③心電図モニターの波形：心拍数、期外収縮の数、STの変化、重症不整脈の有無
④活動状況：活動内容・実施時間、歩行スピード、活動と活動の間に安静30分間の確保、睡眠時間、便通
⑤安静度や心臓リハビリテーション・プログラムに関する理解度・意欲
⑥検査所見：心エコー、胸部X線、心筋シンチグラフィー、マスターシングル負荷試験、トレッドミル負荷試験

2）T-P
a. 負荷試験後に歩行訓練を開始する（施設のプログラムに沿って計画）
①自動座位・立位試験の実施
②歩行訓練（50m）：歩行の負荷試験に合格後2回/日実施する
③歩行訓練（100m）：歩行の負荷試験に合格後2回/日実施する
④歩行訓練（200m）：歩行の負荷試験に合格後2回/日実施する
⑤心肺運動負荷試験：心臓リハビリテーション室で運動療法

　前述の歩行訓練は、負荷試験で以下の症状がみられなければ次の段階に進む。

・胸痛、呼吸困難、動悸などの自覚症状
・心拍数120回/分以上、または40回以上の増加
・危険な不整脈
・心電図で1mm以上の虚血性ST低下または著明な上昇

b. ADL拡大の援助を行う
①ポータブル・トイレやトイレ歩行を行う初日は、必ず看護師が付き添う。
②排泄前後のバイタルサイン、SpO_2、症状を確認する。
③排便時に怒責が伴わないよう、便通を整える（必要時、下剤を内服して

もらう）。
　④介助で全身清拭を行う（立位試験に合格するまでは臥床で、合格後は座位で行う）。
　⑤シャワー浴の許可が出たら、前もって浴室を暖めてから入ってもらう。

c. 労作時間を調整する

　病棟外での検査、食事、排便、清潔行動、歩行訓練の間隔を、30分は空けるよう調整するために、患者の目につきやすい場所に時計を置く、または腕時計をしてもらう。

d. 症状出現時の対応

　活動時に、バイタルサインの変動、心電図の変化が生じたり、自覚症状が出現したときは、すぐに活動を中止させて安静を図り、深呼吸を促す。激しい胸痛などの狭心発作や重症不整脈、急激な血圧低下がみられた場合、看護師は直ちに医師に報告する。

3）E-P

以下の点について説明、指導する。

a. 自覚症状の出現時の対応

　胸痛や息切れ、動悸、眩暈、倦怠感などの自覚症状が出現したときは、すぐに活動を中止し、看護師に伝えるよう説明する。

b. 日常生活活動の注意点

①食事
・心臓に負担がかかるので、食事はゆっくり食べる。

②排便
・洋式トイレを使用すると和式トイレより過度な腹圧がかからない。
・心臓に負担がかかるので、排便時に努責をしない。
・排便時に努責を伴わないよう便通を整える（水分摂取、下剤の服用）。

③シャワー・入浴
・湯を浴びる前に必ず手先で温度を確認し、手足の先から湯をかける。
・心臓に負担がかかるので短時間（10分程度）で済ます。
・入浴の許可が出るまで、浴槽には入らない。
・浴槽に入る場合、湯の温度は40℃以下とし、浴槽に入る前に手先で湯の温度を確認する。また、心臓に負担がかかるので、浴槽に入るときは心尖部（乳首の高さ）までにする。

c. 負荷試験と運動療法の必要性

　心機能の回復に合わせて段階的に活動量を増やしていくことで心機能の改善を図る。過度な活動は心臓に負担がかかり悪化する危険があるため、負荷試験を行い、心機能回復を確認しながらリハビリテーションをすすめていく。

4）E-Pへの計画追加（入院7日目）

　セルフ・モニタリングについて、以下の点を計画に加えた。

a. 自分の状態を把握するための方法の指導

①自己検脈：運動を開始する前・中・後に、自分で脈を測ってもらい、体調を確認してもらう。
②自覚症状（胸痛、呼吸困難、動悸）の確認をしてから活動を考えるようにする。
③下剤の作用時間、効用について説明し、便の状況で下剤が必要かどうかをA氏自身に判断してもらう。

b. 理解度の確認

①病状やリハビリテーションの必要性を言ってもらい、必要時、補足説明をする。その際、すでに渡してある病棟のパンフレットを用いて行う。
②他の患者との情報交換から学んだことに関しては、その内容を共に確認し、実行を支持したり、必要時、医師や看護師に確認をとれるようにするなど、正確な知識の獲得を支援する。

2 援助した結果

1）心臓リハビリテーションの進行

　心臓リハビリテーションの進行は**表3**のとおりであった。入院4日目にA氏の立位試験を再度行った。その結果、立位前の血圧は125/58mmHg、脈拍70回/分、SpO_2 98％であり、立位時の血圧は132/67mmHg、脈拍75回/分、SpO_2 98％、立位後の血圧は121/70mmHg、脈拍76回/分、SpO_2 98％であった。立位時、立位後ともに血圧の上昇は20mmHg以下、脈拍の変動はなく、立位試験は合格した。その後の負荷試験も順調で、プログラムどおりに進行した。

　しかし安静度については、許可された以上の行動をとることがあった。A氏は入院3日目の1度目の立位試験で、試験を合格しなかったことに対して、「次に向けて練習しておく」と、受動座位までの安静度であるのに端座位を

表3 心臓リハビリテーションの進行状態

	入院1日目	入院2日目	入院3日目	入院4日目	入院5日目	入院6日目	入院7日目	入院8日目	入院9日目
安静度	圧迫帯除去後床上自由	受動座位		自動座位	トイレまで歩行可				病棟内歩行自由
負荷試験運動療法		受動座位	自動座位立位試験	自動座位立位試験	歩行試験50m	歩行試験100m	歩行試験200m	歩行試験400m	心肺運動負荷試験 心臓リハビリテーション室
体温	36.8	36.6	36.6	36.5	36.5	36.4	36.4	36.5	36.3
脈拍	90	86	78	68	70	70	72	68	66
呼吸	24	24	20	22	22	20	22	20	20
血圧	152/108	158/90	154/88	156/84	154/86	152/84	152/82	156/86	148/82
SpO$_2$	98	96	96	97	98	98	97	95	98
ECG	スローVT 7連発 ショートラン3連発(1回)	PVC 25個/日	PVC 12個/日	PVC 5個/日	PVC 5個/日	PVC 4個/日	PVC 4個/日	PVC 4個/日	
食事(心臓病食、塩分6g)	禁止	800kcal 1/3〜1/2	1200kcal 1/2	1400kcal 2/3	1600kcal 2/3	1600kcal 2/3	1600kcal 2/3	1600kcal 2/3	
排便			1回(普通)		1回(普通)		1回(普通)	1回(普通)	

とろうとする行動がみられた。その後の運動療法でも、50m歩行後に「あと少し歩いておく」と言った。危険であると説明し、行動を制したが、「ICUにいるとき、看護師さんにいけないと言われたけれど、寝ながらメモに指示を書いたりしていても何ともなかった。だから、大丈夫だよ。少し頑張ってやったほうがいい」と言い、看護師がいないときに一人で歩いていた。「スポーツ・ジムに月に10回くらい行くようになって、体重を落とすことができた」「運動に気をつけていたから、今回の回復も早かったと思う」などと、自分の体力に自信があるような発言も多かった。

2) 再アセスメント

心筋の脆弱化による重症不整脈の出現のリスク、冠状動脈#2の75％閉塞があり、心臓のポンプ機能が低下するリスクなどにより再発作の危険があるため、病態を理解して安静度を守ってもらえるようかかわることにした。

A氏は病態について、「冠状動脈がまだ詰まっているから、退院する前にもう一度、治療する」「心臓がダメージから回復しないと悪化する危険がある」「心臓を強くするためには運動が大切である」という理解を示し、運動

することに絶大な価値を置いていた。もともと体調を考えてスポーツ・ジムに通っているような人なので、体調管理に興味をもっていると考えた。しかしBMIが26.8（肥満傾向）であり、A氏が行っていた運動の実施方法については確認が必要である。

3）看護計画の修正とその結果

　A氏の疾患に対する姿勢を考え、セルフ・モニタリングができるよう看護計画を修正した。具体的には、自分の状態を把握するために必要な情報を提供し、自己検脈の実施方法を指導した。自覚症状を確認してから活動を考えることができるよう、運動を開始するときに自分で脈を測って体調を確認し、歩いてよいかどうかの判断を自分でしてもらった。その結果、活動と活動の間に休息を入れることの必要性を実感し、また、心臓に負荷がかかりすぎないよう一度に長い距離を歩く行動はしなくなった。

　排便は隔日にあった。下剤の作用時間、効用について説明し、排便の状況で下剤が必要かどうかA氏に判断してもらうようかかわった。

　A氏は、排便の有無を伝えてくれるとき、同時に努責を伴っているかを聞かなくても教えてくれた。さらに「いきまなくても出たから下剤はいらないね」と言い、便の性状を判断している発言が聞かれた。

　歩行や清潔動作に安静度の指示範囲外の無理な行動はみられなかった。清潔動作は、安静度の指示を守って清拭、シャワーと順調に進んだ。安静度の指示に対して不満な言動や態度はなく、自己判断による無理な行動もなかった。

　A氏が、病棟の同じ疾患をもつ患者と情報交換をしていると言っていたので、可能な範囲でその場に同席するようにした。患者同士の情報交換のなかでA氏が有効だと判断したものについては、その内容を一緒に吟味して実行を支持した。判断がつかない内容については、医師に確認後、A氏に返事をするよう努めた。

　食事は心臓病食（減塩6ｇ）以外は食べなかったが、「味がしなくて食欲が出ない」と言って、3分の2程度の摂取量だった。「お酒が好きでね、つまみをよく食べる。塩分が多かったんだね。病院の食事と食べ比べてみるとよくわかる。味が濃かったのだろう。こういったさっぱりした味のほうがからだにはよいだろうね」と言い、減塩についての関心を示した。

V 考察

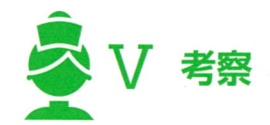

　A氏にとって今回の入院は、生命をおびやかされる体験だった。そのことから、A氏の健康信念では、保健信念モデル[1]で示されている「行動のプラス面」と「行動のマイナス面」をはかりにかけ、プラス面が大きく感じられれば行動変容につながると考えた。

　看護としては、病気を理解してもらい、安全な行動がとれるよう積極的にかかわろうと考えた。しかし、A氏には「頑張ることはよいことだ」という強い思いがあり、その思いが指示された安静度以上の活動として現れたため、対応に困った。過度な活動が危険であると伝えると、その場は自粛してくれるが、納得していないのか、看護師がいないときには一人で動き、説明してもわかってもらえないという不全感に陥った。さらにA氏の自己流に運動したが胸は痛くならなかったという発言を聞いて、A氏の活動量をより多くしても大丈夫なのではないかと思えてくるなど、看護者として的確な判断ができなくなることもあった。

　虚血性発作を起こしてダメージを受けた心筋が修復する過程を復習し、A氏の入院時の心電図、PCIの所見、心エコー、採血結果から、A氏の心筋梗塞が広範囲であり、まだ冠状動脈の狭窄（#7：75%）があるなど、再度、病状の理解に努めた。そして、A氏の「大丈夫」という発言に惑わされず、狭心発作や重症不整脈などの危険があるので、胸痛だけでなく血圧の変化やSpO_2の変化、心電図を把握しながら運動を行わねばならないことを伝え、自己流の運動を自粛してもらおうと考えた。しかし、立位の次の負荷試験で異常な値が出なかったことがA氏の自信となっており、モニタリングの必要性を説明しただけでは、モニタリングなしの自己流の運動に対する抑制効果はなかった。

　そこで次に、A氏の歩くという行動について考えた。A氏は入院前から、糖尿病に対して運動療法を行っていた。糖尿病に対するA氏の健康信念は、すでに取り組みを実行しているので、プロチャスカ（Prochaska）らの「変化のステージ・モデル」の維持期にあたると考えた。この維持期の人への働きかけとしては、再発予防のための問題解決を目標に、問題解決の技術、社会的・環境的支援、セルフ・モニタリング、ソーシャル・サポートの利用が適切である[2]。このことから、セルフ・モニタリングができるよう、自身の

状態を把握するための情報の提供、自己検脈の実施の指導など、自覚症状の確認から適切な活動を考えることができるようかかわるのが効果的である。

　A氏について考えてみると、もともと体調を考えてスポーツ・ジムに通っているような人なので、体調管理に興味をもっていると思う。したがって、自分のからだの状況を自分で知ることができるようになれば、安全な運動療法を理解し、モニタリングに基づいて運動を行ってくれるのではないかと考え、セルフ・モニタリングの方法を伝えた。その結果、安静度の範囲での活動となり、さらには、再発予防のための今までの生活習慣の見直しにもつながったと考える。

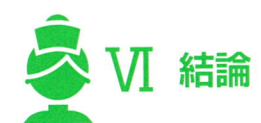

VI 結論

　心臓リハビリテーションの実施中に安静度の指示以上の活動を行い、症状が悪化する危険のある患者へのかかわり方を検討した。

　A氏は心筋梗塞の発作を起こして救急入院したことから、保健信念モデルで示される、病気や合併症に対する「危機感」をもった時期と考えた。危機感は行動を変えようとするきっかけになるので、悪化する危険を説明し、検査所見を伝え、プログラムどおりに行うよう働きかけた。しかし、看護師がいるところでは指示された範囲外の行動はとらなかったが、一人でいるときには指示以上の行動をしており、根本的な解決に至らなかった。

　そこで、A氏の入院前の生活を考慮し、健康増進に向けた行動をすでに起こしている人であることから、セルフ・モニタリングを取り入れ、自分で運動プログラムの内容を評価できるよう働きかけた。このことで、安全にリハビリテーションを進めることができ、またこれまでの生活習慣を見直すきっかけになった。目標とした「危険な徴候のない安全な活動ができる」「運動療法の意義が言え、危険行動をとらない」については達成できたと思われる。

引用文献

1) 松本千明：医療・保健スタッフのための健康行動理論の基礎，医歯薬出版，2004，p.1-5.
2) 前掲書1)，p.31.

ケース・レポート 1 —成人—

ケース・レポートの解説

1 テーマの選定

　心筋梗塞に伴う看護診断には「心拍出量減少」や「活動耐性低下」があるが、「心拍出量減少」は定義にあるように「心臓によって拍出される血液が身体の代謝需要を満たすには不十分である状態」を指し、これは心不全があるなどの状態を示す。実際には、心臓リハビリテーションを開始できる前の段階であることが多い。「活動耐性低下」は、定義に「必要な日常活動または望ましい日常活動を行ったり、あるいはそれに耐えるには十分ではない生理的または心理的エネルギーの状態」とある。

　急性期の心臓リハビリテーションは、食事、排泄、入浴などの日常生活を安全に行うことができるようになることを目的としている。よって「活動耐性低下」の看護診断は心筋の修復過程に見合って日常生活の活動量を増やしていこうとする時期の問題を的確に表しており、よく使われている。

　しかし、患者にとって心筋の修復の程度は目に見えないため、把握が難しい。さらに成人期にある人は、それまでの経験や知識をもとに自分で状況を判断し行動するため、時にリハビリテーションの運動量が過度であったり、逆に活動に対して消極的であったりする。このケースは一見、自分勝手な患者で介入が難しいととらえられがちであるが、成人期の特性をふまえてかかわることで、安全にリハビリテーションが進行することを示すことができる。

2 アセスメント

　冠状動脈の狭窄（#2：75％）が心配されたが、バイタルサイン、心電図モニター、超音波検査で異常が認められないので、側副血行路が発達していると考えられた。

　心筋梗塞の急性期リハビリテーションのクリニカル・パスの日数は、梗塞サイズ、左室機能、心不全、心筋虚血、不整脈、運動耐容能などに基づく重症度で個人別に規定する施設もある[1～4]。A氏の運動療法の進行度につい

て、医師の見解を確認してもよかったと思われる。しかし、心筋の修復過程で生じる新生血管は、心筋を脆弱化させるため、運動量が増加し、負荷が大きくなる時期は急変する可能性がある。よってモニタリングしながら、活動量が適切かを適宜、評価する必要がある。A氏の場合は、糖尿病、高血圧、高脂血症があり、減量したとはいえBMIは26.8で肥満傾向にある。したがって運動の負荷がかかりすぎる危険はあり、今回の心臓リハビリテーション・プログラムのゆっくりとした進行度はA氏に適したものであると思われる。

　今回の心筋梗塞は、発作後4時間での再疎通、心電図でST上昇はV_2〜V_4の範囲、CPKはピーク値が2669（入院当日、18時）であり、前壁中隔の梗塞で心機能は低下していた。その後の経過は、重症不整脈は、発作当日にはショートランの3連発およびスローVTの7連発があったが、リドカイン静注により速やかに消失した。翌日は、重症不整脈および心不全や狭心症発作はなく、心臓超音波検査で前壁中隔にわずかな収縮低下が認められる程度と、良好である。

　合併症がないので、心筋梗塞巣の修復過程に沿って、安全を確認しながら段階的に負荷をかけていくことが重要であり、過度にならないよう、一度に活動量を増やすのではなく、活動と活動の間に休息をとることが大切である。

3 仮説検証のプロセス

　事例における急性期の心臓リハビリテーションは、T-Pとして食事、排泄、清潔などの自分の身の周りのことを安全に行うことができるようにすることと、E-Pとして早期から2次予防に向けた教育を開始することである。実施した結果、患者目標に到達したか否かを評価する。

　成人期にあるA氏に教育的なかかわりをするとき、運動により体重を減らすことができたという体験を活用すると教育効果が高まる。これは成人学習理論のなかでも、ノールズ（Knowles）[5,6]が提唱した、「アンドラゴジー成人教育」における「体験は大切な資源（教材）」で説明される。ノールズは、「アンドラゴジー成人教育」の学習原理として、以下の点をあげている。

　①人間は成熟するにつれ、自己概念は依存的から自発的・自己決定的となるため、成人学習の支援者は、この自発的・主体的であろうとする心理

的要求に応えていかなければならない。

②成長することで多くの経験をもつが、これは学習のための貴重な資源となる。

③学習へのレディネス（準備状態）は、社会的発達課題や社会的役割を遂行しようとするところから生じることが多い。

④成人の学習への方向づけは即時的で問題解決中心がより好ましい。

⑤成人の学習への動機づけは内面的なもの（自尊心や自己実現）が重要である。

　A氏は、安静の時期にベッド上で仕事の指示を出したり、歩行訓練時は、時間外に勝手な判断から指示範囲以上の歩行を行おうとする行動があった。しかしこれらは考えなしの無鉄砲な行動ではなく、成人期の発達課題である、社会で責任ある役割を果たそうという行動の転化であり、早く治るためには運動がよいという信念に基づいた行動である。危険が伴うため安静を守るよう注意しても、その場限りであり、A氏の行動は変わらない。したがってA氏の、運動を頑張りたいという自己主導性を尊重し、安全に行えるようなセルフ・モニタリングの習得ができるよう援助したことが評価できる。

4　全体構成

　A氏の病態とそれに影響する生活についてのアセスメントを明記し、それらをふまえたうえで心臓リハビリテーションのプログラムに沿った看護計画を表現した。その後、患者の個別性に応じて工夫していった援助の実際を、状況がわかるよう明確に表現し、目標に到達したことについて観察結果に基づき示している。さらに考察では、患者を理解するのに理論を用いて多角的に行ったことを示し、ケアプランの効果を考察した。

引用文献

1) 木全心一：狭心症・心筋梗塞のリハビリテーション，南江堂，2009，p.3-4.
2) 森山美知子，他：セルフマネジメント能力の獲得を主眼にした包括的心臓リハビリテーションプログラムの有効性の検討，日本看護学会誌，28(4)：17-26，2008.
3) 日本循環器学会：心血管疾患におけるリハビリテーションに関するガイドライン（2007年改訂版），http://www.j-circ.or.jp/guideline/pdf/JCS2007_nohara_h.pdf
4) 森山美知子，他：医療機関における患者教育の実態及び疾病管理サービスの

利用意欲に関する調査, 病院管理, 43(1)：47-48, 2006.
5) マルカム・ノールズ著, 堀薫夫, 三輪健二監訳：成人教育の現代的実践；ペタゴジーからアンドラゴジーへ, 鳳書房, 2002, p.553.
6) Knowles,M.S.：The Adult Leaner, A Neglected Species, 4th ed., Gulf Publishing, 1990, p.31.

ケース・レポート 2 —成人—

胃がん患者の術後呼吸器合併症に対する看護

序論

　わが国のがんの罹患数は多く、死亡数と同様に男性が女性の約1.4倍罹患している。部位別罹患率をみると、胃がんは男性では1位で、女性では乳房に次いで2位である[1]。

　胃がんに対する治療は、手術療法が第1に選択される。手術を受ける患者の看護上の問題（看護診断）には、「体液量平衡異常リスク状態」「潜在的合併症：無気肺、肺炎」「感染リスク」「潜在的合併症：麻痺性イレウス」などがある。

　これらの問題のうち、特に「潜在的合併症：無気肺、肺炎」は、手術による生体反応を防御するために使用される全身麻酔が、患者の呼吸機能に大きな侵襲を与えることに起因する。具体的には、吸入麻酔による刺激性の麻酔ガス、気管挿管の機械的刺激および麻酔ガスが気管壁の線毛運動を減退させることによって、気道内分泌物が増加する。加えて、全身麻酔に伴う人工呼吸管理は、乾燥したガスを送気するため気道内分泌物を粘稠化させ、陽圧換気は換気−血流比の不均衡を起こし、酸素化が障害される。

　麻酔以外に影響する要因としては、手術中および術後の体位、手術部位、患者の呼吸機能、喫煙歴、肥満などがある。

　本事例は、横隔膜に近い手術部位である幽門側胃切除術を受け、さらに、患者自身に拘束性障害、喫煙歴、肥満があるため、「潜在的合併症：無気肺、肺炎」を起こすリスクが高い。そこで、「潜在的合併症：無気肺、肺炎」に対するアセスメント、計画、実施の視点から看護を評価する。

I 事例紹介

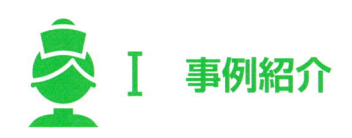

1 基本情報

　B氏は、57歳、男性。身長160.5cm、体重69.6kg。

　人間ドックでの胃透視の結果、胃体中部後壁に直径20mm大の腫瘍病変あり、精密検査を勧められる。すぐに専門病院を受診し、上部消化管内視鏡検査および生検の結果、胃体中部大彎側に平坦な隆起病変（Ⅱc）があり、胃がんと診断される。腹部コンピュータ断層撮影（computed tomography；CT）の結果は、肝臓、リンパ節に明らかな転移は認められず、手術療法の目的で手術予定日の3日前に入院する。

　職業は会社員（管理職）で、妻（54歳）と次男（25歳）、長女（21歳）と暮らしている。長男は独立して近県で1人で暮らし、妻は専業主婦、次男は会社員、長女は大学生である。また、両親は健在で近県に暮らしている。

　手術前には、B氏は時々、病室でノートパソコンを使い会社の仕事をしている。会社の部下の面会もある。妻は毎日面会に訪れ、長女とは毎日メールのやりとりをしていると話す。

　喫煙歴は、20歳から喫煙を始め1日平均35本である。入院の1か月前から禁煙をしている。コーヒー（ブラック）は1日5、6杯、アルコールはビール350mL缶を2缶/日、または日本酒2合/日を飲んでいる。

　食事は1日3回摂取するが、仕事の都合上、夕食の摂取時間は19〜23時と不規則である。また、短時間で食事摂取する習慣がある。もともと、肉類や揚げ物が好物である。

　B氏は指示されたことをきっちり守り、几帳面な印象を受ける。本人は自分のことを、まじめで、意外に心配性だと話す。

　聴力に障害はなく、視力は近視とやや老眼があるが、眼鏡の使用により、日常生活に支障はない。

2 術前の身体診査結果

①呼吸機能：呼吸回数は規則的で14〜18回/分。呼吸音は前胸部・背部ともに清明で、胸郭の動きは良好である。

②心機能：脈拍は整調で70〜80回/分。血圧は130〜140/80〜90

mmHg。

③腹部：腹部全体が軟らかく、腸蠕動音が8回/分聴取される。

3 手術前の検査結果

①呼吸機能：胸部X線検査では肺野に異常陰影なし。肋骨横隔膜角（costphrenic angle；CP angle）は鋭角。肺機能検査で肺活量3850mL、パーセント肺活量（vital capacity percentage；%VC）76%、1秒率（forced expiratory volume in one second percent；$FEV_{1.0}$%）80%。動脈血ガス分析で、動脈血酸素分圧（PaO_2）77.4mmHg、動脈血二酸化炭素分圧（$PaCO_2$）37.1mmHg、動脈血酸素飽和度（SaO_2）94.8%。

②心機能：心電図は正常範囲内、心胸比（cardiothoracic ratio；CTR）45%。

③腎機能：24時間クレアチニン・クリアランス91mL/分、尿素窒素17.0mg/dL、クレアチニン0.79mg/dL、尿酸4.5mg/dL。

④止血機能：出血時間1.5分、凝固時間10.6分、トロンボテスト112.0%、プロトロンビンの対照11.6秒、活性度10.6%、活性化部分トロンボプラスチン時間（APTT）26.3秒、フィブリノゲン量302.7mg/dL、血小板$19.8 \times 10^4/\mu L$。

⑤血球計数および生化学検査：白血球4540/μL、赤血球$398 \times 10^4/\mu L$、ヘモグロビン12.5/dL、ヘマトクリット37.5%、血清総たんぱく7.0g/dL、血清アルブミン4.2g/dL、グルコース92mg/dL、γ-GTP 45 IU/L、AST 22 IU/L、ALT 16 IU/L、LDH 215 IU/L、アルカリフォスファターゼ（ALP）324 IU/L、CRP 0.05mg/dL。

4 手術療法の概要

B氏は医師から、早期の胃がんで転移もないため、がんの部分を含めて胃の幽門側を手術で取り除くことが、現時点における最良の治療法であること、早期であるため腹部を大きく切る方法ではなく、手術は腹腔鏡を用いて小さな穴を4か所開けて行うと、説明される。

手術は、全身麻酔下でなされ、吸入麻酔AOS〔A：空気60%、O：酸素40%、S：セボフルラン（セボフレン®）2%〕と、静脈麻酔〔レミフェンタニル塩酸塩（アルチバ®）およびプロポフォール（ディプリバン1％®）〕、硬膜外麻酔〔T（胸髄）7/8にカテーテル挿入、ロピバカイン塩酸塩水和物（ア

ナペイン®）84mL、クエン酸フェンタニル（フェンタニル®）16mL〕を併用したバランス麻酔で行われた。

　術式は、腹腔鏡下幽門側胃切除術およびビルロートⅠ法再建で、手術時間は5時間であった。創は、上腹部、左・右側腹部、臍下に1か所ずつあり、それぞれドレッシング材（オプサイト®）で被覆され、吻合部付近にマルチドレーンが挿入され、排液バッグに接続されていた。

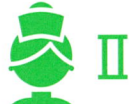

Ⅱ 看護診断とアセスメント

1 看護診断：潜在的合併症；無気肺、肺炎の定義

　潜在的合併症：無気肺、肺炎の定義は、「肺炎になりうる、肺胞虚脱による呼吸機能の低下をきたしている状態」であり、ハイリスク集団には、「腹部あるいは胸部の手術、身体不動状態、肺組織の圧迫（例：がん、腹部膨満、肥満、気胸による）など」がある[2]。

2 アセスメント

　潜在的合併症：無気肺、肺炎の関連図を**図1**に示す。

1）手術の影響

　B氏の手術は胃切除術が予定されている。横隔膜に近い部位（**図2**）での手術操作は、横隔膜運動を抑制し、換気が不十分となる。さらに、腹腔鏡下手術では術中に二酸化炭素（炭酸ガス）を用いて気腹（腹腔内にガスを充満させる）をすることにより、横隔膜が挙上されて換気量低下、換気障害をきたしやすい。

2）全身麻酔の影響

　手術中は全身麻酔によって身体不動の状態であり、術後も循環動態が安定するまでは安静臥床の状態が続く。B氏は手術中5時間と手術後2〜3時間は仰臥位のままとなる。長時間、仰臥位のまま同一体位でいることは、腹腔内臓器によって横隔膜が押し上げられ、機能的残気量が減少する。

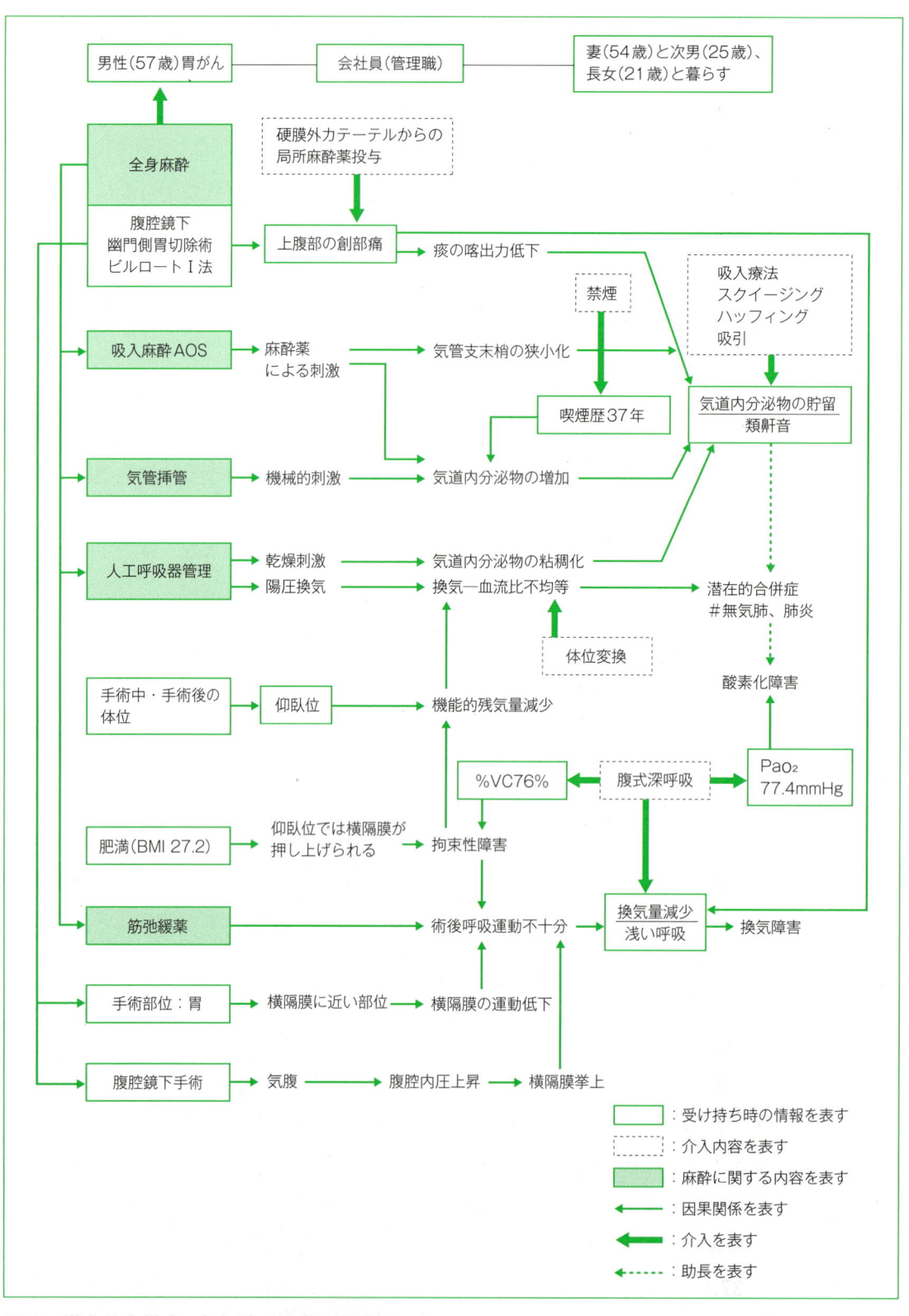

図1 潜在的合併症：無気肺、肺炎の関連図

- 男性(57歳)胃がん ─ 会社員(管理職) ─ 妻(54歳)と次男(25歳)、長女(21歳)と暮らす

【全身麻酔】
腹腔鏡下幽門側胃切除術ビルロートⅠ法

硬膜外カテーテルからの局所麻酔薬投与 → 上腹部の創部痛 → 痰の喀出力低下

吸入療法
スクイージング
ハッフィング
吸引

【吸入麻酔AOS】→ 麻酔薬による刺激 → 気管支末梢の狭小化

禁煙
喫煙歴37年 → 気道内分泌物の貯留 類軒音

【気管挿管】→ 機械的刺激 → 気道内分泌物の増加

【人工呼吸器管理】
乾燥刺激 → 気道内分泌物の粘稠化
陽圧換気 → 換気─血流比不均等 → 潜在的合併症 #無気肺、肺炎

体位変換

酸素化障害

手術中・手術後の体位 → 仰臥位 → 機能的残気量減少

%VC76% 腹式深呼吸 Pao₂ 77.4mmHg

肥満(BMI 27.2) → 仰臥位では横隔膜が押し上げられる → 拘束性障害

【筋弛緩薬】→ 術後呼吸運動不十分 → 換気量減少 浅い呼吸 → 換気障害

手術部位：胃 → 横隔膜に近い部位 → 横隔膜の運動低下

腹腔鏡下手術 → 気腹 → 腹腔内圧上昇 → 横隔膜挙上

凡例：
- □ ：受け持ち時の情報を表す
- ┆ ：介入内容を表す
- ■ ：麻酔に関する内容を表す
- → ：因果関係を表す
- ⇒ ：介入を表す
- ⇢ ：助長を表す

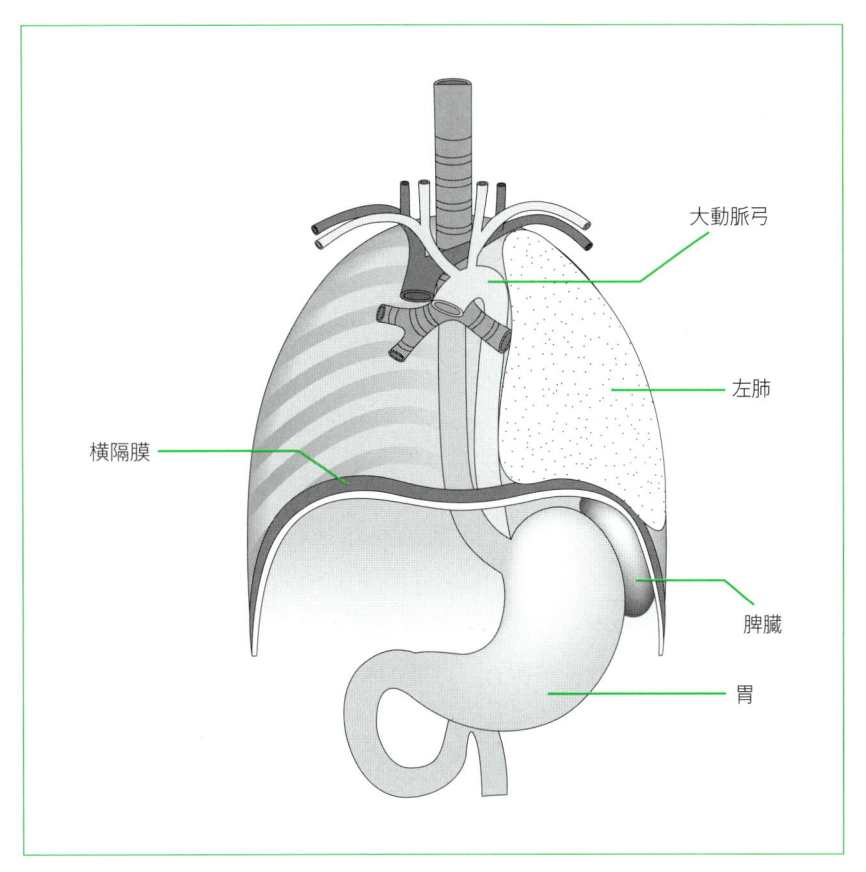

図2　横隔膜と胃の解剖学的位置関係

3）肥満の影響

　B氏はBMI（body mass index）が27.2と肥満であることから、仰臥位をとると腹部の脂肪が腹腔内圧を上昇させ、横隔膜はいっそう押し上げられて、機能的残気量は減少する。加えて、仰臥位のまま長時間にわたり同一体位でいることは、下側肺の血流が増加する一方で換気が減少するため、換気-血流比の不均等が生じる。全身麻酔時には人工呼吸器管理がなされるため、陽圧換気の影響も加わり、換気-血流比の不均等が生じ、酸素化が障害される。

4）術前の呼吸機能の影響

　B氏の術前の呼吸機能は、胸部X線写真の結果、肺野、CTR、CP angleの所見には異常は認められない。動脈血ガス分析の結果、$PaCO_2$は37.1mmHgと正常範囲内にあり、換気能は障害されていない。しかし、PaO_2は77.4mmHgと酸素化能が低下している。年齢におけるPaO_2の予測

値[*1]は105－0.3×57＝87.9mmHgであり、予測値と比較しても低い。肺胞気酸素分圧（P_{AO_2}）[*2]は150－(37.1÷0.8)＝103.6mmHg、肺胞気−動脈血酸素分圧較差（A－aDo_2）[*3]はP_{AO_2}－PaO_2＝103.6－77.4＝26.2mmHgと、肺胞気−動脈血酸素分圧較差（A－aDo_2）の予測値[*4]の14.5mmHgよりも開大している。以上のことから、酸素化能が障害されている可能性が高いと判断できる。

5）喫煙の影響

B氏は、肺機能検査の結果から拘束性肺障害が認められ、手術前約1か月から禁煙しているが、喫煙歴は35本/日を37年と長く、喫煙量を計算すると64 pack years（pack/日×年）以上となる。20 pack years以上の喫煙者で術後呼吸器合併症のリスクが高率に発生する[3)]こと、8週間以上禁煙すると呼吸器合併症の発生率が低くなる[3)]ことなどの報告がある。このことから、喫煙量が多く、禁煙期間が1か月と短いB氏は呼吸器合併症のリスクが高いと考えられる。

喫煙は、気道粘膜の線毛運動を減弱させ、気道の自浄作用を障害させる。また、粘液産生量が増加するため気管内分泌物が貯留しやすい。さらに、手術後は吸入麻酔薬や気管挿管による機械的刺激によって気道内分泌物は増加し、人工呼吸器管理の乾燥したガスによって粘稠化しやすい状況にある。術後疼痛がみられると横隔膜運動に影響するため、痰の喀出が不十分になり、無気肺や肺炎のリスクが高くなると考える。

3 援助の方向

以上のことから、潜在的合併症である無気肺や肺炎を予防することが重要である。そのため、術前から禁煙を継続し、インセンティブ・スパイロメトリーを使用しての吸気訓練や腹式呼吸といった呼吸訓練を積極的に行っていく。また術後は、腹式深呼吸、ネブライザーの使用とともに、疼痛管理を行い、痰の喀出を促す必要がある。さらに、循環動態を観察しながら、早期離床により換気を促す援助を実施していく必要があると考える。

---

*1 　PaO_2の予測値＝105－0.3×年齢
*2 　肺胞気酸素分圧(P_{AO_2})＝150－($PaCO_2$÷0.8)
*3 　肺胞気−動脈血酸素分圧較差(A－aDo_2)＝P_{AO_2}－PaO_2
*4 　肺胞気−動脈血酸素分圧較差(A－aDo_2)の予測値＝2.5＋0.21×年齢

III 目標

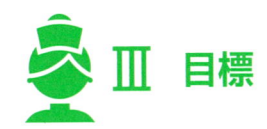

1 手術前日まで

①禁煙が持続できる。
②術前訓練である腹式深呼吸、口すぼめ呼吸、体位変換、咳嗽、および含嗽を体得できる。
③インセンティブ・スパイロメトリー（トライボール®）の1200mL/秒のボールを3秒維持することを目標として吸気することができる。

2 手術後2日まで

①前面、背面ともに肺胞呼吸音が聞かれ、清明である。
② SpO_2 が94.8％以上である。
③胸部X線写真で肺野に異常陰影がない。

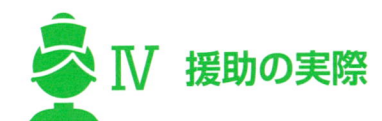

IV 援助の実際

1 看護計画に基づく具体的な援助

看護計画として、O-P（objective-plan）、T-P（treatment-plan）、E-P（educational-plan）を立案し実施した。

1）O-P

a. 手術前の観察

手術前に、禁煙の状況、腹式深呼吸、口すぼめ呼吸、体位変換、咳嗽および含嗽の体得状況、トライボール®の目標としたボールの挙上時間を観察する。

b. 手術後の呼吸状態その他の身体状況の確認

手術直後から呼吸状態を観察し、異常を早期に発見する。
①呼吸器系の身体診査を実施する。
　・問診：呼吸困難の有無、痰の喀出状況、痰の性状をみる。
　・視診：舌根沈下、喘鳴の有無（手術直後には特に注意する）、呼吸パ

ターン、呼吸数、胸郭の動きの左右差・深さを観察する。
　・聴診[*5]：呼吸音の聴取を行う（背面の外側肺底区と後肺底区は必ず行う）。
　・触診[*6]：胸郭の動きの左右差・拡張範囲をみる。

② SpO_2 を測定する。
③酸素吸入が指示された流量・濃度で行われているか確認する。
④疼痛の有無・程度・部位、表情、硬膜外チューブから持続的に鎮痛薬が投与されているか確認する。
⑤体温を測定する（発熱の有無と悪寒もみる）。
⑥胸部X線写真の結果を確認する。

c. 呼吸法の実施状況の観察

手術後に、患者の腹式深呼吸、口すぼめ呼吸、体位変換、咳嗽、ハッフィングなどの実施状況を観察する。

2）T-P

a. 気道確保

手術直後は気道確保のために枕を使用しない。舌根沈下がある場合、用手的に気道確保（頭部後屈あご先挙上法）を行う。

b. 口腔内の清潔保持

離床ができるまで、含嗽や歯のブラッシングによって口腔内を清潔に保つことができるよう介助する。

c. 酸素化・換気の促進

①指示された流量・濃度で酸素吸入を行う。
②術後は15°上半身挙上のファーラー位とし、循環動態安定後、自力で体位変換ができない時期には2時間ごとに、左右交互に側臥位にする。
③術後には、腹式深呼吸、口すぼめ呼吸を2時間ごとに5回程度ずつ行うように促す。

[*5] 呼吸音の聴診は、図3に示した位置および順番で膜型聴診器を用いて実施する。正常な呼吸音、呼吸の減弱・消失の有無とその部位、左右差の有無および副雑音の有無、副雑音の種類とその部位を聴診する。仰臥位での背面の呼吸音は、マットレスを押し下げて聴診器を背面に挿入して聴診する。

[*6] 呼吸音の触診は、両母指を左右肋骨縁に置き、他の指と手掌で胸郭の側壁を包む。母指の間の開きの程度や手掌の動きで、胸郭の拡張の範囲や左右差をみる。

④指示された安静度の範囲で離床を勧める。

d. 気道内の清浄化

気道内の清浄化を図るために、塩酸ブロムヘキシン（ビソルボン®）2mLと生理食塩水20mLを用いた超音波ネブライザーを1日4回行う。

呼吸音を2～4時間ごとに聴診し、分泌物の貯留部位に応じて、体位ドレナージ、スクイージングを行う。次にハッフィングなどで痰を喀出する。

それでも喀出できない場合は、経鼻・経口的吸引を行う。

e. 疼痛の緩和

術後の疼痛を緩和するために、疼痛時には医師の指示に従う。

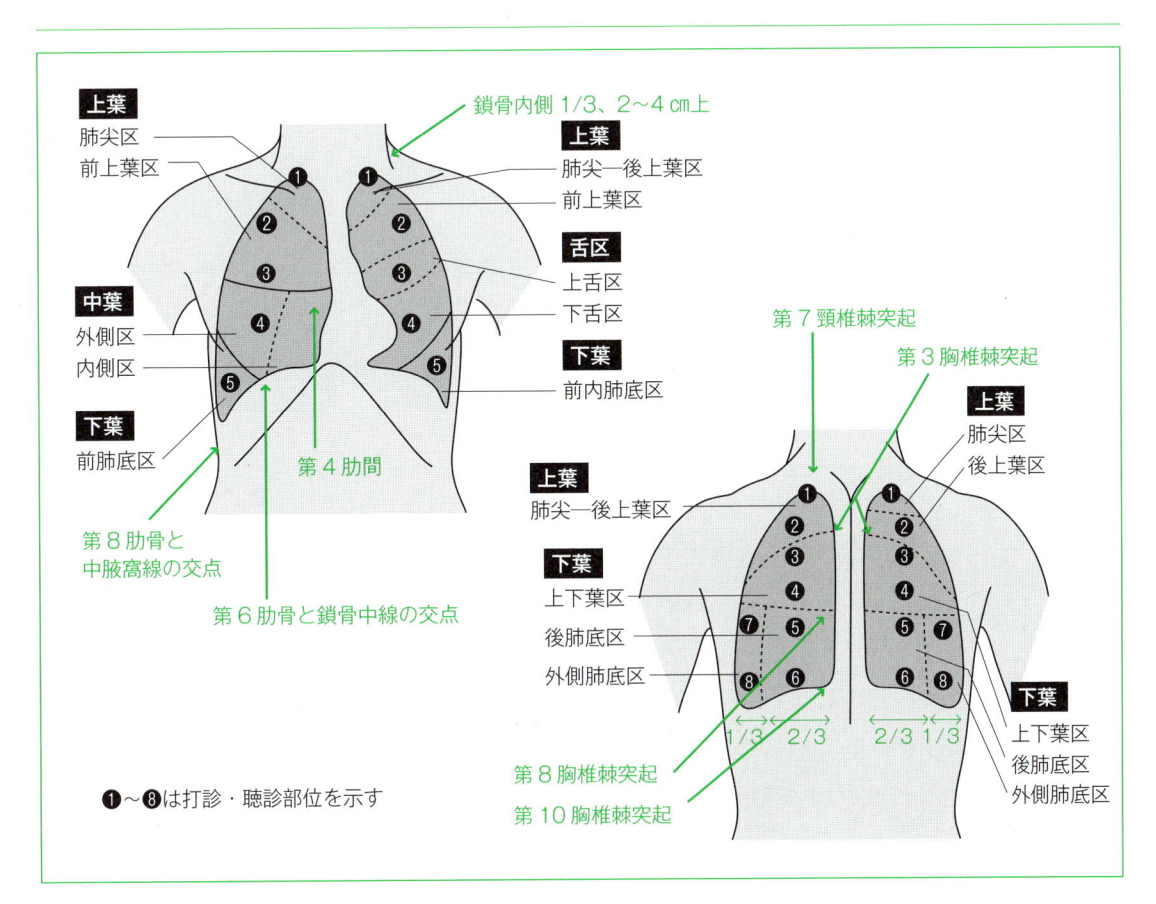

図3 肺葉の位置と打診・聴診部位

出典／Richard D. Judge, George D. Zuidema, Faith T. Fitzgerald 著，日野原重明，他監訳：患者診断学；アートとサイエンスを活かして，第2版，メディカル・サイエンス・インターナショナル，1997，p.167. を一部改変。

3) E-P

a. 無気肺や肺炎の予防

術前に禁煙を指導するとともに、腹式深呼吸、口すぼめ呼吸、トライボール®を用いた吸気訓練、体位変換、咳嗽および含嗽を、術後にできるように患者に指導する。

術前に腹式深呼吸と口すぼめ呼吸は1日3回、1回に5回実施する。トライボール®を用いた吸気訓練は、1200mL/秒のボールを3秒維持することを、1日4回、1回につき10回実施するよう指導する。

b. 疼痛の緩和

疼痛がある際は、我慢するのではなく、疼痛を積極的に除去することが必要であること、術後疼痛の見通し、鎮痛方法について説明する。

c. 創部の保持

術後、咳嗽時や体位変換時は、創部痛を増強させないよう、創部を保護するように指導する。

2 援助した結果

1) 術前の呼吸訓練

手術前は、手術1か月前から禁煙を継続することができ、腹式深呼吸や口すぼめ呼吸の指導でも、吸気時に腹部が挙上し、うまくできていた。

トライボール®を用いた吸気訓練は、1200mL/秒のボールが3秒以上維持できていた。

2) 手術直後

手術直後には舌根沈下はなく、術後第1病日の6時まで、酸素吸入により酸素4L/分がフェイスマスクにより与えられた。酸素吸入中のSpO$_2$は98〜100％であった。回復室および病棟へ帰室した後は、創部痛のため呼吸が浅く、呼吸数は22〜24/分であった。

創部痛に対しては硬膜外持続注入が3mL/時（0.2％アナペイン®＋フェンタニル®）で実施されていた。しかし、血圧が108〜110/70〜80mmHgと低めであったため、硬膜外持続注入量を増加させず、術後指示のペンタゾシン（ペンタジン®）15mg、ヒドロキシジン（アタラックスP®）25mg、生理食塩水50mLの静脈注射が施行され、創部痛が軽減された。

2時間ごとに呼吸音を聴診した結果、副雑音はなく清明であったが、前面、

背面ともに弱く、特に左右のS₉（外側肺底区）、S₁₀（後肺底区）の肺胞呼吸音が弱かった。深呼吸は、2時間ごとに促すと行うことができるが、すぐに浅くなった。

また、循環動態安定後に側臥位に体位をかえると創部痛が強くなり、側臥位になることを嫌がることがあった。B氏は夜間、右側臥位になることを好み、左側臥位にしても、しばらくすると右側臥位にすることを望んだ。その側臥位も20°くらいの角度でしか維持することができなかった。

3）第1病日

第1病日では、1日4回（7時、10時、14時、19時）、超音波ネブライザー（生理食塩水20mL＋ビソルボン®2mL）の指示を実施した。ネブライザー後は白色痰を少しずつ喀出することができていた。

10時に呼吸音を聴診した結果、右肺下葉（S₉）のみ呼吸音が弱く、他の部位では肺胞呼吸音が聴取できた。SpO_2は92％で、深呼吸を促すと94％となった。10時30分に撮影した胸部X線写真の結果、右肺下葉（S₉）に無気肺の所見があった。

12時に呼吸音を聴診したが、同様に右肺下葉（S₉）のみ呼吸音が消失し、創部痛も増強してきたため、術後指示のペンタジン®15mg、アタラックスP®25mg、生理食塩水50mLの静脈注射が施行された。40〜60°の左側臥位にした状態で超音波ネブライザーを施行し、その15分後にハッフィングを用いて喀痰を促した。白色痰を少しずつ喀出することができた。

13時には創部痛が軽減したため、端座位、立位、病室内歩行へと離床を促した。ベッドに戻り、座位で深呼吸を促した後、白色痰の喀出があった。

14時に呼吸音を聴診すると、右肺下葉のみ呼吸音が弱いが、10時の聴診結果と比較して改善していた。左側臥位にした状態で超音波ネブライザーを施行した後、スクイージングを実施し、15分後に喀痰を促した。その後は、ベッド上でファーラー位の状態で過ごした。

19時に深呼吸と超音波ネブライザーを施行し、その20分後に喀痰を促した。夜間から翌日の朝にかけて白色痰を少しずつ喀出することができていた。

4）第2病日

第2病日、10時に呼吸音を聴診した結果、右肺下葉の呼吸音も他の部位と同様に聴取できた。SpO_2は95％で、10時30分に撮影した胸部X線写真

の結果、右肺下葉の無気肺は消失し、異常陰影はなかった。

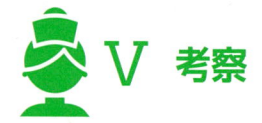

V 考察

　B氏は、全身麻酔、腹腔鏡下手術による気腹および横隔膜に近い幽門側胃切除術による呼吸器系への影響に加え、喫煙歴、肥満、拘束性障害および酸素化障害という個人の身体的要因も加わり、潜在的合併症である無気肺や肺炎のリスクが高いと判断した。

　術前の看護として、喫煙歴、拘束性障害および酸素化障害を考慮して、術前から禁煙を継続し、インセンティブ・スパイロメトリーであるトライボール®を使用しての吸気訓練、腹式深呼吸および口すぼめ呼吸の訓練を行った。その結果、①入院1か月前からの禁煙が持続でき、②術前訓練である腹式深呼吸、口すぼめ呼吸、体位変換、咳嗽および含嗽を体得でき、③トライボール®の1200mL/秒のボールを3秒維持して吸気することができる、という目標を達成することはできた。

　しかし、術後に無気肺を合併したことを考慮し、実施した術前の看護について評価する必要がある。術後呼吸器合併症の発生率を低くするには、術前に8週間以上の禁煙[3]が必要とされる。また、米国呼吸ケア協会（American Association For Respiratory Care；AARC）のガイドライン[4]によると、最大吸気持続法であるインセンティブ・スパイロメトリーの実施頻度は、あらかじめ設定された吸気位を少なくとも3秒以上維持することを、覚醒しているときは1時間ごとに1回につき10回行うこととされている。それだけの期間の禁煙とインセンティブ・スパイロメトリーの実施回数を、入院してからの術前3日間で、術前処置がなされるなかで実施するのは困難であった。

　術後呼吸器合併症を予防するには、入院してからではなく、手術が決定した段階から外来で指導していくことが必要であると考えられる。

　術後の看護の結果として、手術後2日目には、①前面、背面ともに肺胞呼吸音が聴かれ清明である、②SpO_2が94.8％以上である、③胸部X線写真で肺野に異常陰影がない、という目標は達成できた。しかし、手術後1日目に無気肺を起こし、それが改善されて目標を達成したこととなったため、術後に実施した看護について評価する。

　術後の看護として、手術中や術後に仰臥位でいることと、腹腔鏡下手術による気腹、肥満、拘束性障害などによる換気障害に対しては、横隔膜をしっ

かり動かすことが必要である。そのため術当日は、セミファーラー位にして術前訓練したことを踏まえて、2時間ごとに腹式深呼吸を促したことはよかったと考える。

しかし術直後には、筋弛緩薬の影響や創部痛によって呼吸が浅くなり、深呼吸を促さないと、酸素化の指標であるSpO_2は目標以下であった。腹式深呼吸を促すとSpO_2が上昇したことから、腹式深呼吸は、換気障害や酸素化障害に有効であるといえる。

術後1日目に安静度が歩行まで許可されれば、換気障害の原因である仰臥位に対する援助として、座位、立位、歩行へと離床を促すことも、横隔膜の動きを促進する方法であり、疼痛をコントロールして実施できたことはよかったと考える。

換気-血流比不均等による酸素化障害に対して、術当日に左右の側臥位にすることが必要だが、B氏は、創部痛のため側臥位になることを拒否し、20°くらいの右側臥位になることを好んだ。そのため、右側に換気-血流比不均衡が生じ、さらには20°くらいの側臥位では十分な排痰効果が得られず、気道内分泌物が貯留し、右肺下葉のS_9（外側肺底区）に無気肺が発症したと考えられる。

このように、術後の深呼吸や体位変換を妨げる要因として術後疼痛がある。疼痛コントロールとしては、硬膜外持続注入や、医師の指示であるペンタジン®15mg、アタラックスP®25mg、生理食塩水50mLの静脈注射を用いた。しかし、疼痛は主観的なものであるため、疼痛に対する患者の主観的評価を、視覚的アナログ評価尺度（visual analogue scale；VAS）や数値評価尺度（numeric rating scale；NRS）を用いて評価し、目標も11段階の数値評価尺度0～2の範囲にあると設定して疼痛コントロールを積極的に行う必要があったと考える。

右肺S_9（外側肺底区）に気道内分泌物が貯留して肺胞虚脱が生じたことについて、呼吸音聴診によって「右肺下葉のS_9の呼吸音が弱い」ことを把握し、早期に対応できたことから、2～4時間ごとの呼吸音の聴診は必要である。術後は仰臥位で下側となるS_9のみならず、S_6（上下葉区）、S_{10}（後肺底区）に換気障害が生じやすいことを念頭に置いて、呼吸音を聴診することが必要である。

呼吸音が弱いことに対して、気道内分泌物の貯留であると判断し、その分泌物のある右肺下葉のS_9を気管分岐部より高い位置になるように、排痰体

位である左側臥位の状態を15分間維持した。この方法はAARCガイドライン[5]の体位ドレナージ療法に示されている方法である。同時に超音波ネブライザーで去痰薬を吸入することによって、分泌物が溶解、低分子化され、排出しやすくなった結果、ハッフィングで痰を喀出することができた。加えて、体位ドレナージ中に痰のある部位を呼気時に気管支分岐部に向かって圧迫するスクイージングを実行し、痰を喀出することができた。以上から、気道内分泌物の貯留を早期に発見し、早期に体位ドレナージ、吸入療法、スクイージング、ハッフィングを行うことで痰の喀出を促すことができると考える。

これらのことから、術後は、呼吸音やSpO$_2$などをモニタリングしながら無気肺の早期発見に努めるとともに、疼痛コントロールを図りながら、深呼吸や排痰効果が得られる40～60°の体位変換[6]を行い、術後呼吸器合併症を予防していくことが必要とされることがわかる。また、気道内分泌物の貯留がある場合は、体位ドレナージ、スクイージング、ハッフィングなどの呼吸理学療法を早期に実施することが必要である。

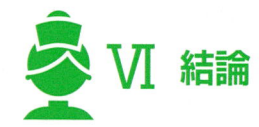

VI 結論

手術後の潜在的合併症：無気肺、肺炎を予防するには、

①術前看護として、禁煙、腹式深呼吸や口すぼめ呼吸の練習が有効である。しかし、喫煙歴や拘束性障害がある場合は、入院前からの禁煙やインセンティブ・スパイロメトリーを用いた吸気訓練が必要である。

②術後の看護として、2～4時間の呼吸音の聴取やSpO$_2$などのモニタリングは、無気肺や肺炎の早期発見に有効である。

③術後は、疼痛コントロールを積極的に図りながら、腹式深呼吸や40～60°の体位変換を行うことが必要である。

④気道内分泌物の貯留がある場合は、早期に、体位ドレナージ、スクイージング、ハッフィングなどの呼吸理学療法を実施することが必要である。

引用文献

1) がんの統計編集委員会：がんの統計，2009. http://ganjoho.jp/professional/statistics/backnumber/2009_jp.html
2) リンダ・J. カルペニート＝モイエ著，新藤幸恵監訳：カルペニート看護診断マニュアル，第4版，医学書院，2008, p.756-758.

3) Warner,M.A., et al.：Preoperative cessation of smoking and pulmonary complication in coronary artery bypass patients, Anesthesiology, 60(4)：380-383, 1984.
4) AARC Clinical Practice Guideline：Incentive Spirometry, Respiratory Care, 36(12)：1402-1405, 1991.
5) AARC Clinical Practice Guideline：Postural Drainage Therapy, Respiratory Care, 36(12)：1418-1426, 1991.
6) 宮川哲夫：8 呼吸理学療法の要点(氏家良人編著：呼吸管理の知識と実際〈The Best Nursing〉，メディカ出版，2000，p.182-183).

ケース・レポート 2 —成人— ケース・レポートの解説

1 テーマの選定

腹腔鏡下幽門側胃切除術および、ビルロートⅠ法再建術後の患者の看護上の問題としては、

- #1　自己健康管理促進準備状態；術前指導プログラム
- #2　自己健康管理促進準備状態；食事指導プログラム
- #3　体液量平衡異常リスク状態
- #4　PC：無気肺、肺炎
- #5　PC：深在静脈血栓症
- #6　感染リスク状態
- #7　PC：麻痺性イレウス

などがあげられる。このように術後の看護上の問題は、リスク状態や、潜在的合併症（potential complication；PC）についての、予防的な視点でとらえられる。

看護上の問題をアセスメントしていく際には、手術や麻酔によって必然的に引き起こされる生体反応を軸に、患者の個別の情報を重ね合わせて術後の状態を予測する。患者の個別の情報とは、手術部位、手術体位、年齢、身体機能、既往歴などがあげられ、それらの情報を分析し、統合することによって、潜在的問題が顕在化するリスクを判断する。ケース・スタディを行う際には、潜在的問題が顕在化するリスクの高い問題を取り上げ、実施した看護を評価していくことで、個別性のある看護についての仮説検証のプロセスを検討することができると考える。

今回の事例は、「潜在的合併症：無気肺、肺炎」が顕在化するリスクが高かったため、ケースとして選択した。

2 アセスメント

術後の問題をアセスメントするには、まず手術や麻酔によって必然的に引き起こされる生体反応を理解している必要がある。それを理解したうえで、

患者の個別の情報を重ね合わせて術後の状態を予測する。「潜在的合併症：無気肺、肺炎」の場合では、麻酔による呼吸機能への影響を理解したうえで、患者の個別の情報として、呼吸機能に影響する手術部位や手術体位、患者自身の呼吸機能に影響する年齢、換気・酸素化の能力などをアセスメントし、「潜在的合併症：無気肺、肺炎」が顕在化するリスクの程度を判断する。

　看護診断をしていくうえでは、実在型看護診断であれば診断指標、関連因子、リスク型看護診断であれば危険因子、潜在的合併症ではハイリスク集団が提示されているため、各々、それらについて、いくつかの情報を統合してアセスメントする。「潜在的合併症：無気肺、肺炎」のハイリスク集団には、腹部あるいは胸部の手術、身体不動状態、肺組織の圧迫として肥満などがあり、それに関する情報を収集し、アセスメントを行っている。

3　仮説検証のプロセス

1）解決できる可能性の高い介入方法の選択

　問題を解決する仮説として、看護介入の計画内容について意思決定するにあたり、問題のどの原因・誘因に介入すれば、その問題が解決できるかを検討する必要がある。その際に利用できるのが関連図である。たとえば、図1で示されているように、「無気肺、肺炎」が発症する前に予防的に看護として介入できるところは、「気道内分泌物の貯留」である。次に、気道内分泌物の貯留に影響することで看護として介入できるところは、「術前の禁煙」「創部痛」である。すなわち、禁煙すること、痰の喀出ができるように疼痛をコントロールすることであり、気道内分泌物が貯留した場合には、それを除去する体位ドレナージ、スクイージングなどを行うことである。また、原因・誘因を除去する介入方法は、解決できる確率が高い介入方法を選択する必要がある。呼吸ケアに関しては、AARCガイドラインを参考にするのも一つの方法である。

2）目標設定の客観性

　問題が改善したか否かを評価するには目標設定が重要である。目標はその問題が解決された状態を示し、客観的に測定できることが必要である。

a. 術前の目標設定

　術前の目標設定において、B氏では、1日0本を示す禁煙を目標として設

定したが、禁煙ができていない患者には、1日3本などと具体的に本数を設定する。インセンティブ・スパイロメトリーの一つであるトライボール®では、今回、3秒以上の保持を目標としたが、他の方法として、1回吸気量（mL）を、ボールの吸気量（例：1200mL）に吸気持続時間（例：4秒）を乗じることで求めたり、吸気総量として1回吸気量（mL）に実施回数を乗じることで計算し、それを目標として設定することもできる。目標設定する際には、患者と相談し、現在の値と比較して、達成可能である少し高い値を設定する。無理な値を設定しないことが大切である。

b. 術後の目標設定

術後の目標設定で、呼吸状態を評価するには、呼吸音の聴診結果やSpO_2の値を用いることができる。SpO_2はまず術前に測定し、日常の標準値を目標値として設定する。SpO_2の基準値は95％以上であるが、年齢や既往歴などによって標準値が基準値より低い場合がある。術前のSpO_2が95％未満の場合は、術後に95％以上になる確率は低いため、目標設定する際に留意する必要がある。SpO_2は、PaO_2とS字状の酸素解離曲線を描くという関連性があり、体温やpH、$PaCO_2$によって左右されることも踏まえて評価する必要がある。

3）目標の評価日

目標の評価日は、アセスメントした結果、看護上の問題として取り上げた問題の原因・誘因となっていることが、手術後いつまで続くのかということを加味して設定する。

無気肺の場合では、原因・誘因として全身麻酔の呼吸機能への影響、循環動態が安定するまで仰臥位であること、創部痛は術後12～36時間までが最も強いことなどが問題としてあげられる。それらの原因・誘因が存在する手術当日から術後1日目に無気肺が起こりやすい。そのため、その原因・誘因がほとんどなくなった術後2日目に無気肺の症状がないかどうかを評価するように設定する。

4 全体構成

全体構成として留意することは論旨を通すことである。着目したケースの選択や看護上の問題に対して、その着目した理由を序論で示す。患者紹介で

は、患者の全体像をイメージできる情報およびテーマに関連した看護上の問題に関連する情報を示す。続いてテーマに関連した看護上のアセスメントでは、情報間の因果関係や問題の原因・誘因が明らかとなるようにまとめる。

　次に目標設定では、その問題が解決できた状態をだれもが同じように評価できるよう、客観的なデータで示す。それとともに、目標達成が実現可能な評価日を設定する。その目標に対する介入計画には、仮説の具体的な内容を示すことになる。仮説を示すには、アセスメントで明確にした原因・誘因を除去する計画を立案することが必要である。具体的には、無気肺にならない状態としてSpO_2を術前の値に維持するという目標を設定し、その目標を達成するために、術後の酸素化障害、換気障害の原因・誘因となっている横隔膜運動の低下に対して腹式深呼吸を行うなどである。

　そして、実際に援助を行うことにより仮説を検証することになる。仮説を検証した結果を、患者の反応として示す。考察では、仮説として立案した計画が、実際に検証してどうであったかを評価する。そして、無気肺や肺炎を予防、改善するにはどの仮説が有効であったのかについて結論を導き出すことが、このケース・レポートでは重要であると考える。

ケース・レポート 3 —成人—
呼吸困難のある慢性閉塞性肺疾患（COPD）患者の看護

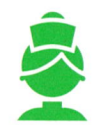

はじめに

　慢性閉塞性肺疾患（chronic obstructive pulmonary disease：COPD）は、たばこの煙を主とする有害物質を長期に吸入・曝露することで生じた肺の炎症性疾患で、気流閉塞による呼吸困難や咳、痰などの症状が生じる[1]。

　咳や痰はすべてのCOPD患者に認められるわけではないが、呼吸困難は呼吸機能の低下に伴って生じてくる。健常者であれば、活動に伴って1回換気量、呼吸数を増やし、必要な酸素消費量を補うことができる。しかし、COPD患者では、気流閉塞のために息をうまく吐き出すことができないことから、肺の過膨張による呼吸困難が生じ、活動が縮小されるとともに、患者は絶えず息苦しさを感じながら生活していかなければならなくなる。

　COPD患者にとって呼吸困難は、日常生活活動を制限する主要な症状であるといわれているが、その呼吸困難は、歩行や階段昇降などの運動量の多い動作だけでなく、上肢を挙上する動作、腹圧がかかる動作も障害される[2]。『在宅呼吸ケア白書』によると、呼吸器疾患患者が療養生活について最も教えてほしいこととして、「息切れを軽くする日常生活動作の工夫（48％）」「呼吸訓練（36％）」「パニック・コントロール（36％）」をあげているように、息切れの管理に関連する指導が上位3位を占めていた[3]。

　つまり、COPD患者のみならず、呼吸器疾患患者全体にとって呼吸困難の緩和は生活していくうえで非常に重要な課題であることがわかる。ここでは、COPD患者をはじめとする呼吸器疾患患者の呼吸困難を緩和する援助について検討する。

I 事例紹介

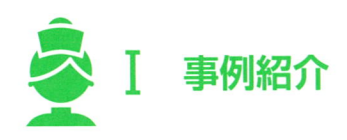

1 基本情報

①患者：A氏（65歳、男性）。喫煙歴30年
②診断名：肺気腫
③身長：162.5cm、体重：49kg、BMI：18.6
④家族背景：妻と2人暮らし
⑤肺機能検査：%VC（％肺活量）85.6％、$FEV_{1.0}$％（1秒率）41.9％、$FEV_{1.0}$（1秒量）0.99L、%$FEV_{1.0}$（対標準1秒量）42.8％
⑥動脈血ガス分析：pH 7.394、$PaCO_2$ 41.8Torr、PaO_2 73.3Torr、HCO_3 25mEq/L、SaO_2 95.5％
⑦胸部X線：肺野透過性の亢進、肺過膨張所見
⑧呼吸困難の程度：MRC[1] グレード3
⑨呼吸数：15回/分、呼気延長
⑩呼吸音：副雑音なし
⑪処方薬：抗コリン薬、$β_2$刺激薬

2 入院までの経過

2年前からCOPDと診断され、抗コリン薬、$β_2$刺激薬にて治療を継続していたが、呼吸困難が悪化してきたため、今回、呼吸リハビリテーション目的で入院となった。A氏は呼吸困難のために、最近は家から出ることはあまりなく、「少しでも楽に、できるだけ長く歩きたい」という希望をもっていた。

II アセスメントと看護上の問題

1 病態からみた呼吸状態のアセスメント

A氏の息切れはMRCのグレード3で、「平坦な道を約100m、あるいは数分歩くと息切れのために立ち止まる」程度の状態である（表1）。
肺機能検査値から、$FEV_{1.0}$％が41.9％で、閉塞性換気障害がある。また、%$FEV_{1.0}$が42.8％でCOPDの病期分類でⅢ期であり、高度の気流閉塞が

表1 MRCの息切れスケール

グレード0	激しい運動をしたときだけ息切れがある
グレード1	平坦な道を早足で歩く、あるいは緩やかな上り坂を歩くときに息切れがある
グレード2	息切れがあるので、同年代の人よりも平坦な道を歩くのが遅い、あるいは平坦な道を自分のペースで歩いているとき、息切れのために立ち止まることがある
グレード3	平坦な道を約100m、あるいは数分歩くと息切れのために立ち止まる
グレード4	息切れがひどく家から出られない、あるいは衣服の着替えをするときにも息切れがある

出典／日本呼吸器学会COPDガイドライン第3版作成委員会編：COPD（慢性閉塞性肺疾患）診断と治療のためのガイドライン 第3版, 2009, p.37-40. を一部改変。

ある。$FEV_{1.0}$が1L前後で呼吸困難が出現するといわれているが、A氏の$FEV_{1.0}$は0.99Lであり、日常生活において呼吸困難が生じている。

呼吸数は15回/分だが、呼気の延長がみられるため、息の吐きにくさがあると考えられる。

動脈血ガス分析の結果は、pH 7.394、$PaCO_2$ 41.8Torr、PaO_2 73.3Torr、HCO_3 25mEq/L、SaO_2 95.5%であり、在宅酸素療法の適応ではない。

2 看護上の問題

A氏の呼吸機能は低下しており、息切れが日常生活に大きな影響を与えている。また、この息切れは患者にとって苦痛であるとともに、不安を引き起こし、動くことによる脅威から安静にしていることが多くなっていく。そのため廃用状態が引き起こされ、下肢筋力の低下、心肺機能の低下が生じ、さらに息切れが増強していくことが考えられる（図1）。

以上から、看護上の問題として呼吸困難を確定した。

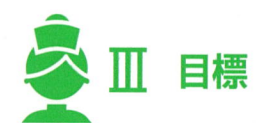

III 目標

日常生活での呼吸困難を緩和するために以下の目標を立てた。
①口すぼめ呼吸で息を吐くことができる。
②腹式呼吸を実施できる。
③呼吸法を日常生活動作（更衣、入浴、歩行、階段昇降）に取り入れることができる。
④呼吸困難によるパニックをコントロールできる。

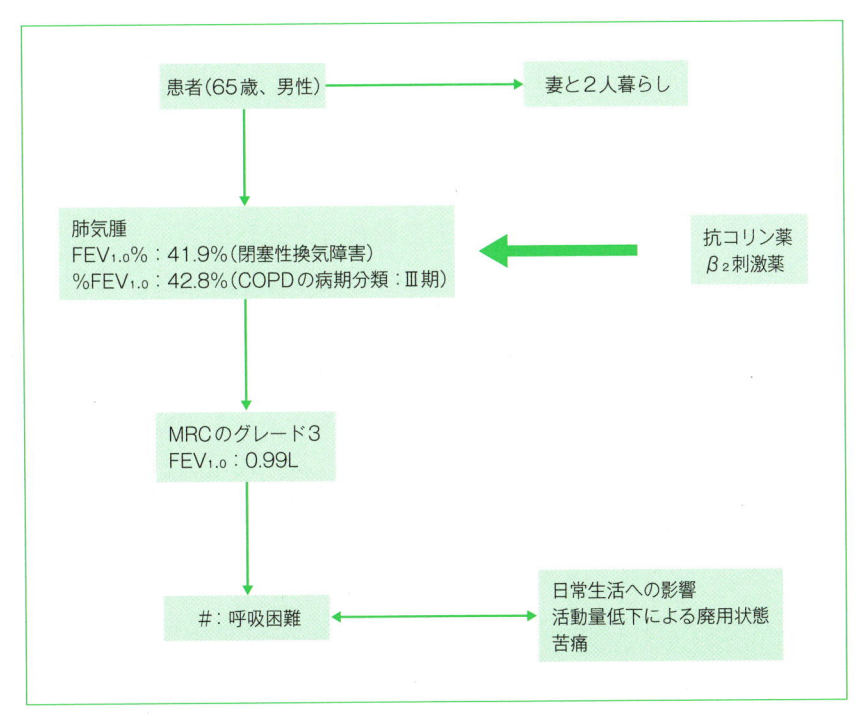

```
┌─────────────────────────────────────────────────────────────┐
│   患者（65歳、男性） ──────────→ 妻と2人暮らし              │
│         │                                                    │
│         ↓                                                    │
│   肺気腫                                      抗コリン薬     │
│   FEV₁.₀%：41.9%（閉塞性換気障害）  ←──    β₂刺激薬         │
│   %FEV₁.₀：42.8%（COPDの病期分類：Ⅲ期）                     │
│         │                                                    │
│         ↓                                                    │
│   MRCのグレード3                                             │
│   FEV₁.₀：0.99L                                              │
│         │                             日常生活への影響       │
│         ↓                             活動量低下による廃用状態│
│   ＃：呼吸困難  ←────────────         苦痛                   │
└─────────────────────────────────────────────────────────────┘
```

図1　COPD患者の息切れについての関連図

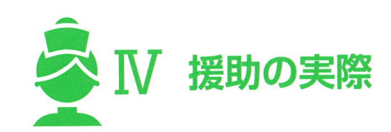

Ⅳ　援助の実際

1　計画・実践

1）症状の体験を理解する

　A氏は、2年前くらいから玄関の階段を上る際に息切れを感じていたが、年齢のせいだろうと考えていた。しかし、かぜをこじらせて受診した際にCOPDと診断され、気管支拡張薬が処方された。気管支拡張薬を使用することで呼吸が楽になったのを感じ、気管支拡張薬は忘れずに服用していた。

　A氏はツアー旅行が好きで、年に3～4回は旅行していたが、他者に合わせた速度で歩けなくなってきていることを感じ、呼吸の状態が悪くなっているのではないかと考えていた。一方で、またツアー旅行に行きたいという希望を抱いていた。

　A氏は、息苦しさの増強だけでなく、暑さによる食欲低下で食事量が減り、体重が減っていること、息切れのために外に出て歩いたりしなくなってきた

ことなどから、体力の低下や、下肢が弱ってきていることを感じていた。そのため、今後トイレにも自力で歩いて行けなくなるかもしれないという不安をもっていた。

日常生活では、2年前に息苦しさが生じてからは、2日に1回くらいの入浴になっていた。しかし最近は、6日に1回しか入浴しなくなった。また、玄関には5段の階段があり、この階段を上るのが苦しいため、外出することも減っていた。その結果、家の中でテレビを見て過ごすことが多く、ほとんど動かない生活をしていた。

以前、かぜをこじらせて苦しい思いをした経験があるので、外出した際には、うがい、手洗いを行い、感染予防には気をつけていた。

A氏の安静時の呼吸数はおよそ15回/分だが、100mほど歩くと26回/分となり、呼吸補助筋が使用されていることもあった。また、急いでトイレに行ったときなど、息苦しさが強くなり、時にパニックを生じていた。

これらのことから、体動時の息切れがA氏の活動を狭め、動かないことが心肺機能や筋力の低下を引き起こし、さらに動かなくなるという悪循環に陥っていた。そして、息切れが今後いっそう強くなるかもしれないという不安や、日常生活において自分でできることが少なくなっていくことに対する不安を抱いていた。

A氏の状況の改善を図るには、効果的な呼吸法の練習や、呼吸法を取り入れた日常生活での動き方、パニックになったときの呼吸の整え方について指導していく必要があると考えられた。また、自分でコントロールできるという感覚を喪失しているので、できているところを評価していくことも大切であると考えられた。

A氏の息苦しさを改善するため、生活上でどのようなことに注意していったらよいかについては、妻にも理解してもらったほうがA氏の支援につながる。そのため、妻に呼吸リハビリテーションへの参加を促したところ快諾されたので、妻との時間調整を行いながら、下記の計画を実施した。

2）呼吸法についての知識の提供、および技術の習得を支援する

a. 口すぼめ呼吸

A氏は体動時には口すぼめ呼吸をしていたが、息切れが強くなると、吸気時に口を開けて息をしていた。A氏は、末梢の肺胞が壊れているので気道を支持することができず、息を吐くときに気道がふさがり、息が吐きにくい状

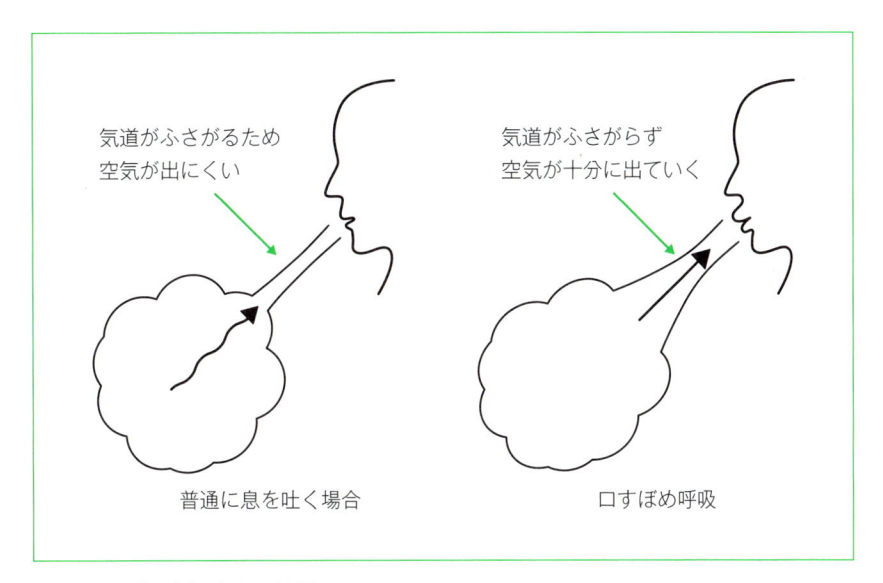

図2　口すぼめ呼吸の効果

態になっている。そのため、A氏には、口をすぼめて息を吐くと気道内の圧を保つことができるので気道がふさがらず、息が吐きやすくなること、十分に息を吐くことができれば、次に十分に息を吸うことができることを説明した（図2）。一方、息を吸うときには、鼻から吸わないと十分に息を吸い込むことができないので、落ち着いて鼻から息を吸うようにすることを伝えた。そして実際に一緒に行った。

また、呼気と吸気の比は2：1程度であることを伝え、息苦しさが強くなっていないか、SpO_2（酸素飽和度）の低下や脈拍数の増加がないかを確認しながら、口すぼめ呼吸を行った。これを臥位からはじめ、座位、立位、歩行時へと応用していった。

A氏は、「十分吐き出すことで、今までより息が吸えるような気がする」と、十分に呼気を行うことで、今まで以上に吸気ができることを体験していた。また、A氏はSpO_2と脈拍数に興味を示し、どのように変化するか意識して値を見ていた。

b. 腹式呼吸

A氏は胸部X線上、肺過膨張所見があり、横隔膜が平低化している可能性がある。そのため腹式呼吸を行うと、かえって換気仕事量を増大させ、酸素需要を増加させる可能性がある。そこで、息苦しさが強くなっていないか、SpO_2の低下や脈拍数の増加がないか確認しながら、腹式呼吸の訓練を行っ

た。息苦しさが増強することはなかったので、口すぼめ呼吸と同じように臥位からはじめ、座位、立位、歩行時へと応用していった。

　最初は、吸気時に胸部が動いてしまい、「吸うときにお腹を上げるのはなかなか難しいですね」と難しさを感じていた。しかし、3日後に「なんとなく、コツをつかんできました」と要領をつかんできたようであった。

3）パニックへの対処法を実施する

　A氏は急いで動いたときに息苦しさが調整できず、パニックになることがあった。パニックになったときにはどのように対処しているのか尋ねると、「もう苦しくて、苦しくて、あわててしまう。椅子があるときには、椅子に座る」ということであった。そこで、息切れが強くなったときには、まず落ち着き、座れる場所があるときには座って、腕で上体を支えながら前かがみになり、口すぼめ呼吸と腹式呼吸を取り入れていくよう説明した。もし、座るところがなければ、壁などに寄りかかって身体を支え、口すぼめ呼吸と腹式呼吸を取り入れていくよう説明し、実際に行った（図3）。

4）呼吸法を日常生活動作に取り入れる

　A氏は、入浴すると息苦しさが強くなるので、入浴回数が減っていた。そこで、更衣時と入浴動作時のSpO_2を測定し、これらの動作に呼吸法を取り

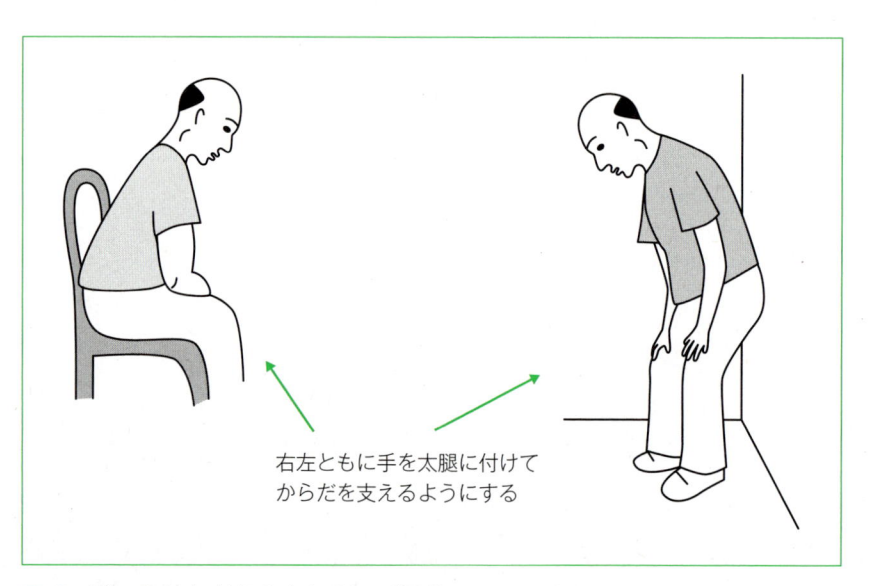

右左ともに手を太腿に付けてからだを支えるようにする

図3　強い息切れが起きたときの呼吸法

入れることにした。また、外出時の歩行に際して注意する点や、休憩のとり方について指導した。さらに、玄関の階段を楽に上れるような呼吸法の取り入れ方も説明した。

説明・指導の具体的内容は以下のとおりである。

a. 更衣

A氏の更衣に際してのSpO$_2$および脈拍の変化は**表2**に示すとおりである。

更衣を開始する前の安静時にはSpO$_2$は97％であったが、ズボンや下着を脱いだり履いたりする際に90％まで低下した。そして靴下を脱ぐときには息苦しさが強く、動作が止まってしまった。これらの動作では、足を持ち上げることで腹部を圧迫し、呼吸がしにくくなるためにSpO$_2$が低下するので、椅子を用いることを提案するとともに、以下の方法で更衣を行った。

①椅子に座って口すぼめ呼吸や腹式呼吸を用いて呼吸を整える。
②息を吐き始めると同時に足を上げ、ズボンに通す。無理に1回の呼気で片足を通してしまわなくてよいことを説明する。
③腰まで引き上げる（または下ろす）ためには、椅子から立ち上がる動作を何度か繰り返すことになる。椅子から立ち上がる場合にもSpO$_2$が低下しやすいため、何度も繰り返さなくてよいように、下着とズボンを重ねて一緒に着脱する。
④靴下を履くときには、あぐらを組むような形にし、腹部への圧迫を避ける。

下着とズボンを重ねて着脱すること、靭下を履くときには、あぐらを組むような形で行うと楽であることについては納得がいったようで、深くうなずいていた。

b. 入浴

A氏の入浴動作時のSpO$_2$、脈拍の変化（**表3**）は、浴室まで20mぐらい

表2　A氏の更衣動作時のSpO$_2$、脈拍の変化

動　作	SpO$_2$(%)	脈拍(回/分)	コメント
安静	97	84	
上衣脱衣	96	86	両上肢を挙上させて肌着を脱ぐ
上衣着衣	94	82	
下着などの脱衣	90	93	下着をズボンと別々に脱ぐ。靴下を脱いで動作が止まる
下着などの着衣	90	96	息切れが強く、途中で休憩する

表3 A氏の入浴動作時のSpO₂、脈拍の変化

動作	SpO₂(%)	脈拍(回/分)	コメント
安静	96	87	
浴室移動	94	74	
脱衣	89	92	立位が中心
からだを洗う	92	94	スピードが速い
洗髪	90	110	スピードが速い
浴槽に入る	87	100	肩までつかる
浴槽から出る	96	101	
からだを拭く	88	99	
着衣	95	97	座位、立位を繰り返す。息切れで動作が止まることが多い

の距離を歩いて移動するのでSpO₂が94％に低下しさらにそのまま更衣を行ったため、脱衣後に89％まで低下した。また、からだを洗ったり、洗髪する動作は上肢を用いた反復動作のためスピードが速くなる。それに加え、上肢を挙上することにより胸郭の動きが制限されるので、90％まで低下した。この低下した状態で立ったり浴槽をまたいだりするため、浴槽に入ったときにはさらに87％まで低下した。いったん浴槽から出たときにはSpO₂は回復したが、浴槽を出てから、かぜをひかないようにとあわててからだを拭いたために88％まで低下した。

そこで、SpO₂を安定させるため、以下の方法で入浴動作を行った。

①脱衣所に椅子などを置き、脱衣所に移動したら、十分に休憩してから更衣を行う。

②からだを洗うときや洗髪するときは、上肢を用いた反復動作を行うためスピードが速くなってしまい、息苦しくなるので、口すぼめ呼吸や腹式呼吸をしながらゆっくり動作を行う。

③可能であれば、浴室内に座面の高い椅子を置き、下肢を洗うときに腹部を圧迫しない姿勢で行う方法もあることを伝えた。また、背中を洗う際の工夫として、タオルを2枚つないで長くし、腕をからだの前にしたまま背中をこする方法もあることを伝えた。

④からだを洗ったり、洗髪する動作はSpO₂が低下しやすいので、十分に休憩してから浴槽に入るよう勧めた。

⑤浴槽から出てからだを拭く際にも、いったん休憩してから、ゆっくり拭くようにし、湯冷めが心配な場合にはバスローブを羽織るといった方法

もあることを伝えた。

入浴動作について、A氏が「だれかが見ていてくれたら意識できるが、今までのやり方を変えるのは難しい」と言うので、妻に、動きが速いと思ったときには、「ちょっと速いですよ」「息を整えましょう」などと声をかけてもらうように依頼した。

c. 歩行

A氏は、自分で言っているように、歩くペースが速かった。そこで、速く歩くことで呼吸のリズムが乱れて苦しくなることや、歩行スピードを遅めにすることで呼吸のリズムがつかめるようになり、今練習している口すぼめ呼吸や腹式呼吸を取り入れやすくなることを説明した。そして、SpO_2や脈拍をA氏と一緒に確認しながら、歩行スピードを調整していった。

最初は100mくらい歩くとSpO_2が90％になり、元の96％まで回復するのに5分程度かかっていたが、2週間後には130mくらい歩けるようになり、回復時間も3分ほどとなった。外出する際にも、130mくらい歩いたら3分程度の休憩をとり、呼吸状態を整えてからまた歩くよう説明した。また、家で移動する際の130mくらいの距離の目安についても確認した。

d. 階段昇降

A氏は階段を上る速さも速かった。そこで、十分に鼻から息を吸って、吐きながらゆっくり3段上り、立ち止まってまた息を吸い、吐きながら残りの2段を上る方法（図4）を練習した。この際にもSpO_2と脈拍数を確認しながら行った。

A氏に生じている息切れのメカニズムについて説明するとともに、口すぼめ呼吸の効果について説明し、実施した。A氏は、十分に吐くことで深く息が吸えることを体験したことで、呼吸法への関心が高まり、口すぼめ呼吸、腹式呼吸を自分で練習している姿も見受けられた。

そしてA氏は、玄関の階段を少しでも楽に上れるようになりたいという希望を表出するようになった。また、最初は100mくらいしか歩けなかったが、130mまで歩行距離が伸びたことで、できるだけ長く歩きたいというA氏の目標を達成することができた。

A氏は、歩ける距離が少し伸びたことや、入院してからは家にいるときより動く量が増えて足の力もついてきたことに喜びを感じていた。また、階段を上るのは平地を歩くのに比べると苦しいが、入院前より楽に上れるように

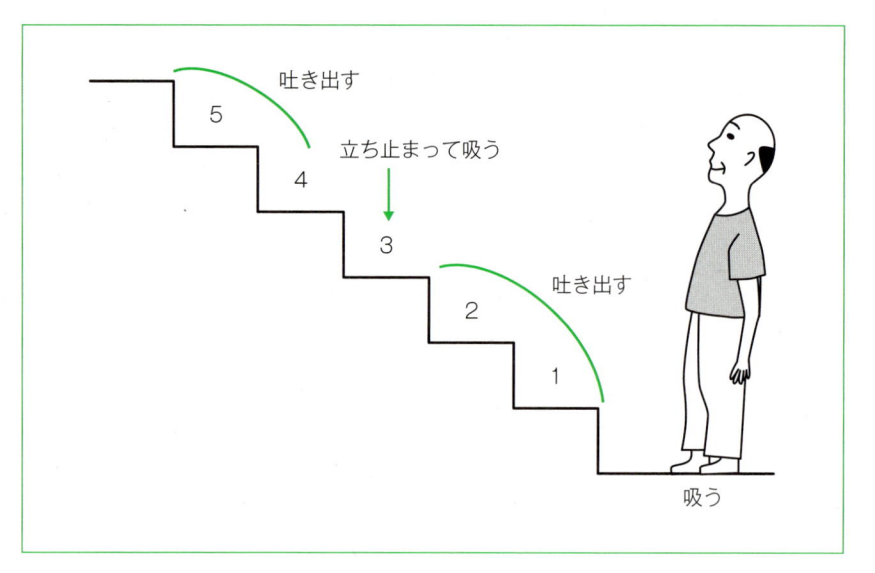

図4 階段を上がるときの呼吸法

なったと感じていた。

2 評価

　A氏は、息切れが強くなっていることに対するからだや生活への不安とともに、またツアー旅行に行きたいという思いを抱き、「少しでも楽に、できるだけ長く歩きたい」という希望をもって呼吸リハビリテーションに参加したので、動機づけは高かった。

　A氏は、息切れのメカニズムについての説明、口すぼめ呼吸についての説明を受けて、息を十分に吐くことで深く息が吸えることを体験し、呼吸法への関心が高まり、口すぼめ呼吸、腹式呼吸を自分で練習するようにもなった。さらに、玄関の階段を少しでも楽に上れるようになりたいとの希望を表出するようになった。また、歩行距離が100mから130mに伸びたことで、目標を達成することができた。

　しかし、呼吸法を生活動作のなかに取り入れていくにあたって、もともと動作が速い人であるために、ゆっくりしたペースにすることができず、意識すればするほど、動作に呼吸法を取り入れていくことの難しさを感じ、一時は意欲が低下しているように思われた。人には、それぞれの生活習慣のなかで培ってきた動作のペースがあり、それを変えることはかなり難しいことを伝えつつかかわった。しかし、A氏が上手にできるようになっているところ

については、もう少し肯定的に評価していく必要があったと思われる。

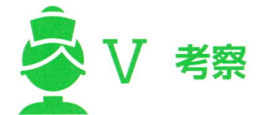

V 考察

　症状とは、それを体験している本人だけが感じる不快な、あるいは苦痛の体験である[4]。そして、この症状がうまくマネジメントされなければ、その人の生活の質は低下していく。症状マネジメントのための統合的アプローチは、症状を体験している患者を中心として、患者が症状をセルフケアできるように考えられたモデルであり、まず患者の症状の体験を理解することを大切にしている。

　A氏は入院時、少しでも長く歩けるようになりたい、またツアー旅行に行きたいという希望を抱き、息苦しさを緩和できるように頑張りたいという思いが強いと感じられた。しかし、症状の体験を聞くことで、今後さらに息苦しさが増強していくことへの不安、日常生活活動ができなくなっていくことへの不安を抱え、それが、急いで動いて息苦しくなったときのパニックにつながっていることが理解できた。また、そこには自信を喪失している状況があることが理解できた。つまり、A氏が自分で呼吸のコントロールができるという自信を獲得できるようにかかわることが大切であると考えられた。

　そこで、A氏がすでに行っていた口すぼめ呼吸について、病態と合わせて効果を伝えたり、A氏と一緒にSpO$_2$や脈拍を確認しながら歩行スピードをつかんでいった。しかし、A氏は呼吸法を生活動作のなかに取り入れていくに際して、もともと歩くのが速いために、ゆっくりしたペースにすることや、そこに呼吸法を取り入れていくことの難しさを感じ、意欲が低下しているように思われた。

　症状マネジメントのための統合的アプローチでは、知識と技術、患者が症状をマネジメントする力を高められるような看護サポートを提供することによって、患者のセルフケア能力を高めることができると考えられている[2]。また、知識、技術の提供においては、必要最低限の知識、技術に限定する必要があるとしている。多すぎる知識や技術は、患者が混乱したり、「自分には無理だ」と自信をなくしたりすることにつながるといわれている。

　口すぼめ呼吸、腹式呼吸の方法をA氏自身がもう少し自信をもってできるようになってから、日常生活動作のなかに取り入れていくようにタイミングを計る必要があった。また、最初は息を吸うときに口で吸っていたのが、

鼻で吸えるようになってきたこと、呼吸と動くペースが合ってきたことなど、A氏自身ではできるようになっていることに気づけない部分について、A氏に伝えていくことが必要であったと考えられた。

　バンデューラ（A. Bandura）は、「何らかの課題を達成するために必要とされる技能が効果的であるという信念をもち、実際に自分がその技能を実施することができるという確信」が自己効力感であるとしているが、自己効力感を高めるには、成功体験が大切であるとしている。そして、成功体験をするためには、小さな目標を積み重ねていくことが大切であるとも述べている[5]。つまり、先にも述べたが、まずは口すぼめ呼吸、腹式呼吸ができるようになるという目標を達成してから次の段階に入るように、順を追って進めていくことが大切であった。

　また、人は自分の能力を判断するとき、生理的・情動的な状態に影響されるといわれている[5]。A氏と一緒にSpO_2や脈拍を確認しながら歩行スピードをつかんでいったことは、A氏が数値によって、これぐらいのスピードであったら、呼吸の状態が安定しているから大丈夫という安心感をもつことにつながり、自分のからだへの自信になったのではないかと考える。

　息苦しさを抱えるということは本当につらく、また将来への不安も強く、自分自身への自信をなくしている状態である。このような患者の息苦しさの体験を理解すること、また、今まで習慣になっている方法を変更していくことは大変なことであるということを認識して、少しずつできるようになっていることを認め、患者が自信を取り戻せるような援助が重要である。

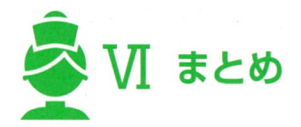

VI まとめ

　COPDで呼吸困難のある患者への症状緩和の援助について検討した。患者は呼吸困難を緩和するための呼吸リハビリテーションに期待を抱いていたが、急に症状が改善されるわけではなく、またそれまでの習慣を変えるのは容易ではないことに困難を感じていた。患者が療養法を身につけていけるように支援していくには、適切な時期に適切な量の知識や技術を提供することが大切であると思われる。また、患者の自己効力感を高められるように援助していくことが大切であると考えられる。

引用文献

1) 日本呼吸器学会COPDガイドライン第3版作成委員会：COPD（慢性閉塞性肺疾患）診断と治療のためのガイドライン，第3版，2009，p.37-40.
2) 後藤葉子，他：COPD重症度別にみた肺気腫患者の日常生活における障害，日本呼吸管理学会誌，9(2)：153-159，1999.
3) 日本呼吸器学会在宅呼吸ケア白書作成委員会：在宅呼吸ケア白書，2005，p.55.
4) 中西睦子監，内布敦子，パトリシア J. ラーソン編著：実践基礎看護学〈TACSシリーズ1〉，建帛社，1999，p.164-174.
5) 安酸史子：糖尿病患者教育と自己効力，看護研究，30(6)：29-36，1997.

ケース・レポート 3 —成人—

ケース・レポートの解説

　A氏の息苦しさは、歩行、入浴などの日常生活動作に影響を及ぼしていた。そこで、呼吸法の提供、日常生活動作への呼吸法の取り入れ方を中心にして、日常生活での息苦しさが緩和できるように援助を行った。

　患者の呼吸困難を理解するにあたって、肺機能検査、動脈血ガス分析、呼吸状態をアセスメントするとともに、症状の体験を理解していくことが大切であると考えた。

1 かかわり方の方向性の明確化

　A氏は入院時、少しでも長く歩けるようになりたい、またツアー旅行に行きたいという希望を抱き、息苦しさを緩和できるように頑張りたいという思いが強いと感じられた。しかし、症状の体験を聞くことで、今後さらに息苦しさが増強していくことへの不安、日常生活活動ができなくなっていくことへの不安を抱え、それが、急いで動いて息苦しくなったときのパニックにつながっていることが理解できた。またそこには、自分への自信を喪失している状況があることもわかった。つまり、A氏が自分で呼吸のコントロールができるという自信を獲得できるようにかかわることが大切であるという、かかわり方の方向性がみえてきた。

2 患者が意欲を失わないような継続的支援

　慢性呼吸器疾患をもつ患者の場合、症状をマネジメントしたり、在宅酸素療法を身につけたりと、いろいろな療養法を生涯にわたって行わなければならない場合が多い。症状マネジメントといっても、薬を飲んですぐ効果が現れる場合もあれば、症状を緩和する方法を時間をかけて身につけていかなくてはならない場合もある。その際に、患者が諦めないで、継続していけるように支援することは非常に重要である。

　その点からも、なかなか思うようにリハビリテーションが進まないA氏の意欲が低下してしまわないように援助していくうえで、かかわり方の方向

性を探っていくことは大切であったと考える。

　パニックの経験がある人は、また苦しくなったときに対処できないのではないかという不安から、行動を起こすことに消極的になることが多い。したがって、パニックの経験がないかについて理解することも、症状をマネジメントしていく方法を身につけていくための支援で重要であると考える。

ケース・レポート 4 －成人－
乳がん術後の化学療法を受ける患者の自己管理に向けた看護

序論

わが国の女性のがんのなかで、乳がんの罹患数は1位を占める[1]。

乳がんに対する治療法は、遺伝子解析や分子標的療法の開発で飛躍的な進歩をとげた。乳がんと確定診断された場合、病期と組織分類によって異なる治療法が選択され[2]、そのうち化学療法は主として外来で実施されるようになった。外来化学療法を受けるがん患者は、地域での生活の営みと治療継続を両立させねばならず、なかでも患者自身による副作用管理が重要であるといわれている[3]。

このケース・レポートでは、入院での初回治療後に、外来化学療法を受ける予定のある患者に対する副作用の自己管理を支援する看護について検討する。

I 事例紹介

1 基本情報

①患者：Y氏、33歳、女性
②入院場所：がん専門病院（自宅から車で2時間かかる）
③診断名：右乳がん（ⅡB期：T2腫瘍径3cm、N1、M0）。手術後の病理検査の結果、リンパ節転移陽性（1個）、ホルモンレセプター陰性（エストロゲン受容体陰性、プロゲステロン受容体陰性）、HER2過剰発現陽性と診断
④職業：パート（ショッピングセンターのレジ係）
⑤家族構成：夫（36歳）、長男（5歳）、長女（4歳）の4人暮らし

2 発症から受け持ちまでの経過

　Y氏は、半年前に右乳房にしこりがあることに気がついた。近隣の総合病院を受診し、画像診断と病理診断の結果、乳がんと確定された。「がんならば専門病院で治療を受けたい」との希望で、自宅から離れたがん専門病院で、1か月前に胸筋温存乳房切除術＋腋窩リンパ節郭清を受けた。

　手術後にいったん退院したが、再発予防のために術後化学療法〔FEC療法（表1）〕を受けることとなった。初回の化学療法はがん専門病院で実施し、2回目以降は近隣の総合病院の外来化学療法センターで行うこととなった。FEC療法は全部で6サイクル実施する予定である。初回治療のみ、教育目的で5日間入院することとなった。

3 医師からの病状と治療の説明

　1か月前の手術で摘出した腫瘍の病理検査の結果、再発予防のための化学療法をしたほうがよいことが明らかとなった。まずはFEC療法を6サイクル行う。その後、様子をみて、分子標的療法薬のトラスツズマブ、その他の抗がん薬の組み合わせの治療を検討する。自宅が遠いので、まずは入院で初回のFEC療法を受け、残りの5回は近くの病院で実施する。その後の治療については、相談して決定する。

4 患者の病状や治療についての受け止め

　Y氏は以下のような思いを表出している。

　「乳がんと診断されたときは"この年齢で乳がんなんて"と、とてもショックだった。乳房にメスを入れて形が変わってしまうのは嫌だったが、生きる

表1　FEC療法のスケジュール

FEC（5-FU、EPI、CPA）療法は21日で1サイクルとする。抗がん薬は点滴静注を用いて、下記の手順により1日で投与される。
① 5-HT$_3$受容体拮抗型制吐薬＋デカドロン8〜20mg＋生理食塩水50mLを15分かけて点滴（以下、同）
② エピルビシン（EPI）100mg/m^2＋生理食塩水50mL、15分
③ シクロホスファミド（CPA）500mg/m^2＋生理食塩水100mL、30分
④ フルオロウラシル（5-FU）500mg/m^2＋生理食塩水50mL、15分
⑤ 生理食塩水50mL、15分

ためにはそんなことは言っていられなかった。手術を受けた後も抗がん薬による治療が必要だというのは、きっと、がんが進行しているからだろう。インターネットで調べたら、ⅡB期の5年生存率は80％程度だった。子どもが小さいから、何とかこの80％に入りたい。そのためには、化学療法も頑張って受けるしかないと思っている。しかし、外来で治療を受け続けられるかは、まだ自信がない」

5 検査データ

入院時と入院4日目の検査データを**表2**に示す。

6 入院後の経過

①入院初日：FEC療法のスケジュールと副作用症状について、看護師がオリエンテーションを実施した。

②入院2日目：午前中からFEC療法が実施された。点滴時は、過敏症や血管外漏出を起こすことなく経過した。点滴が終了した頃から悪心が出現した。経口の制吐薬を内服したが悪心は軽減せず、夕食は摂取しなかった。

③入院3日目：午前中までは悪心が続いていたが、午後から軽減し、昼食を30％、夕食を70％摂取した。排便の量は少ないが普通便であった。

④入院4日目：悪心はなくなり、食事を全量摂取した。

⑤入院5日目：退院する。

表2　入院時と入院4日目の検査データ

検査項目（基準値）	入院時	入院4日目
白血球（4000〜8000/μL）	5800	4200
赤血球（376〜500×10^4/μL）	410×10^4	395×10^4
血小板（15〜35×10^4/μL）	32×10^4	28×10^4
血清総たんぱく（6.3〜7.8g/dL）	6.4	6.2
ALT（6〜43 IU/L）	18	20
AST（11〜40 IU/L）	22	24

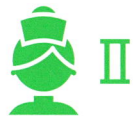

II 看護診断とアセスメント

入院1日目に、FEC療法による副作用の自己管理に向けてアセスメントを行い、看護診断を確定した。

1 看護診断

化学療法を頑張って受けるしかないという言動に示される自己健康管理の促進準備状態。

2 アセスメント

1）副作用出現のリスク

FEC療法はY氏にとって初めての治療であり、出現するリスクのある副作用や対処の仕方については、未経験のため十分には理解できていない。副作用の出現とその時期ならびに対処方法に関する情報を提供し、Y氏自身が副作用を管理できるよう支援することが必要である。

まずは、初回治療が安全に行われ、Y氏が副作用をセルフ・モニタリングし、出現した症状に対処できるようにする。そして、初回治療の経験をもとに、外来で引き続き行われる化学療法に対し、どのように自分で管理すればよいかを考えることができることを目指す。

FEC療法で出現が予測される副作用は**表3**のとおりである。

表3　FEC療法の主な副作用と出現時期

- 過敏症：抗がん薬投与日
- 悪心・嘔吐：急性の悪心・嘔吐は抗がん薬投与後24時間以内、遅延性は24時間以降から数日
- 下痢：抗がん薬投与日～数日
- 骨髄抑制による白血球数減少：抗がん薬投与後7～14日
- 脱毛：抗がん薬投与後14～28日
- 口内炎：抗がん薬投与後7～14日
- 出血性膀胱炎：抗がん薬投与後14～28日

2）副作用の日常生活への影響

　Y氏は2児の母であり、ショッピングセンターのレジ係という社会的役割を果たしている。治療による悪心や嘔吐は、食欲低下を招くだけでなく、家族の食事を作ることの支障となる。

　骨髄抑制による白血球数減少は易感染状態を引き起こすので、ショッピングセンターのように人が多い場所に外出する際は、感染予防行動が大切となる。

　脱毛による外見の変化は、ボディイメージや対人関係に影響を与えると考えられる。幼い子どもが、脱毛を生じた母親の姿を見たときの心理的影響も気がかりである。

3）治療継続への意欲

　副作用による苦痛や日常生活への影響が強いと、治療を継続する意欲の低下につながりやすい。退院後に生じる副作用に適切に対処し、外来通院で実施されるFEC療法を安全に継続できることが大切である。

　Y氏はインターネットで病気に関する情報を収集し、「化学療法を頑張って受けるしかない」と話すなど、治療に対する意欲が高い。Y氏が副作用に適切に対処し、治療に主体的に取り組み続けられるよう、入院中に教育的なかかわりを行う。

　情報の関連については図1を参照されたい。

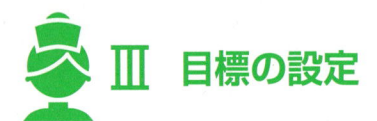

Ⅲ 目標の設定

1 長期目標

　FEC療法の副作用に適切に対処し、外来で実施される治療に主体的に取り組むことができる。

2 短期目標

①骨髄抑制による白血球数減少の時期と、具体的な感染予防行動について理解し、実際に行動することができる。
②脱毛が生じる時期を理解し、対処方法について検討することができる。
③口内炎と出血性膀胱炎が生じるリスクがあることを理解し、観察すべき

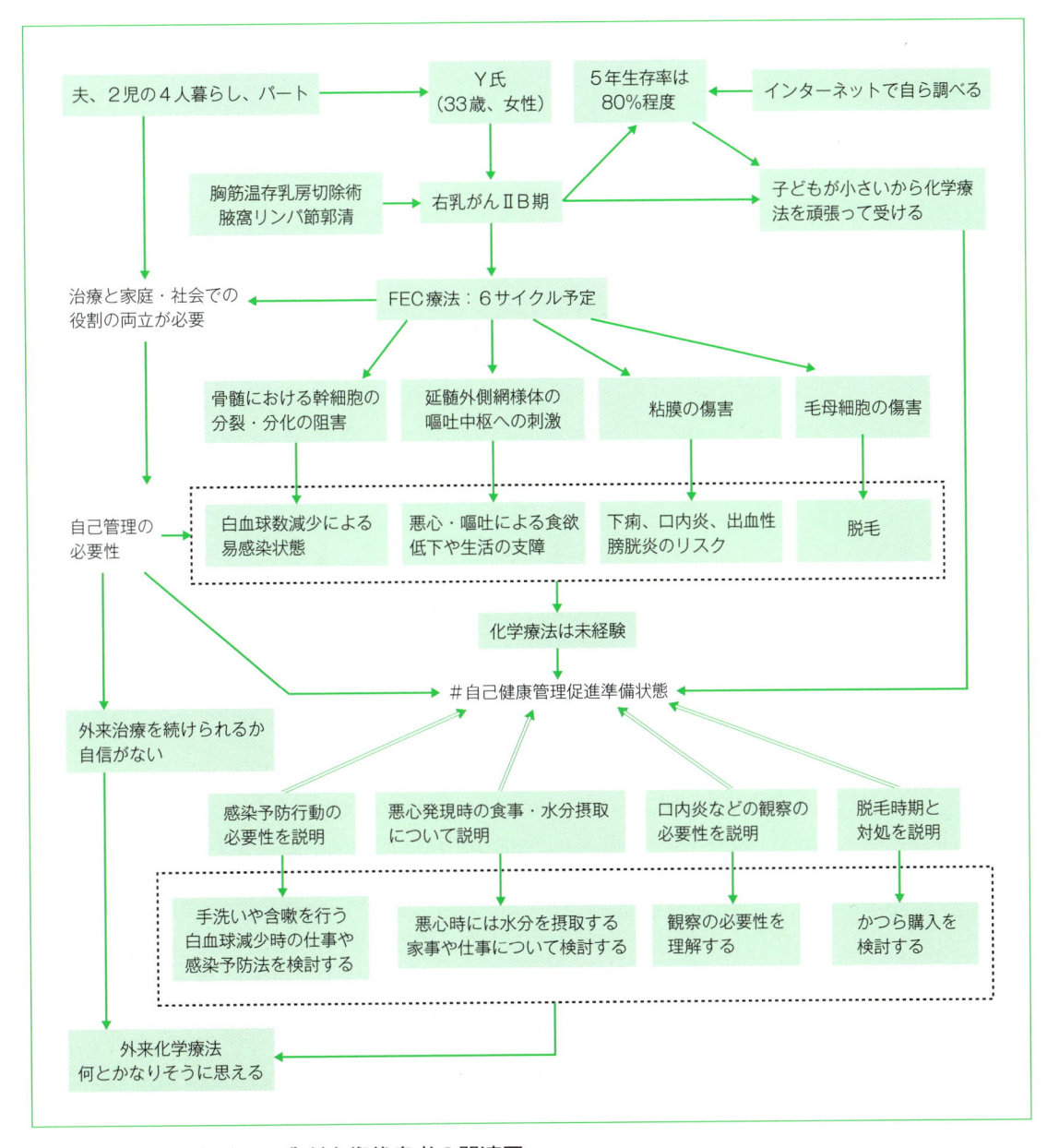

図1 FEC療法を受ける乳がん術後患者の関連図

```
夫、2児の4人暮らし、パート ──→ Y氏（33歳、女性）   5年生存率は80％程度 ←── インターネットで自ら調べる
                                    │          ↗           ↘
         胸筋温存乳房切除術            ↓                     子どもが小さいから化学
         腋窩リンパ節郭清 ──→ 右乳がんⅡB期 ──────────────→ 療法を頑張って受ける
                                    ↓
治療と家庭・社会での              FEC療法：6サイクル予定
役割の両立が必要 ←───────────────────┤
                      ┌──────┬─────┴─────┬──────────┐
                 骨髄における幹細胞の  延髄外側網様体の  粘膜の傷害   毛母細胞の傷害
                 分裂・分化の阻害    嘔吐中枢への刺激
                      ↓            ↓            ↓          ↓
自己管理の   ┌─ 白血球数減少による  悪心・嘔吐による食欲  下痢、口内炎、出血性  脱毛 ─┐
必要性    │   易感染状態       低下や生活の支障    膀胱炎のリスク          │
         │                                                          │
         │              化学療法は未経験                               │
         │                    ↓                                     │
         └──────→ #自己健康管理促進準備状態 ←──────────────────────────┘
外来治療を続けられるか ──↗       ↑  ↑  ↑
自信がない                      │  │  │
             感染予防行動の    悪心発現時の食事・水分摂取   口内炎などの観察の   脱毛時期と
             必要性を説明      について説明              必要性を説明      対処を説明
                  ↓                ↓                      ↓            ↓
             手洗いや含嗽を行う   悪心時には水分を摂取する   観察の必要性を    かつら購入を
             白血球減少時の仕事や  家事や仕事について検討する  理解する       検討する
             感染予防法を検討する

外来化学療法
何とかなりそうに思える
```

症状について自分の言葉で表現できる。
④悪心・嘔吐、下痢が生じる可能性があることを理解し、症状への対処方法と、症状出現時の生活の仕方を検討することができる。

Ⅳ 看護計画

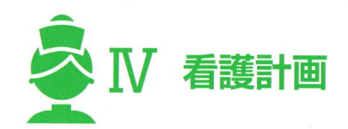

1 O-P

①治療や副作用についての理解の程度。
②副作用に対する自己管理行動。
③自己管理に対する自信や不安。
④副作用（悪心・嘔吐、下痢、骨髄抑制、脱毛、口内炎、出血性膀胱炎）の有無と程度。

2 T-P

①副作用の自己管理をするうえで困っていることを聞き、一緒に対応を考える。
②うまく対処できていることや患者の努力を肯定的に評価して伝える。

3 E-P

以下の主な副作用症状の出現時期と管理方法を説明する。
①悪心・嘔吐：悪心・嘔吐は、点滴後24時間以内に出現する急性のものと、24時間以降に出現し、症状が数日続く遅延性のものがある。悪心・嘔吐がある場合は制吐薬を使用する。嗜好に合った消化のよいものを、食べたいときに摂取する。嘔吐してしまうときは、無理に食事はとらず、水分摂取を心がける。
②下痢：早期性と遅発性の下痢がある。下痢が頻回なときは安静にし、温水洗浄便座の使用などで肛門周囲の清潔を保つ。
③骨髄抑制：点滴後1週間程度で白血球が減少する。白血球の正常範囲は4000〜8000/μLであり、この値を下回ると感染しやすくなる。治療14日目までは白血球が少ない状態が続くので、感染に注意する必要がある。石けんを用いた手洗いと、含嗽を行う。外出時は人混みを避け、マスクをつける。
④脱毛：治療終了後1〜3週間で脱毛が始まる。化学療法が終了すれば再び毛髪は生えてくるが、それまではかつらや帽子で対応する。
⑤出血性膀胱炎：シクロホスファミドの副作用で、出血性膀胱炎を起こす

ことがある。水分摂取を心がけ、血尿、排尿困難、排尿時の灼熱感がある場合は、看護師に連絡する。なおエピルビシンを使用した後に尿が1～2日、赤くなることがあるが、この症状は出血ではない。

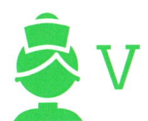

Ⅴ 看護計画に基づく具体的な援助とその結果

1 悪心・嘔吐、下痢出現時の対処

　急性の悪心と遅延性の悪心、ならびに食事摂取や水分摂取の方法について説明した。初回治療では、抗がん薬投与後24時間以内に悪心が出現した。経口の制吐薬を内服したが悪心は軽減しなかった。Y氏は「治療の副作用とわかっているので、無理には食べずにいます」と言い、夕食は摂取しなかった。「水分だけは摂らなければね」とスポーツ飲料を800mL飲み、水分摂取を心がけていた。水分摂取の必要性を理解し努力していることを認めて「上手に対処されています」と伝えた。

　入院4日目に、2サイクル以降も悪心あるいは嘔吐が出現する可能性があること、また、下痢の症状が出現する可能性があることを説明した。

　悪心や下痢があるときは安静を保つ必要があるが、家事や仕事をしながらどのようにすれば安静を保つことができるかを共に考えた。

　Y氏は、「入院中は上げ膳据え膳だったから、自分で準備しなくてよかったけれど、退院したら買い物も食事の準備も自分でしょ。気分が悪いときにできるかなあ。子どものことがあるから、作らないわけにはいかないし。お薬を飲んでも吐き気が強いときは、仕事は休んで、実家の母に家事を手伝ってもらおうかしら」と話し、退院後の生活のイメージができているようであった。

2 感染予防行動

1）含嗽や手洗いの励行

　点滴後1週間程度で白血球が減少し、14日目までは白血球が少ない状態が続くので、感染に注意する必要があること、ならびに手洗いと含嗽の必要性を治療開始前に説明した。Y氏は「自覚症状はないけれど、白血球が下がるそうだから、うがいと手洗いはきちんとするつもり」と話し、食事前後や排泄後、および病棟内を散歩して病室に戻るときは含嗽や手洗いをしている

様子がみられた。

　また退院時に、入院時と入院4日目の白血球数の検査値とその意味を説明した。そして、①治療後1週間は、さらに白血球数が減少すること、②そのために感染しやすい状態になること、③入院時と同じように退院後も食事前後と外出後の手洗いならびに含嗽を継続すること、④発熱や咽頭痛などの感染症状の有無の観察が必要であること、を説明に加えた。

2）退院後の感染リスクへの対処

　退院後の生活をイメージし、どのような感染のリスクがあるか、どのような対処が可能かをY氏と話し合った。その結果、「やっぱり点滴の後に白血球が少なくなっているのね。点滴の後、1～2週間は感染しやすいと聞いているので、注意しなければいけないことはわかっている。子どもが小さいので、かぜをもらってきて、それがうつるかもしれないから、子どもの体調にも気をつけなきゃ。ショッピングセンターはたくさんの人がいるから、仕事のときはマスクをつけたほうがいいわね。白血球がどのくらい少なくなるのかな。仕事を休んだほうがいいかどうかは先生（医師）と相談するわ」と話した。

3　脱毛への対処

　治療開始前に脱毛と対処方法について説明したが、入院中の脱毛はみられず、「髪の毛が抜けるって聞いたけど、まだ何ともない。本当に抜けるのよね？　頭ではわかっているけれど実感はないわ」と話す。

　退院時に、治療後1～3週間で必ず脱毛が生じること、脱毛があっても、清潔を保つために洗髪は行う必要があることを再度説明した。

　退院後は、仕事を継続する予定であるため、どのような対処を考えているか確認した。その結果、「まだ実感はわかないけれど、抜けるのは嫌だなってすごく思う。でも仕方がないわよね。夫と相談して、ちょっと値段が高いけれど、かつらを買うことにした。退院したらすぐにお店に行くつもり。あとは帽子で何とかできると思う」と話した。脱毛が生じることを理解し、対処法を検討したようである。

4　口内炎、出血性膀胱炎に対する観察

　治療開始前に、抗がん薬の副作用として、口内炎や出血性膀胱炎が生じる

危険性があること、口内炎の症状（痛み、炎症、びらんなど）や出血性膀胱炎の症状（血尿、排尿困難、排尿時の灼熱感）がないかを毎日観察し、異常が生じたときは看護師に連絡するように説明した。その結果、「口内炎は前にも、食事をきちんと摂らなかったときにできたことがあるから、わかると思う。おしっこに血が混じったことはないから、これからは、おしっこが出た後は赤くないかを確認すればいいのね」と話した。

5 外来通院で治療を継続すること

退院時、外来通院で化学療法を受けることの不安があるかを問いかけ、気持ちを傾聴した。その結果、「2回目からは外来だから、自分でいろいろなことを考えていかなければいけないと思っている。そのことは少し不安だけれど、あなたに一緒に退院してからのことを考えてもらって、何とかなりそうに思える。1回目は思ったよりも副作用が軽くすんだし、病気を治すためには頑張るしかない。困ったときには看護師さんや先生に相談すればいいのよね。くよくよ考えても仕方がないから」と話した。

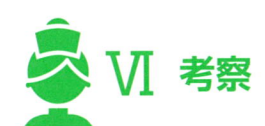

VI 考察

Y氏が治療に意欲的に取り組み、適切に自己管理できることを目指して、FEC療法の副作用の出現時期とそれへの対処を中心とした説明を行った。Y氏は、副作用の出現時期については正確に理解していた。また、退院後の生活を一緒にイメージしながら、感染予防行動や脱毛への対処、悪心・下痢が出現したときの対処をどのようにしようと考えているかを確認した。Y氏は「仕事のときはマスクをつける」「かつらと帽子で何とかできる」「薬を飲んでも吐き気が強いときは、仕事は休んで、実家の母に家事を手伝ってもらう」など、具体的な方法を挙げることができた。

副作用に対する理解は高く、感染予防行動としての手洗いと含嗽は入院中も実施できており、退院後の対処についても自分の言葉で説明することができたことから、短期目標は達成できたと評価する。

副作用を最小限にするための自己管理の支援として、患者が、①治療内容と副作用を知る、②自分の副作用の特徴を知る、③副作用症状をコントロールできる方法を考える、④気持ちのコントロールをする、⑤副作用と対処方法を評価する、という5つのステップを踏むことが重要だといわれている[3]。

Y氏へのかかわりを振り返ると、副作用ならびに出現時期の説明は①と②のステップである。入院中だけでなく退院後の生活をイメージしながら副作用への対処を共に考えるかかわりは③のステップ、外来で化学療法を受けることの不安を傾聴したかかわりは④のステップであったといえる。今後は、実際に自己管理ができるかどうかの評価、すなわち⑤のステップを、外来で継続して実施する必要がある。

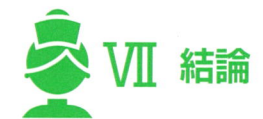

VII 結論

　子育てや仕事といった家庭や社会での役割を果たしながら、乳がんの再発予防のための化学療法を安全に受け続けられることを目指して、入院での初回治療時に、副作用の自己管理に向けた看護を実施した。治療の副作用の出現時期と管理方法を中心とした説明を行い、退院後の生活をイメージして、どのような対処が可能であるかを共に考えた。その結果、副作用出現時期を理解し、具体的な対処についての考えを表現することができるようになった。もともと、治療に対する意欲と対処能力の高いY氏であるが、教育的なかかわりによって、さらにY氏がもつ力を強めることができたと考える。

　今後は、副作用に実際に対処できているかどうかを外来看護師が確認し、必要な支援を提供する継続看護が求められる。

引用文献

1) 阿部恭子, 矢形寛編：乳がん患者ケアガイド；乳がんの最新情報がよくわかる！, 学習研究社, 2006, p.2.
2) 国立がんセンター内科レジデント編：がん診療レジデントマニュアル, 第4版, 医学書院, 2007, p.55-70.
3) 濱口恵子, 本山清美編：がん化学療法ケアガイド；治療開始前からはじめるアセスメントとセルフケア支援, 中山書店, 2007, p.9-16.

ケース・レポート 4 —成人—

ケース・レポートの解説

1 外来化学療法による副作用の自己管理を支援する必要性

　乳がんの術後化学療法は外来で長期に継続されることがあり、患者は地域での生活を営みながら、化学療法の自己管理を行うという自律した態度が求められる。患者が病気や治療を理解し、治療の副作用を予防したり早期発見し対処できるよう自己管理能力を高める[1]ことが看護の重要な役割である。

　病気や治療に対する態度は患者個々で異なるため、患者の健康管理行動に着目することは大切である。看護診断「自己健康管理の促進準備状態」は、患者が健康を管理し強化するのに十分な力をもち、病気や治療に対処するための治療計画を主体的に毎日の生活に組み込むことを示している。この看護診断に基づき、患者がより効果的に副作用の自己管理ができるように、患者がもっている能力や主体的療養態度を高める支援が必要である。

2 患者の自己管理能力に関するアセスメント

1）アセスメントの視点

　外来化学療法の副作用の自己管理を支援する計画を立案するには、患者のもつ能力をアセスメントすることが不可欠である。自己管理を支援するための構成要素は、「知識」「技術」「自己効力感」「QOL」である[2]。患者のもつ知識や技術、知覚する自己効力感、そして患者が目指すQOLは何かが、能力をアセスメントするときの視点になるといえる。

　化学療法の副作用の自己管理には、出現する副作用とその時期ならびに対処の仕方に関する知識と技術が必要である。副作用による症状をセルフ・モニタリングし、出現した症状に応じた対処を自分で考える能力が求められる。

　また、外来化学療法では地域での生活の営みとの両立が必要なため、患者の生活スタイルに見合った対処の工夫も必要であり、具体的な対処について検討する力をもつかをアセスメントする。

　自己効力感とは、副作用の自己管理を「やっていけそうだ」という自信である。患者の自信の程度をアセスメントする。

QOLとは、患者にとっての目標であり、治療を受けながらも生活の質をできるかぎり損なわないで過ごしたいという願いである。患者の望む生活の仕方を理解する必要がある。

2）看護目標・計画への反映

Y氏の場合、FEC療法は初めての体験であり、副作用の自己管理に必要な知識と技術は十分ではない。また、外来で治療を受け続けられるか自信がないと言いながらも、化学療法を頑張って受けるしかないと思っている。自己効力感は低いものの、主体的に治療に取り組む意欲をもつといえる。

Y氏にとってのQOLは、外来化学療法を受けながら社会的な役割を果たしていくことであると考えられる。したがって、以下の点に留意しつつ自己管理を支援する看護が重要である。

①副作用の出現時期ならびに対処の仕方に関する情報を提供し、知識を高める。
②副作用の観察の仕方と対処の実際を評価し、適切なセルフ・モニタリングと症状マネジメント技術が習得できるように教育を行う。
③副作用の自己管理に対して自信をもてるように、実際に患者ができたことを肯定する。
④初回治療の経験をもとにして、外来化学療法に対し、ライフスタイルに見合った管理方法を一緒に考える。

自己管理を支援するための構成要素である「知識」「技術」「自己効力感」「QOL」の視点から、患者のもつ能力をアセスメントし、看護目標と計画に反映させることが求められる。

3 援助方法と評価

1）援助方法

副作用の自己管理には、セルフ・モニタリングと症状マネジメントが欠かせない。たとえば、治療後の白血球数の変化を把握し、易感染状態の程度を判断して感染予防行動を強化するといった、「観察」「判断」「行動」が一致するよう支援することが必要である。

まずは、観察に必要な知識の提供と判断の仕方の提示によって、セルフ・モニタリング能力を高める。次に、症状管理に必要な技術を身につけて自分

でマネジメントする行動がとれるように援助する。

2）評価の視点

看護の結果は、患者がセルフ・モニタリングや症状マネジメントに必要な知識を習得し、実際に行動できるかどうかを評価の視点とする。

a. 知識と技術

Y氏の場合では、白血球減少の時期と、検査値の判断の仕方について知識を提供し、感染予防行動について説明が行われた。白血球数が減少したことを知らされる（観察）ことで、「やっぱり点滴の後に白血球が少なくなっている。点滴の後、1〜2週間は感染しやすいと聞いているので、注意しなければいけない」と判断し、手洗いと含嗽を継続するとともに、「子どもが小さいので、かぜをもらってきて、それがうつるかもしれないから、子どもの体調にも気をつける。仕事のときはマスクをつけたほうがいい」と、行動を考えることができた。セルフ・モニタリングと症状マネジメントの仕方について知識を習得し、感染予防行動を実際に行うことができるようになったと評価できる。

b. 自己効力感

自己管理を支援する看護の結果を評価する視点として、患者の「自己効力感」は重要である。自己効力感は、人の行動変容に影響を及ぼす。

患者が外来治療を受けながら地域での生活の営みを維持していくためには、「やっていけそう」という自信をもつ必要がある。

Y氏の場合、初回治療の副作用管理を支援するとともに、退院後の生活をイメージして対処方法を共に考えるかかわりを提供したことで、起こりうることへの準備性を高め、副作用に対して「何とかなりそう」という自己効力感につながった。最終的に、患者が自己効力感をもって治療に取り組むことができれば、自己管理を支援する看護の成果が上がったことを示すといえる。

引用文献

1) 濱口恵子, 本山清美編：がん化学療法ケアガイド；治療開始前からはじめるアセスメントとセルフケア支援, 中山書店, 2007, p.2-8.
2) 小松浩子, 他：成人看護学総論, 医学書院, 2010, p.210-217.

ケース・レポート 5 —老年—
脳梗塞により摂食・嚥下障害となった患者への援助

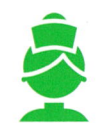

序論

　脳卒中による摂食・嚥下障害は、急性期には約30〜60％の患者に出現し、多くは時間の経過とともに軽快するものの、慢性期まで持続する例が約10％あるといわれている[1]。そのため、脳卒中発症後の栄養摂取方法を、胃瘻などの非経口的手段に頼らざるをえない患者は少なくない。しかしながら、人間にとって「口から食べる」ことの意義は、単に栄養摂取の手段というだけではない。そこには、おいしいものを食べる楽しみやストレスの発散、友人や家族との団欒、仕事上のコミュニケーションの円滑化など、さまざまな価値がある。

　看護師には、急性期の段階から摂食・嚥下リハビリテーション・チームに参加し、患者の生活場面における観察情報のチームへの提供や、生活のなかでの訓練の実施、リスク管理などの役割が求められている[2]。

　摂食・嚥下リハビリテーションを実施するにあたっては、種々の機能評価を行い、障害の構造を解析したうえで訓練プログラムを立案する必要がある[3]。

　今回受け持った患者は、右中大脳動脈領域に広範囲な脳梗塞を起こし、さらに発症直後に誤嚥性肺炎を疑う症状を呈したことから、経口摂取の再開が危惧されていた。しかしながら、摂食・嚥下障害の病態のアセスメント結果から、必要な看護援助を提供すれば、経口摂取の再開の可能性はあると考えた。そこで、摂食・嚥下障害の病態のアセスメントに基づき、覚醒状態の改善を図りながら嚥下訓練を実施したところ、患者は誤嚥性肺炎を再燃させることなく、言語聴覚士と学生の見守りのもとに、とろみつき刻み食を1日3回、自力摂取できるまでになった。

　ここでは、A氏に対する摂食・嚥下障害の病態アセスメントから援助方法決定までのプロセスが適切であったかに焦点を当て、検討した。

I 事例紹介

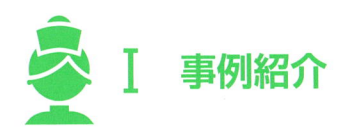

1 基本情報

　A氏は78歳、身長165cm、体重70kg（入院前）の男性である。

　A氏が朝になっても起きてこないために妻が起こしに行ったところ、尿失禁と嘔吐、意識レベルの低下がみられたことから、救急車で搬送されて入院した。

　入院時の意識レベルはジャパン・コーマ・スケール（Japan coma scale；JCS）のⅡ－20であり、左上・下肢の自動運動はみられない状況であった。頭部CTでは、側頭葉から前頭葉、頭頂葉にかけて広範囲に高吸収域が認められ（図1）、右中大脳動脈領域の脳梗塞と診断された。既往歴として高血圧があり、10年前より指摘されていたものの積極的な治療は行っていなかった。

　また、認知面に明らかな問題はなく、日常生活は自立していた。同居家族は70歳代前半の妻であり、息子2人は家族と共に県外に在住していた。

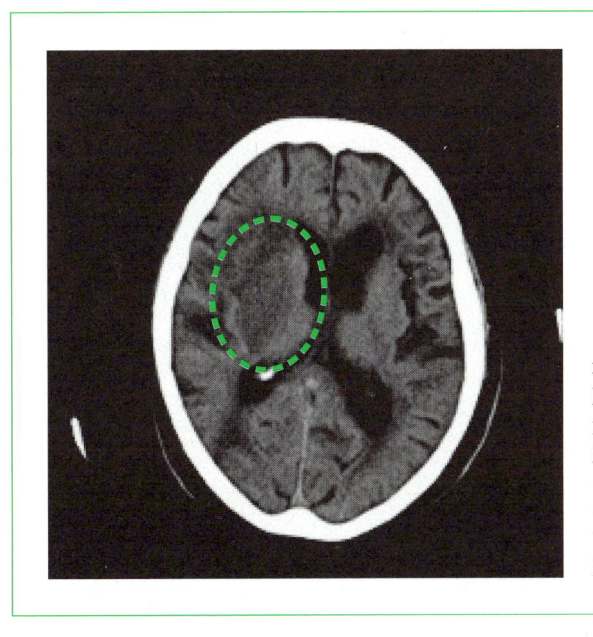

右側頭葉から前頭葉、頭頂葉にかけての右中大脳動脈領域に広範な脳梗塞が確認された（印）。正中線偏位（midline shift）は軽度である。右側脳室には圧排所見がみられた。

図1　入院翌日のCT画像

2 診断後から受け持ち開始までの状況

　諸検査の結果、脳梗塞はアテローム性と診断され、抗凝固療法・抗血小板療法としてスロンノン®、バイアスピリン®が、さらに脳保護療法としてラジカット®が投与された。その結果、脳梗塞範囲の拡大や出血性梗塞を起こすことなく経過した。

　また、発症翌日から37℃台後半の発熱と喀痰喀出がみられた点については、胸部X線写真で、右肺下葉に軽度の肺炎像が確認された。それに対し3日間、抗生物質が投与された結果、発熱は治まり肺炎症状も改善した。発症6日目からは、床上でのリハビリテーションが開始された。

3 受け持ち開始時の状況

　今回の実習では、入院8〜32日目の約4週間を受け持った。画像診断上、A氏の脳浮腫は入院当初に比べて改善傾向にあった。しかしながら、意識レベルはJCSのⅠ—3からⅡ—10であり、声をかけると開眼するものの、しばらくすると再びうとうとする様子が多くみられた。

　開眼時には、顔を常に右に向けており、左からの声かけに対する反応が鈍い印象があった。また、同室者の食事場面を見て「（自分も）食べたい」と訴えることがあった。その際には、構音障害と左口角からの流涎が観察されたが、唾液は嚥下できており、湿性嗄声は観察されなかった。

　一方、発熱はなく、肺炎症状は軽快していた。SpO_2はルームエアで95〜97％であり、バイタルサインは、体温36.5〜37.0℃、脈拍70〜80回/分、呼吸18〜20回/分、血圧が160〜170/85〜95mmHgで推移していた。血液データは、WBC 8600/mm^2、CRP 0.8mg/dLであった。

　入院6日目よりリハビリテーションが開始されたが、ADLはベッド上で全面介助であり、排泄にはおむつが使用されていた。妻は「私一人で介護ができるのかしら」と今後の生活に不安を抱きながらも、「食べることが大好きな人だから、何とか食べられるようにしてあげたい」と、経口摂取の再開に希望を抱いていた。

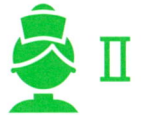

II 看護診断とアセスメント

1 看護診断

図2に、受け持ち開始時点における関連図を示す。受け持ち開始時点におけるA氏の看護診断は以下のとおりである。
　①＃1：嚥下障害
　②＃2：身体可動性障害
　③＃3：排泄セルフケア不足
　④＃4：不使用性シンドローム・リスク状態
　⑤＃5：家族介護者の役割緊張リスク状態

脳浮腫は改善傾向で病状は安定していることから、A氏は回復期にあり、今後は積極的なリハビリテーションの実施が必要であると考えた。そこで、一側の脳損傷であり嚥下機能の回復が期待できること、A氏の経口摂取再開への希望が強いことから、「＃1：嚥下障害」を最優先の問題としてとらえた。

また、左片麻痺によりADLが制限される可能性があることから、「＃2：身体可動性障害」を、おむつでの排泄に対し「＃3：排泄セルフケア不足」をあげた。加えて、「＃4：不使用性シンドローム・リスク状態」を診断し、覚醒不良や左片麻痺による悪影響を最小限にすることを目指した。さらに、退院後の生活に対する妻の不安の訴えを考慮し、「＃5：家族介護者の役割緊張リスク状態」をあげた。

ここでは、「＃1：嚥下障害」を検討する。

2 摂食・嚥下機能のアセスメント

摂食・嚥下機能をアセスメントするために嚥下関連器官のフィジカル・アセスメントを行ったところ、**表1**の状況が観察された。

また、嚥下障害スクリーニング・テストのうち改訂水飲みテストの判定は「3」であり、3mLの水を口腔底に入れた直後に軽いむせがあり、嚥下反射を認めた後に湿性嗄声が観察された。一方、反復唾液嚥下テストについては、A氏の協力を得ることができず、実施できなかった。

A氏の摂食・嚥下障害には、脳梗塞に伴う神経経路の損傷と、加齢に伴う嚥下機能低下の2側面の要因があると考えた。さらに、このまま経口摂取を

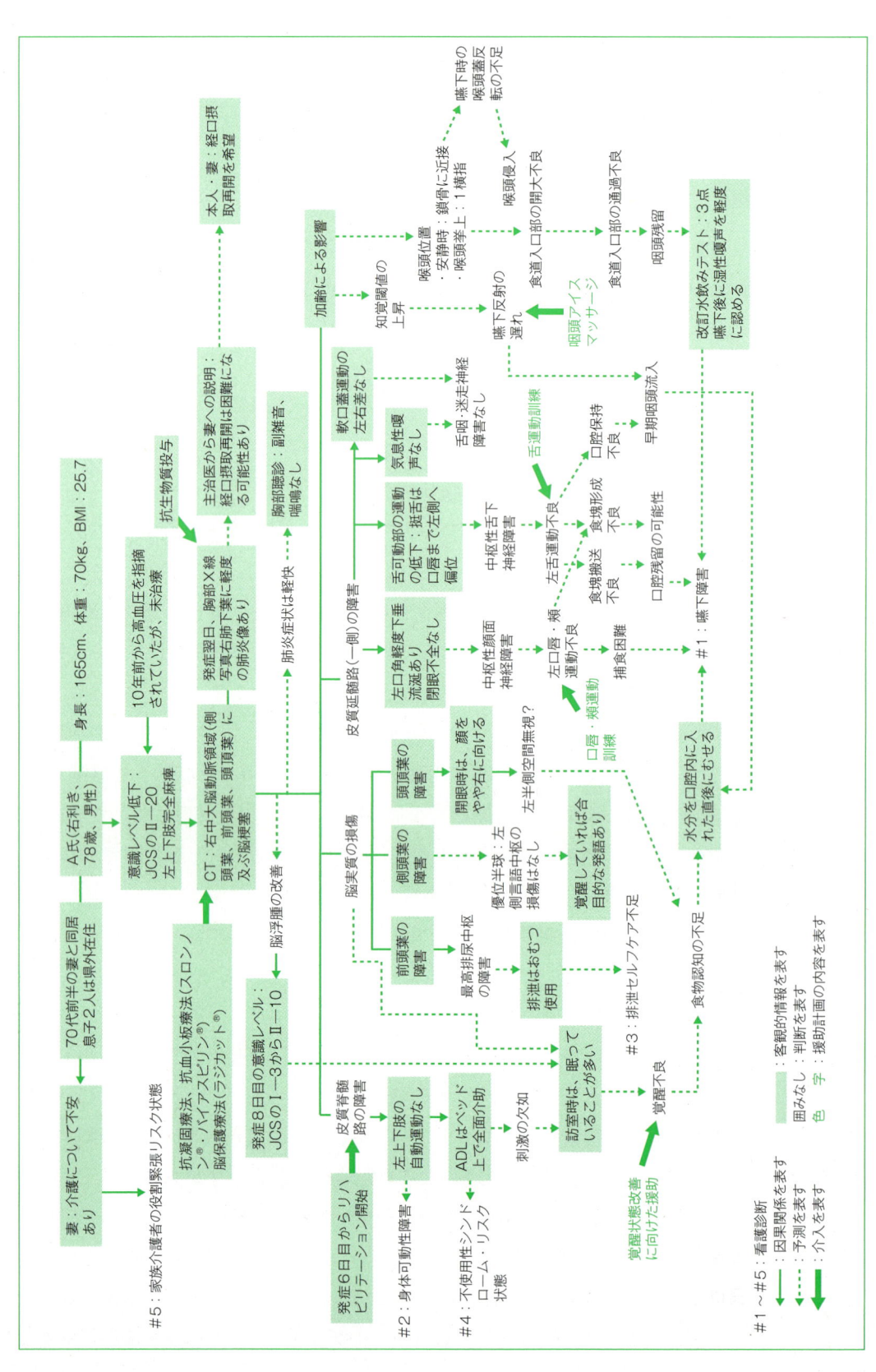

図2 摂食・嚥下障害患者の受け持ち開始時点における関連図

152　第5章　ケース・レポートの実例と解説

表1 摂食・嚥下関連器官のフィジカル・アセスメントの状況

全身状態	・左片麻痺により、左上下肢の自動運動はまったくみられない ・胸部聴診時に副雑音は聴取されず、喘鳴を認めない
口腔の状態	・口腔内は乾燥気味であり、舌全体に舌苔を認める
歯牙	・残存歯は臼歯を中心に上下を合計して8本であり、義歯はあるが装着していない
舌運動	・挺舌は口唇まで可能であり、左側への偏位を認める ・構音障害があり、舌尖音(タ行、ラ行)、奥舌音(カ行、ガ行)の不明瞭さが目立つ
顔面運動	・閉眼不全はなく、額のしわに左右差は認められない
口唇運動	・安静時には左口角に軽度下垂があり、左側臥位時などに流涎がみられる
顎運動	・開口は3横指可能である
口腔内知覚	・覚醒不良のため、観察できず
咽頭の状態	
軟口蓋運動	・軟口蓋挙上の左右差はなく、カーテン徴候や開鼻声は認めない
咽頭知覚	・軟口蓋反射がある ・嚥下反射がある
喉頭の状態	
声帯運動	・発声は可能であり、気息性嗄声を認めない
喉頭挙上	・嚥下時の喉頭挙上は、1横指程度ある ・安静時の喉頭位置が鎖骨に近接し(鎖骨上方2横指)、下垂している印象がある
喉頭知覚	・咳嗽反射がある(改訂水飲みテスト時にむせる)
食道の状態	
食道蠕動	・胃内容物逆流の徴候はない

行わない状況が続けば、口腔や咽頭、喉頭などの嚥下にかかわる器官が廃用性に機能低下を起こし、嚥下障害を増悪させる可能性があった。

図2の関連図に基づき、受け持ち開始時点での摂食・嚥下障害の病態のアセスメントを、先行期、準備期、口腔期、咽頭期、食道期の5期に分けて以下に示した。

1) 先行期

梗塞巣および脳浮腫は、右側頭葉から前頭葉、頭頂葉にかけてみられた。左片麻痺は、大脳皮質運動野から放線冠、内包後脚までの皮質脊髄路が梗塞巣にかかるために起きたものと考えられ、経口摂取開始後には、食事摂取時の姿勢保持や摂食動作に影響を及ぼすことを予測した。また、覚醒状態の不良は、食事への注意力を低下させ、誤嚥のリスクを高めると考えた。

一方、A氏は右利きであり、梗塞巣のある右側は優位半球でないことから、

言語中枢への直接的な影響はないと判断した。A氏からは実際に「食べたい」などの短いが合目的な発語がみられ、簡単な指示にも応じることができた。そのため、覚醒さえしていれば、嚥下訓練時の指導内容の理解が可能であると考えた。

2）準備期・口腔期

　左口角から流涎がみられたのは、左顔面神経が中枢性にダメージを受け、眼裂よりも下方の顔面運動が障害を受けたためと考えた。また、挺舌時に舌が左側に偏位するとともに構音障害がみられるのは、舌下神経が中枢性にダメージを受け、左オトガイ舌筋の運動が障害されたためと判断した。オトガイ舌筋は舌可動部の複雑な運動に寄与することから、嚥下における準備期・口腔期に大きく影響することが考えられた。

　口唇・頰運動の低下による嚥下への影響は、捕食機能が障害されて食べこぼしをしやすいこと、歯牙の欠損と舌可動部の運動低下とが相まって食塊形成を障害することであった。さらに、舌の運動低下は、口腔から咽頭への食塊の搬送を阻害し、口腔残留をきたしやすいと考えた。

　また、水分を口腔内に入れた直後にむせがみられたのは、舌運動が不良であるとともに、覚醒状態の不良により注意力が低下していること、嚥下反射の惹起が遅れたことによるものと推測した。これにより、水分の口腔保持が不十分となり、嚥下反射前の早期に咽頭流入を起こしたと考えられた。

3）咽頭期・食道期

　A氏には唾液の嚥下運動がみられ、軟口蓋運動に左右差はなく、気息性嗄声はみられなかった。気息性嗄声は声門閉鎖が不十分なときに起きることから、声帯運動には障害がないと考えた。これらの器官に障害がみられないのは、図3のとおり、嚥下反射の求心路となる舌咽神経、迷走神経の脳神経核（孤束核）や、遠心路となる舌咽神経、迷走神経の脳神経核（疑核）が、大脳皮質から両側性に神経支配を受けるためと理解した。これにより、軟口蓋や咽頭壁、声帯などの運動や嚥下反射は障害されないと考えた。また、舌の後方運動にかかわる外舌筋群は両側性の神経支配を受けるために、咽頭期における舌・口蓋閉鎖が障害される可能性は低いと予測した。

　一方、安静時の喉頭位置の低位は、加齢による影響と考えた。これにより、嚥下時の最大喉頭挙上位が低位となり、喉頭蓋の反転や食道入口部の開

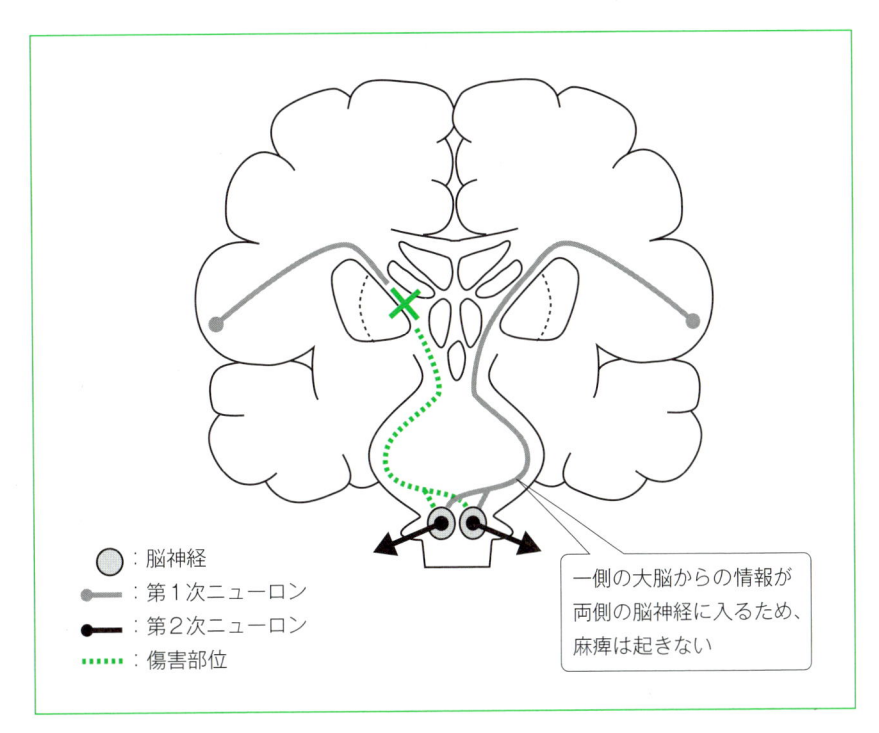

図3　両側性支配を受ける脳神経核の模式図

出典／馬場元毅：絵でみる脳と神経：しくみと障害のメカニズム，第3版，医学書院，2009, p.190-197.

大が阻害されるために、喉頭侵入や咽頭残留をきたす可能性があった。さらに、加齢に伴う知覚低下をきたした場合には、嚥下反射や咳嗽反射が遅延することが考えられた。

　また、A氏は脳梗塞発症直後に肺炎症状を呈していた。この原因としては、脳梗塞発症時に嘔吐して吐物を誤嚥した可能性と、意識レベル低下に伴い嚥下反射が低下して唾液を誤嚥した可能性の2つが考えられた。しかしながら、現在のA氏は唾液を嚥下できており、安静時に湿性嗄声がみられないことから、現状で唾液誤嚥を起こしている可能性は低いと判断した。

　よって咽頭期では、脳梗塞に伴う影響は少ないものの、加齢の影響により、嚥下反射、咳嗽反射の遅れと咽頭残留をきたす可能性があると考えた。

　また、食道期については、経管栄養実施後に胃食道逆流を疑う徴候がみられないことから、問題はないと判断した。

　以上の摂食・嚥下機能のフィジカル・アセスメントから、A氏の摂食・嚥下障害では、脳梗塞による影響として覚醒不良による先行期の問題と、舌・

口唇・頬運動の低下による準備期・口腔期における問題があるものの、咽頭期の問題は少なく、食道期の問題はないと考えた。そこで、直接訓練開始に向けて優先する援助としては、舌や頬、口唇の他動・自動運動と咽頭の知覚刺激、覚醒状態の改善に向けた日常生活リズムの構築を中心に行う必要があると考えた。

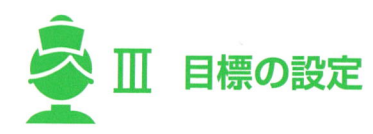

III 目標の設定

摂食・嚥下障害の改善に向けて、以下の目標を設定した。
① A氏は、日中の覚醒状態を維持し、間接訓練に参加することができる。
② A氏の覚醒状態や嚥下機能が改善し、直接訓練を開始できる。
③ A氏には、発熱や喀痰増量などの誤嚥性肺炎の徴候がみられない。

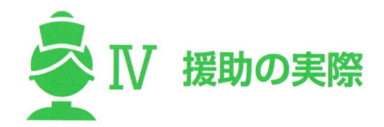

IV 援助の実際

1 看護計画

1) 口腔ケアと間接訓練を実施する

① 起床時、午前、午後、就寝前の1日4回、口腔ケアを実施する。
② 午前・午後には、頸部・肩のリラクセーションを行い、口腔ケアの後、間接訓練として口唇・頬のストレッチを行う。覚醒状況がよいときには、舌や頬・口唇の自動運動を促す。言語指示が十分に理解されない場合には、模倣を促す。最後に、レモン水による味覚刺激を併用した咽頭のアイスマッサージを行う。
③ 車椅子移乗が行えるようになった後は、口腔ケア時に洗面所へ移動するとともに、座位で過ごす時間を延長していく。
④ 可能であれば、歯ブラシを手渡して、自分で歯磨きをするよう誘導する。

2) 日常生活のリズムを構築する

① リハビリテーション（理学療法、作業療法、言語療法）、口腔ケア、経管栄養剤の注入など、患者の疲労を考慮したうえで日課表を決定し、時間を決めて1日を過ごすことにより、日常生活リズムを構築する。
② 口腔ケアと間接訓練はリハビリテーション予定時刻の前に行うようにし、

リハビリテーションの時間帯における覚醒状態の改善を図る。
③覚醒時間の延長を図るために、可能なかぎりベッドサイドに行き、頸部・肩のリラクセーションの実施や話しかけなどにより刺激を与える。

2 援助開始後の患者の状態

受け持ち当初には眠っていることが多く、病室でのROM訓練中にも、うとうとしている状況であった。それでも毎日、11時から行われる理学療法士の訓練前と、14時からの30分間に、口腔ケアと間接訓練を実施するようにした。

その結果、日によってむらはみられるものの、受け持ち2週目の中頃には、口腔ケア開始から理学療法終了まで覚醒時間が持続するようになった。この頃には、リハビリテーションが進んで端座位や車椅子座位が可能となり、訓練室における作業療法、言語療法も始まった。意識レベルはJCSでⅠ－2まで改善し、「おはようございます」と声をかけると「おはよ」と返答をする、歯ブラシを手渡すと自分で歯磨きをしようとするなどの状況がみられた。一方、常に顔がやや右側を向いていて、左側からの話しかけに対し反応が鈍く、左半側無視を疑う症状が目立つようになった。

また、受け持ち2週目の週末には、言語指示と模倣の促しにより舌の自動運動が可能となり、前方への挺出は口唇を1cm超えるようになった。この状態で再度、改訂水飲みテストを実施したところ、嚥下後に軽度の湿性嗄声がみられるものの、むせはなかった。このため3週目の初めには、嚥下造影（videofluoroscopic examination of swallowing；VF）が予定された。

3 嚥下造影（VF）の結果

体幹角度30°で行った嚥下造影では、ゼリーと濃いとろみ、ペーストレベルのバリウム嚥下において、いずれも誤嚥は検出されなかった。

とろみをつけないバリウムでは、嚥下反射の遅れが軽度にみられ、誤嚥はしないものの、3回の施行中1回で喉頭侵入が観察された。この際には、直ちに自発的な咳嗽がみられ、侵入したバリウムを喀出することができた。

また、ペースト摂取では、咽頭への搬送機能低下による口腔残留と、咽頭残留がみられた。咽頭残留については、嚥下後の頸部回旋と複数回嚥下の併用や、ゼリーとの交互嚥下を行うことにより改善した。

さらに、ベッドアップ45°で行った検査でも同様の結果であったことから、

翌日より1日1回、ベッドアップ45°の条件で、ゼリーでの直接訓練を開始することが決定された。

4 中間評価と看護計画の修正

翌日の昼食時、口腔ケアと間接訓練を行った後に、言語聴覚士により直接訓練が開始された。そのため、「＃1：嚥下障害」の目標①、②は達成されたものの、目標③は達成されず、今後は直接訓練開始に伴い、誤嚥のリスクへの対策を強化する必要があった。そこで、「＃6：誤嚥リスク状態」をあげ、新たに看護計画を立案した。また、援助方法は、左半側空間無視があることを考慮し、言語聴覚士の指導のもとに決定した。

5 追加した看護計画

1）直接訓練時に誤嚥を予防する
①直接訓練開始前に、ベッドアップ45°、頸部前屈位の姿勢へ調整する。
②訓練者が左側から介助できるようセッティングする。食事時間以外にも正面〜左側でアプローチを行い、左からの刺激に意識が向くようにする。
③集中力を高めるため、口腔内に食物が入っている間は声をかけない。
④一口量を制限するため、食事用具はティースプーンを使用する。
⑤ときどき発声を促して、湿性嗄声の有無を確認する。

2）誤嚥性肺炎の徴候をモニタリングする
①熱型、呼吸数の変化をモニタリングする。
②吸気の補助呼吸筋である斜角筋、胸鎖乳突筋などの緊張度を確認し、呼吸状態の悪化の徴候を早期にとらえる。
③呼吸音の観察を行う。誤嚥性肺炎初期には背部下方の肺野に炎症を起こしやすいため、呼吸音は必ず背部からも聴診し、副雑音の有無を確認する。
④直接訓練終了後には頸部聴診をし、咽頭残留の徴候の有無を確認する。
⑤異常時には、SpO_2を測定して酸素化の状況を確認するとともに、医師に報告する。

6 看護計画修正後の患者の状態

1）直接訓練時の誤嚥の改善

　直接訓練開始初日、ティースプーンを使用して、言語聴覚士の介助によりオレンジゼリーを1口食べると、A氏は満面の笑みを浮かべた。この際、物音や人の動きに反応して集中しない様子がみられたため、カーテンでベッド周囲を囲み、視線の向きがちな右側は壁になるようにして、外部刺激による影響を最小限にするよう配慮した。その後は、ゼリー1個を10分程度でむせることなく摂取できた。直接訓練終了後の頸部聴診、胸部聴診では異常がなく、誤嚥の徴候はないと判断した。

　直接訓練は順調に進み、受け持ち3週目中頃には食形態がペースト食に変更された。ペースト食では、5口摂取後に発声を促すと湿性嗄声がみられたことから、咽頭残留の存在が疑われた。そのため、代償的嚥下法として、言語聴覚士により、ゼリーとの交互嚥下と複数回嚥下が取り入れられた。これにより湿性嗄声は軽減し、誤嚥の徴候はみられなかった。また、口腔残留が増加したことから、食後の口腔ケアを強化するよう計画した。

2）自力摂取の訓練

　咽頭残留の徴候が軽減したため、4週目からは、言語聴覚士と学生の見守りのもとに、座位での自力摂取訓練を開始した。A氏は麻痺により左手が使えないため、滑り止めマットを食器の下に入れて、右手のみで食べられるようにした。これにより左片麻痺による食器の把持困難の代償はできた。しかし、自力摂取では、口の中に食べ物が入った状態で次から次へと口に食べ物を詰め込む「ペーシング障害」が新たな問題として浮上するとともに、左側に配置した食事に気づかない「左半側空間無視」への対応も必要になった。

　こうした問題に対しては、言語聴覚士の指導のもとに、学生が介助者として患者に手を添えて食べるスピードを調節する、左側に配膳された食器の位置を変えて食べ物の存在に気づけるよう配慮するなどの対応をした。これにより、A氏は誤嚥・窒息の徴候を示すことなく、1日3食を自力で経口摂取できるようになった。その後も訓練は順調に進み、受け持ち終了時点には、食形態をとろみつき刻み食に変更することができた。

V 考察

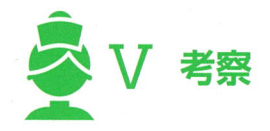

1 嚥下障害の病態予測と間接訓練方法の選定

　間接訓練とは、食物を用いずに、障害された摂食・嚥下器官へ特異的に働きかけることにより、各器官の機能や運動の協調性を改善する訓練の総称である[4]。効果的な訓練計画を立案するためには、VFなどの精密な評価に基づき、障害された摂食・嚥下器官を特定することが望ましい。しかし、受け持ち開始時のA氏は急性期にあり、VFの実施は困難であった。

　そこで今回の実習では、脳の機能局在との関連から、脳梗塞により影響を受ける脳神経を予測するとともに、加齢による影響などを考慮し、さらに嚥下関連器官のフィジカル・アセスメントの結果と照合することにより、嚥下障害の構造の解析を試みた。その結果は、受け持ち2週目に行われたVFの結果と矛盾しなかった。このことから、上記の方法により摂食・嚥下障害の構造を解析することはある程度可能であり、解析の結果は、急性期から開始する間接訓練の方法を選択するうえで有用であると考えられた。

2 口腔ケアや間接訓練による覚醒状態への影響

　受け持ち開始当初のA氏は、眠っていることが多かった。これは、脳梗塞と脳浮腫による影響とともに、前頭葉に及ぶ脳梗塞が発動性を低下させ、さらに、臥床状態の継続により外部からの刺激が減少しているためと考えた。そこで、覚醒状態不良の時期から嚥下関連器官を他動的に刺激して、廃用性の機能低下を予防するとともに、刺激を加えて覚醒持続時間を増やすことを目指した。口腔ケアや間接訓練を積極的に行ったことは、A氏に対し知覚刺激を与える機会を確実に増やした。これは、脳浮腫改善の時期と相まって、覚醒時間を徐々に延長させる結果につながったものと考えられた。また、日課表を作成し、これらの援助をリハビリテーション前に行うよう調整したことは、日常生活リズムの構築に効果的であった。

3 直接訓練におけるリスク管理

　A氏にはペースト食摂取時に咽頭残留がみられたが、それに対し、ゼリーでの交互嚥下と複数回嚥下を促したことで、嚥下後の誤嚥を回避することが

できた。誤嚥予防のためには、VFにおいて嚥下障害の病態に合わせた代償的嚥下法の効果をあらかじめ確認しておくことが重要であった。

また、ペーシング障害などの高次脳機能障害の出現については、直接訓練開始前に予測できていなかった。ペーシング障害により口に食物を詰め込む傾向は、1回の嚥下量を増加させ、咽頭残留を増やす危険を高めるものであった。これに対し、A氏の手を押さえて食べるスピードを調整したが、見守りなしで自力摂取を行うことは危険と判断された。よって今後は、退院後の生活を考慮し、食事介助者となる妻に指導を行う必要があると思われた。

援助計画時には、嚥下機能への影響だけでなく高次脳機能への影響についても考慮して症状に合わせた対応をすることが重要であった。また、退院後に援助を継続するためには、嚥下食の調理方法を含めた家族指導を行う必要があると思われた。

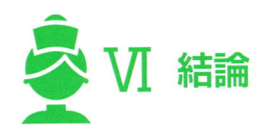

Ⅵ 結論

右大脳半球に広範囲な脳梗塞を発症した患者に対し、嚥下障害改善に向けた援助を行ったところ、経口摂取を再開することができた。A氏への看護援助をとおし、次の知見を得た。

①脳の機能局在との関連から、脳梗塞により影響を受ける脳神経を予測するとともに、加齢による影響などを考慮し、さらに嚥下関連器官のフィジカル・アセスメントの結果と照合することにより、嚥下障害の構造を解析することは、ある程度可能であった。この解析の結果は、急性期から開始する間接訓練の方法を選択するうえで有用であると考えられた。

②嚥下関連器官のなかから機能低下部位を特定し、選択的に訓練を提供したことが、嚥下機能の維持・改善に向けて効果的であった。

③口腔ケアや間接訓練による刺激を与え、日常生活リズムを整える援助が、覚醒状態の改善に向けて効果的であった。

④広範囲な大脳皮質の障害では高次脳機能障害を呈することが多く、直接訓練における誤嚥予防対策では、摂食・嚥下障害の病態のみならず、高次脳機能障害の症状に合わせた対応を考慮することが重要であった。

引用文献

1) 小口和代：脳卒中摂食・嚥下障害の治療帰結, Modern Physician, 26(1)：

110-113，2006.
2）鎌倉やよい編：嚥下障害ナーシング，医学書院，2001，p.42-45.
3）藤島一郎編：よくわかる嚥下障害，第2版，永井書店，2005，p.149-153.
4）才藤栄一監：摂食・嚥下リハビリテーション，第2版，医歯薬出版，2007，p.180-184.

ケース・レポートの解説

1 テーマの選定

　このケース・スタディは、脳梗塞発症後に肺炎を併発し、摂食・嚥下障害の存在が疑われる患者への援助過程を示したものである。

　本事例の看護問題は、摂食・嚥下障害のみならず、左半身麻痺があることによる身体可動性障害や、排泄セルフケア不足、家族役割緊張リスク状態など多岐にわたる。そのなかで、脳梗塞発症後の急性期から積極的に摂食・嚥下障害への援助を行うことには、口腔・咽頭の廃用性変化を予防し、口から食べる能力の低下を最小限にとどめる効果が期待される。しかしながらこの援助には、誤嚥や窒息などの生命の危険にかかわるリスクが伴い、専門的知識を要する印象があるために、積極的な介入が避けられることも少なくない。

　そこで本稿では、摂食・嚥下障害に対する援助をテーマとして選定し、アセスメントのプロセスに焦点を当てて記述することを目指した。

2 ケース・スタディ作成上の意図

1）重点アセスメント

　看護問題の解決には、看護過程が用いられる。通常はこのプロセスにおいて、まずはデータベースに基づく一般情報が収集される。そのなかで、「嚥下障害があるのではないか」という仮説を設定した場合には、「嚥下障害があることを裏づけるための証拠」となる情報を収集し、「重点アセスメント」を行う。

　このケース・スタディでは、脳梗塞後の嚥下障害の重点アセスメントに用いる関連情報として、脳部CTなどの画像診断の結果や、口腔・咽頭のフィジカル・アセスメントの結果を活用している。まず、口腔・咽頭の知覚・運動にかかわる神経の多くが脳神経であることから、脳の機能局在と脳梗塞の位置や範囲との関連を検討することにより、嚥下関連器官の機能低下の存在を仮説として設定する。そのうえで、嚥下関連器官のフィジカル・アセスメントを行い、実在する機能低下を確認し、摂食・嚥下障害の存在の裏づけと

なる証拠を収集する。このケース・スタディでは、こうした摂食・嚥下障害の重点アセスメントのプロセスを、具体的に示すことを目指した。

2）援助方法の決定の根拠

　摂食・嚥下障害の病態には個別性があり、やみくもにリハビリテーションを進めても障害は思うように改善しない。そのため、援助方法の決定には根拠が必要となる。ここでは、まず「なぜ嚥下障害が起きているのか」をアセスメントし、その要因となる嚥下関連器官の機能低下部位に対し、機能の改善を目的とした援助方法の抽出を試みることになる。こうして抽出された援助は、「これを行えば、嚥下障害の問題は解決に向かうであろう」という仮説に基づき提供される。このケース・スタディでは、関連図の作成をとおして障害の構造を解析すると同時に、援助方法の抽出を試みた。

　そのうえで、上記の仮説に基づき提供した看護援助の効果の検証を目指し、ケース・スタディを作成した。

3　援助による効果の評価

　関連図の作成をとおして予測された嚥下における問題は、必ずしも患者に生じるすべての問題を予測できてはいない。このケース・スタディでは、嚥下機能の低下部位に着目するあまり、左半側無視やペーシング障害という高次脳機能障害の出現を予測しきれていなかった。立案した看護援助は、あくまで「仮説」でしかない。実際に出現してきた症状をタイムリーにとらえ、看護計画を修正していくことが、ここでは求められる。また、自己の行った援助により患者がどのように変化をしたかについては、経口摂取所要時間や摂取量、食形態の種類の変化などから客観的にとらえることが重要である。このケース・スタディでは、援助の効果を第三者が納得できるよう、客観的な表現を用いて記述することを目指した。

ケース・レポート 6 —老年—

誤嚥性肺炎を併発した認知症高齢患者の安全・安楽を考慮しつつ個人の尊厳を重視した看護

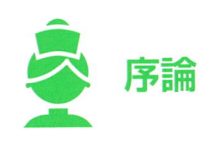

序論

　2009年の高齢化率は22.5％、全人口における75歳以上の高齢者の占める割合は10.6％であり、年々上昇の一途をたどっている[1]。

　認知症の有病者数の実態は正確には把握されていないが、65～79歳では10％前後、80～84歳では20～25％、85歳以上では45～55％と推計されている[2]。このように高齢になるほど認知症の出現率は高まっているが、入院患者の高齢化が進行している現状では、認知症をもつ高齢患者の増加は容易に推測できる。

　近年、介護老人福祉施設、介護老人保健施設などの高齢者施設では、認知症高齢者に対するケアの質の向上を目指して、多くの議論や新たな取り組みが行われつつある。しかし、一般病院などに勤務する看護師や、臨地実習で認知症のある人を受け持つ看護学生が、認知症について十分に理解していない場合は、認知症の行動と心理症状（behavioral and psychological symptoms of dementia；BPSD）を呈する認知症高齢者への対応に不安や困難を感じている[3~5]。

　認知症高齢者は、入院という急激な環境の変化に適応しにくく、不安が増強するとともに、コミュニケーション不足や多様なBPSDを伴い、治療の中断を余儀なくされることもしばしばである。病院では治療が第一義的な目的だが、その治療環境や治療行為は認知症高齢者にとっては脅威であり、不安であり、不快な状況であろう。にもかかわらず、医療者側のペースで医療や看護行為が続けられたとき、認知症高齢者は予想もつかない行動を起こし、看護師はそれに悩まされる結果となる。

　そこで、このケース・レポートでは、誤嚥性肺炎を発症し入院した認知症高齢患者が、安全で快適に入院治療を継続できるために、BPSDに着目して看護方法を検討した。

Ⅰ 事例紹介

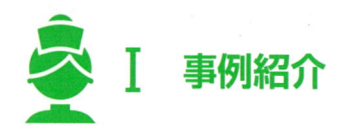

1 基本情報

①患者：Aさん
②年齢、性別：88歳、男性
③診断名：アルツハイマー型認知症、誤嚥性肺炎

2 入院までの経過

　Aさんは、83歳で妻と死別し独居となったが、その頃より徐々に物忘れが目立つようになり、慣れた道でも迷うようになった。また元来、几帳面できれい好きであったにもかかわらず、汚れた下着を着続けたり、セーターの上から下着を着たり、上着のボタンを掛け違えたりと、身だしなみを整えることができない状況になり、それを心配した長男の提案で、長男家族と同居することになった。
　しかしAさんは、財布をしまい忘れることがたびたびあり、そのつど嫁に盗られたと騒ぎ、主介護者である長男の妻の介護ストレスが大きかった。
　86歳頃より介護者の手助けを拒否し、歯磨きや義歯の手入れが十分に行えず、それに加え、食事摂取時に時々むせることがあった。それ以外の異常症状はなく、2年ほど自宅で生活していた。
　入院当日の朝、起床時から何となく活気がなく、午前7時頃、朝食を摂取するが、食欲が低下している様子で、通常より時間をかけてようやく半分ほど摂取した。午前9時前に長男の妻が部屋を訪れたところ、ぐったりしていたため、体調を尋ねると胸痛を訴え、直後に食物残渣を嘔吐したため受診した。受診時の体温は38.0℃であった。X線画像所見、末梢血液検査所見より肺炎と診断され、そのまま入院となった。

3 入院中の治療および療養生活

　入院から1週間は37.7〜38.2℃の発熱を繰り返し、「息苦しい」と呼吸困難を訴えていた。脈拍は84〜88回/分、呼吸は18〜20回/分、血圧は150〜156/58〜62mmHg、SpO$_2$は95〜97％、末梢血液検査ではWBCが13.4×10^3/mm^3、CRPが20.49mg/dLと高値で、1か月間の静脈輸液によ

り、カルバペネム系抗生物質（カルベニン®）とともに、栄養状態の改善目的でアミグランド®が投与された。2週間後には体温は36.2〜36.4℃となり、3週間後にはWBCが$5.8×10^3/mm^3$、CRPが1.24mg/dLとなり、他のバイタルサインも安定した。

認知機能障害に関する所見は、記憶障害、見当識障害、失行、失認などの中核症状や周辺症状を複数認めること、CT、MRIの画像診断でび漫性の脳萎縮が認められたこと、PET、SPECTで側頭葉、頭頂葉の血流・代謝低下および海馬の萎縮が顕著であったことから、アルツハイマー型認知症と診断された。

これに対して、アセチルコリンエステラーゼ阻害薬ドネペジル塩酸塩（アリセプト®D錠）1錠（3mg）の内服が開始された。入院から3週間後の「改訂長谷川式簡易知能評価スケール（HDS-R）」は14／（30）点、「柄澤式・老人知能の臨床的判断基準」は中等度（＋2）であった。入院直後は発熱のため、HDS-Rの評価を行っていなかったが、家族からの情報により、入院後に認知機能は低下していると推測された。

入院後3週目の日常生活機能の状況を**表1**に示す。

II 看護診断とアセスメント

入院第14〜21病日の看護診断とアセスメントのプロセスを関連図として示した（**図1**）。

1 廃用症候群・認知機能悪化のリスク

Aさんは88歳と高齢であり、加齢に伴う緩慢な舌運動・軟口蓋の下垂、口蓋反射の低下が認められ、食事摂取の際に時々むせることがあったことから、軽度の嚥下障害をきたしていたと推測される。また、認知症の中核症状である失行により歯磨き動作が困難で、口腔内の清潔保持が不十分であり、これらのことから誤嚥性肺炎を発症したと考えられる。

現在は、抗生物質投与の効果が得られ、発熱もなく、炎症反応その他の検査所見でも肺炎は軽快してきていると思われる。しかし、高齢者の肺炎は症状が非定型的であり、再燃の危険性もある。またAさんは認知症で、自覚症状の訴えが不明確であることから、動作、表情などの些細な変化も見逃さないような観察が必要である。肺炎が再燃し発熱状態になれば、高齢者によ

表1　入院後3週目の日常生活機能の状況

食事	食事摂取状況	食事回数／時間：3回／6時、12時、19時 所要時間：約1時間 食事の種類・摂取方法：特別食・嚥下訓練食（きざみ食）、全粥150g 補助食：エンシュアリキッド®、チョコレートなどのおやつ 摂取量：主食は全量摂取するときもあるが、1割摂取の日もある。副食は3～5割程度。水分摂取は500mL程度／日。時々、むせることがありとろみをつけている
	栄養状態	身長：172cm、体重：62kg、アルブミン値3.6/dL。入院後3週間で体重が2kg減少している
	嚥下・咀嚼力	固形物でむせることはほとんどないが、硬いものは咀嚼しきれず口腔内に残り、嚥下しないで舌で口腔外に押し出す
	味覚	濃い味つけを好む
	食欲	普通だが、空腹感の訴えはある。食事摂取直後は「満腹だ」と言うが、14時頃に「昼ご飯は食べたかねぇ？」と尋ねることがたびたびある
	食行動の自立状況	おかずを刻む、セッティングするなどの一部介助が必要。箸、スプーンは使用できるが、きざみ食をこぼしたり、最後までうまくすくえない
排泄	排尿	7～8回／日（夜間2回）。尿意の訴えが不明で、時々、失禁がある
	排便	1回／5日（便秘）。下剤は常用していない。4日間排便のないときは、グリセリン浣腸（60mL）を施行
	排泄行動の自立状況	リハビリパンツ使用。適宜、車椅子でトイレまで誘導し、ズボンやリハビリパンツの上げ下ろしは介助が必要
清潔・更衣	入浴	入浴は許可されているが、勧めても拒否。認知症になる以前はきれい好きで、毎日欠かさず入浴していた
	清拭・洗髪	清拭を3回／週、陰部洗浄は毎日行っている。洗髪は1回／週（全介助）
	口腔の清潔	総義歯。口腔ケア（全介助）
	更衣	寝衣のボタンは自力では正確に掛けられず、袖の左右を間違えたり、裏返しのまま着用しようとしたりすることがあり、介助が必要。看護師の促しには応じられるが、更衣に時間がかかる。脱衣時は看護師の介助を強く拒否する
睡眠	持続時間・状況	入眠困難はないが、3回ほど中途覚醒がある。覚醒時、脱衣したり、リハビリパンツを破いたり、ベッドから降りようとする動作が時々みられる。1日の睡眠時間としては7～8時間である
	睡眠薬の使用	なし
活動		自力での歩行は可能だが、歩行範囲は病棟内のみで、病棟以外への移動は車椅子を使用している。移乗、移動ともに介助を要する。時々、自力でベッドサイドに降り「財布がみつからない」と言いながら、床頭台の引き出しをゴソゴソ探していることがある
コミュニケーション・認知機能		看護師に自ら話しかけることは少なく、聞かれたことには回答するが、直前の食事の量や内容に関する質問には答えられない。検査や処置の説明に、うなずいて聞いているが、検査の確認をしてもすぐに忘れてしまい、絶食の必要な検査前に、家族が置いていった饅頭を食べたことがある。点滴中たびたび、自己抜去することがあり、看護師が訪室した際に静脈針刺入部から出血しているのを発見したこともあった。点滴の必要性と抜針しないように説明を繰り返し行ったが、刺入部をもぞもぞ探る動作が時々観察された。入浴は、促すと浴室までは車椅子で行くが、脱衣介助を始めようとすると看護師の手を払いのけ、立ち上がろうとする。再度説明しても、「風呂はええ」と繰り返し、拒否する。また、隣の小学校のチャイムが鳴るとベッド上で起き上がり、落ち着かない様子を呈して、廊下を通る看護師を大声で呼び、「家に帰らないといけない」と訴えたり、ナースステーションまで来て「バスはどこから乗れるのか」「帰らないと叱られる」と一方的に話す。帰らなければならない理由を尋ねても明確な回答はない

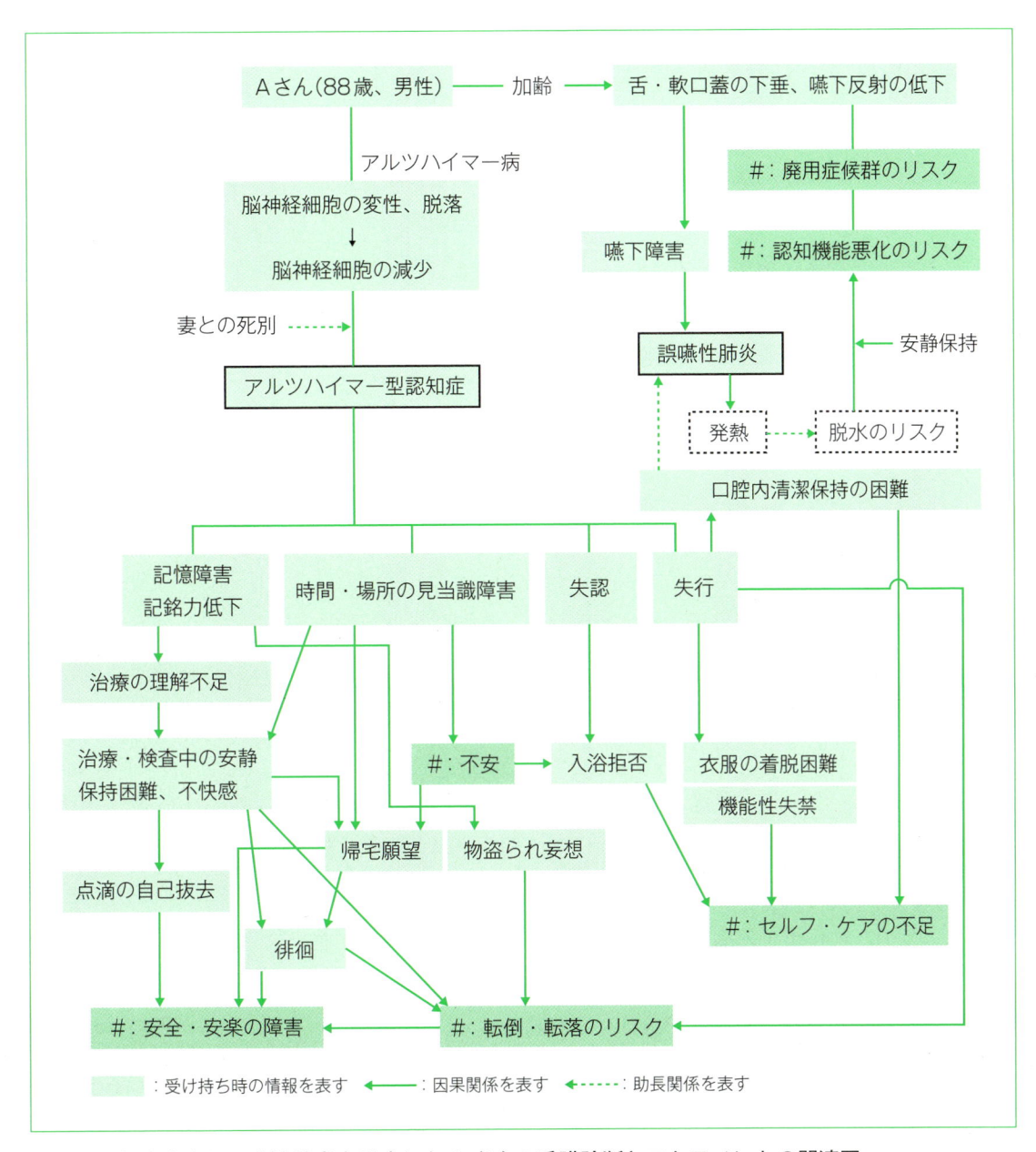

図1 認知症を有し誤嚥性肺炎を発症したAさんの看護診断とアセスメントの関連図

くみられる脱水を引き起こす危険がある。さらに、複数の検査を行うための安静保持の必要性から、廃用症候群が生じたり、認知機能の悪化のリスクがある。

2 セルフケアの不足

Aさんは、認知症のため失行、失認があるので、特に衣服の着脱、排泄行

動、口腔内の清潔保持などの日常生活を行う際の動作に介助を要する。

3 不安

　Aさんは、肺炎による急な入院であったこともあり、入院から3週間が経過し解熱が図られた現在でも、見当識障害のため、自分が病院にいるという現実認識がなされていない。そのため、「自分はいったいどこにいるのだろう」という不安が強い。また、理由は不明だが帰宅願望があること、さらに物盗られ妄想があり、盗られたと思い込んでいる財布を捜すため、看護師による見守りのない状況でベッドから降り、ナースステーションに来たり、廊下を徘徊している。

4 転倒・転落のリスク、安全・安楽の障害

　Aさんがベッドから降りる際には転落・転倒のリスクが高い。後期高齢者の転倒では骨折の発生率が高く、転倒防止は重要である。また、徘徊はエネルギーの消耗が著しく、肺炎療養中のAさんにとっては介入を要する問題である。転倒・転落の危険性は安全な療養生活の継続を困難にする要因となる。

　さらに、見当識障害、記憶障害などの認知症の中核症状により、肺炎治療に不可欠な点滴療法についての理解が得られず、自己抜去が繰り返されており、安全が保持されにくい状況がある。点滴抜去の要因は、①肺炎治療のために不可欠な医療行為であるという理解と現実認識がなされないこと、②点滴施行中の行動が制限されることによる不快、③点滴留置針刺入部の違和感があることなどであり、それらにより、Aさんにとっての安楽が保持されていないことから起こっていると考えられる。

　以上のことから、不安、帰宅願望、徘徊、物盗られ妄想、点滴の自己抜去といったBPSDがAさんの安全・安楽を障害する要因となっており、看護介入が必要である。

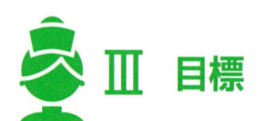

III 目標

　BPSDを呈することなく、安全・安楽に肺炎治癒に向けた入院療養生活を送ることができる。また、BPSDが出現した際には、危険を回避し、短期間で軽快する。

Ⅳ 援助の実際

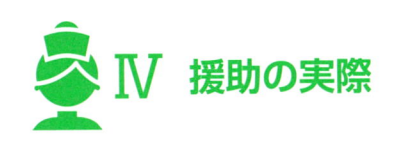

1 看護計画

安全・安楽の障害への対応として、以下の援助方針を立てた。
①点滴の自己抜去、物盗られ妄想、帰宅願望などのBPSDの要因を探求し、事故を未然に防止する。
②家族から、入院前や過去のAさんの生活歴に関する情報を収集し、BPSDが出現した際には、早期に軽快させるためにチームで一貫した対策をとるよう、情報を共有し、環境を整備し、対応する。

1）点滴の自己抜去による事故を防止する

後期高齢者で認知症をもつ人は、入院により、せん妄、不穏を起こしやすい。認知機能障害によるBPSDとの鑑別は難しいが、治療可能な症状か否かを判断するために、適切な観察とアセスメントが必要である。

点滴抜去に至るAさんの動作、行動を詳細に観察し、Aさんが不快に思い、苦痛と感じている要因を推測する。

記憶障害、見当識障害により治療のために入院していることが理解できないことから、点滴ルートによる行動範囲の抑制感、刺入部の疼痛、違和感、静脈針固定のためのテープの違和感、瘙痒感、点滴に対する不安感などが考えられる。したがって、現状の理解（現実認識）ができるように、繰り返していねいに説明する。また、場所に関する見当識障害による不安を軽減するために、Aさん自身が、入院していることを認識できるよう、院内で実施可能な環境を整備することが必要である。さらに、短期記憶障害のため、輸液療法をしていることを忘れてしまい、なぜこのようなことをされているのか不安になり、抜去につながる危険性がある。そのためにも、繰り返しの説明が必要である。

a. O-P
①点滴実施前の説明時の理解状況を観察する
②点滴実施前の排尿・排便状況を観察する
③点滴実施時の動作、手の動きを詳細に観察する

b. T-P
① 「ここは病院です。Aさんは肺炎で入院しています」「肺炎を治すために点滴をしています」「困ったことがあったら看護師を呼んでください」などと書いたメモを、オーバーテーブルや床頭台などの目につくところに置く。また、座位になったときや側臥位になったときに目線のいく壁にメモを貼る
② 点滴実施前には、排尿を誘導し、点滴中の尿意出現による不快から点滴の自己抜去につながらないようにする
③ Aさんの興味・関心のあることで、点滴中に安静が保持できることがないか、家族から情報を得て実施を促す

c. E-P
① 点滴実施中は頻回に訪室し、点滴の必要性、現在実施していること、刺入部に触れないことを繰り返し説明する
② 説明の際は、複数の要件を含めず、1件ずつ話す
③ 家族の協力が得られる場合は、自己抜去の危険性を説明し、見守りを依頼する

2）物盗られ妄想、帰宅願望による、見守りのない状況での病棟外への歩行、転倒を回避する

　肺炎を発症し、急な経過で入院となったことから、環境の変化に適応するのが困難で、認知症に伴うBPSDの急激な進行が予測される。

　物盗られ妄想は、記憶障害により大事な物を自分でしまったことを忘れ、見当たらないために、だれかに盗られたと思い込む状況で起こることが多いとされている。したがって、急に捜し物を始めるため、転倒・転落の危険性が高い。

　帰宅願望は、目的のあるなしにかかわらず、徘徊することによる体力の消耗が著しい場合があり、肺炎の改善に悪影響を及ぼす可能性がある。また、転倒やその結果として骨折の危険性が高い。安全に治療が受けられる看護支援が必要である。

　帰宅願望の理由は多様であり、個別の対応が求められるため、入院前だけなく、Aさんの過去の生活歴についても家族から情報を得て、現在の環境との関連性から帰宅願望の理由を探ることが重要である。

　さらに、記憶障害、見当識障害のため、「今、自分がいるところはどこな

のか」「自分がなぜここにいなければならないのか」という不安が強く、帰宅願望を呈している場合もある。Ａさんが安心感を得るための働きかけが、療養生活を円滑にするうえで重要である。その改善のためには、リアリティ・オリエンテーション（reality orientation；RO）訓練が効果的とされている[6]。発熱などの状態を考慮し実施することにより、現実認識を高める効果や、不安が軽減される可能性が期待できる。

a. O-P
① 物盗られ妄想の状況、および大切な物をしまう場所を観察する
② ベッドの昇降時に障害となるもの、危険物の有無について観察する
③ 帰宅願望を訴える時間帯、状況を観察する
④ 帰宅願望の際に発する言動を観察する
⑤ 歩行状態を観察する

b. T-P
① Ａさんの生活歴を家族から情報収集する
② ベッドの昇降時に障害となるものや危険物がないよう環境を整備する
③ ベッドサイドに単独で降りる際の危険に備え、観察しやすく、早期発見、対応が可能になるように、ナースステーションに近い病室に変更する
④ 夜間は、離床センサーを使用する
⑤ 物盗られ妄想に対しては、Ａさんが大事な物をしまう場所を一緒に探し、盗られたと認識している物をＡさんが自ら発見できるようにする
⑥ Ａさんの私物には名前を記入する
⑦ 帰宅願望時に問いかける会話内容、Ａさんが病院に踏みとどまることを受け入れられる説明内容をチームで統一する
⑧ 繰り返す訴えに、Ａさんが安心できるよう、毎回、ていねいに応える
⑨ バイタルサインが安定していれば、少しの間、付き添って病棟内を歩き、関心を他に向けるように話題を変え、病室に誘導する
⑩ 状態を考慮して、24時間ROを行う（例：カレンダーを病室に貼る、季節の花を飾るなど）
⑪ 家族から情報を得て、Ａさんのなじみの物で治療の妨げにならない物を病室に置く

c. E-P
① 肺炎治療の目的で入院していること、この部屋はＡさんの病室であり、

ここにいてよいこと、いる必要があること、ここで危害を加えられることはなく安心してよいこと、などを繰り返し、ていねいに説明する。
②家族に対して、医師から肺炎の治療経過と病状について説明してもらい、帰宅願望についても理解を求めるとともに、面会の機会を多くするよう協力を求める。

2 看護援助の実施と評価

1）点滴の自己抜去による事故防止

a. 点滴前の対応

点滴開始に先立ち、朝のあいさつをして、季節の移り変わりの話などしながら、カレンダーを活用し、今日の日付の確認と、病院にいることの現実認識をするためのコミュニケーションをとるようにした。その時点では、「そうか、肺炎になっちゃったのか……」「ここは病院か」と理解は得られていた。

点滴開始前にトイレに誘導し、排尿を促した。これにより、輸液終了まで尿意による行動障害はみられなかった。便意については、便秘が3日以上続くときは、行動に留意し、浣腸を行う場合は輸液終了後に実施するようにした。これらにより、排泄にかかわる点滴自己抜去の要因への対応は図れたと評価できる。

b. 点滴施行中の対応

点滴施行中の気になる動作として、点滴ルートに触れたり左右に引っ張る動作が時々みられ、また点滴をしていることを忘れている様子で、体位変換した際にルートがからだに巻きついたり、引っ張られたりしている。それを不快に感じて取り払おうとする動作が時折みられた。その際には、再度説明を行った。

チューブにより行動が制限されることに伴い抜去に至るのではないかと考え、エクステンション・チューブを試行したが、その使用はかえって違和感を増長し、抜去につながる危険性があり適切ではなかった。また、チューブ固定のため、刺入部周辺に貼付したテープによる不快感からか、はがそうとするしぐさがたびたびみられた。しかし、点滴中の訪室回数を増やし、説明と見守りを行い、家族の協力も得られたことにより、効果が得られた。

c. 現実認識を促進するための対応

現実認識を促進するために実施した、壁の貼り紙や床頭台のメモについては、目にとまるとAさんは声に出して読み、訪室した看護師に「ここは病

院かね」「わしは入院しているのかね」と尋ねていた。看護師からも訪室時に現状の説明を繰り返し行うようにした。Ａさんのように字を読むことができ理解できる場合には、このような方法は効果があることが知られており、Ａさんにとっても有効であったと評価できる。

d. 家族からの情報の活用

Ａさんの興味、関心のあることとして、若い頃から写真を撮ることが趣味で、特に定年後は妻と撮影旅行によく出かけていたとの情報を家族から得ることができ、昔のアルバムを持ってきてもらうように依頼した。それを題材として、担当看護師と家族でＡさんから、過去に体験し楽しかった思い出話を聴くようにし、点滴中の身体的安静と精神的安定が保持できた。

2）物盗られ妄想、帰宅願望による、見守りのない状況での病棟外への歩行、転倒の危険性の回避

a. 物盗られ妄想への対応

Ａさんは、「財布を失くした」と言いながらベッドサイドに降り、床頭台の引出しの中の物や、ロッカーの中の荷物を出していたり、裸足でナースステーションに来て、「あんた、わしの財布をどこへやった」と看護師に暴言を吐くことが数回あった。Ａさんはいつも、財布をシーツの折り返しの下にしまっていることを観察していたので、付き添って病室に戻り、一緒に探し、「シーツの下も探してみましょう」と誘導しながらＡさんに見つけてもらうようにした。

夜間は、ベッドサイドに一人で降り、廊下を歩行すると転倒の危険性も高いと考え、Ａさんと家族に説明し、同意を得て、所持金は最小限にし、ナースステーションで預かるようにした。しかし、Ａさんは預けたことを忘れてしまうので、引出しに「財布は詰所（ナースステーション）で預かっています。お金が必要なときは看護師に言ってください」と書いたメモを入れて、ベッドサイドに降りる前に財布を預けたことに気づけるようにした。ナースステーションに近い病室に変更したこともあり、看護師もＡさんの呼びかけに容易に気づくことができて対応が可能になり、危険を回避することができた。

b. 帰宅願望への対応

家族から情報収集したが、Ａさんの帰宅願望の目的については特定できなかった。夕方、病院の隣の小学校のチャイムが鳴ると、「家に帰らなければ

いけない」と訴える行動もあり、その時間帯には、訪室するか、Aさんの呼びかけに注意を払うようにした。

　帰宅願望の理由を尋ねても回答はなく、歩き始めてしまい、静止にも応じなかった。そのため、Aさんと病棟内の廊下を2往復ほど見守りながら歩き、「少し疲れましたから、お部屋でお茶にしませんか。Aさんの写真を見せていただけませんか」などと病室に誘導し、写真の話題を持ち出して帰宅願望の欲求の気持ちをそらすようにした。

　これにより、帰宅願望による徘徊の7～8割は対応でき、転倒および体力の消耗の危険性を回避できた。しかし2～3割は、病室に戻ることなく徘徊を続けることもあり、病室に戻るきっかけとなるキーワードは特定できなかった。

　病棟の廊下には、医療用機材が数台配置されていたため、常に看護師が一人付き添うようにして危険は回避できたが、家族からAさんの生活歴やこだわりに関してさらなる情報収集が必要であった。

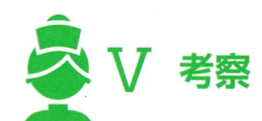

V　考察

　高齢者にとって肺炎は死に至る危険性が高く、入院が必要となる場合が多いが、認知症をもつ高齢者にとっては、疾病の治療のための入院自体が危機的状況に陥る重大な出来事である。しかし、病院は治療を目的とする機関であり、環境への適応が困難な認知症高齢者に配慮したハード面での環境整備は難しい。そのような状況のなかで、可能なかぎりその人の尊厳を重視した個別の対応により、治療が継続できるように支援することが看護に求められている。

　入院中にさまざまなBPSDを呈したAさんが、より快適かつ安全に治療を受けることができるように、Aさんの気持ちに沿ったケアを家族と共に試みたことによって治療が継続できたと考えられる。

　認知症介護研修・研究東京センターは、認知症の人の尊厳性重視の理念に基づき、本人本位のケアを目指して「認知症の人のためのケアマネジメントセンター方式」（以下、「センター方式」と略す）を開発した[7]。そのなかで、ケアの実施に際してケアの提供者が考慮すべきこととして、「その人らしいあり方」「安心・快」「自分の力の発揮」「安全・健康」「なじみの暮らしの継続」の「5つの視点」をあげている。

センター方式は、地域や高齢者施設で暮らす認知症高齢者のケアのあり方として開発されたものであるため、治療中心で福祉職員の配置のない病院において適応可能かどうかという疑問はある。しかし、治療目的であったとしても上記の5つの視点は重要であると考え、これらの視点を考慮し病院でも可能なケア方法を試みた。だが、特に病院での「なじみの暮らしの継続」は難しい。そこで、入院前から使用していた湯呑みや箸、家族の写真、そして趣味のアルバムなどをそばに置くことで、少しでもなじみの環境を提供するよう配慮した。それにより点滴施行中の安静が図られ、自己抜去を防ぐことができたのではないかと考えられる。

　近年、介護特別養護老人ホームで導入されているユニットケアを病院でも取り入れ、効果を上げているとの報告もある[8,9]。しかし、いずれも認知症疾患治療病棟における取り組みであり、一般病棟への導入は、法の改善や診療報酬への反映などの課題があって実現の可能性は低い。そのため、小物の工夫などにより、認知症高齢者の安心・快・安全の確保を図ることが重要と思われる。

　本事例において達成が不十分であった、Aさんの生活歴やこだわりに関する情報収集については、センター方式の「その人らしいあり方」の視点に関連すると思われる。しかし本事例の場合は、介護保険施設と異なり在院期間が短く、家族との接触時間が短かったことから、帰宅願望の解決につながる情報は得にくかった。

　認知症の人からは正しい情報は得られないという偏見を排除し、Aさん自身からも、過去の生活歴に関する情報を得る努力がより必要であったと思われる。

　安全に治療が受けられる支援としての、24時間ROを導入したケアでは、日常生活における食事や排泄の介助などの場で生じる基本的なコミュニケーションのなかで、「自分はだれなのか」「自分は現在、どこにいるのか」「今は何時か」「今、何をしているのか」といった事柄に対する現実認識の機会をもち、意図的に働きかけた。

　このような介入は見当識を補う手がかりを与え、認知症のある高齢者が安全に治療を受けるために有用であると考える。しかし、認知症高齢者のBPSDはきわめて多様である。多忙な看護業務を遂行しながら、BPSDを呈する高齢者への対応に困惑する状況に対して、困った患者と決めつけるのではなく、状況の解決に向けて、全スタッフが家族と共に認知症の人と向き合

う姿勢が何より大切であろう。

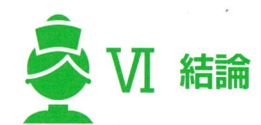

VI 結論

　誤嚥性肺炎を発症し入院した認知症高齢者の呈するさまざまなBPSDに起因する安全・安楽の障害に対して、センター方式の考え方に基づき、認知症の人の声を聞きつつケアを実施したことで、安定した状態で療養生活を継続することができた事例を報告した。

　記憶障害、見当識障害、失行・失認に伴う不安・不快、帰宅願望、物盗られ妄想といったBPSDにより、点滴の自己抜去、転倒・転落のリスク、安楽の障害をもつ認知症高齢者に対して、RO、メモの活用、見守り、離床センサーの使用とともに、家族からの情報収集、協力を得て、患者理解に努め、患者の尊厳を重視するかかわりから一定の成果が得られた。

引用文献

1) 総務省統計局：平成21年人口推計(平成21年5月：確定値、平成21年10月：概算値). http://www.stat.go.jp/data/jinsui/tsuki/index.htm(2009年10月31日にアクセス)
2) エイジング総合研究センター：認知症・要介護高齢者の将来推計. http://www.jarc.net/?p=294(2009年10月31日にアクセス)
3) 千葉京子, 草地潤子：介護老人保健施設における認知症高齢者との関わりで看護学生が対応困難となる場面の特性, 日本赤十字武蔵野短期大学紀要, 19：9-16, 2006.
4) 小泉素子：老人性痴呆疾患治療病棟の看護者が排泄ケアで抱く困難感とその患者要因についての認識, 老年看護(日本看護学会論文集), 34：48-50, 2004.
5) 江見三枝子, 他：臨床看護・介護における対応困難状況の発生頻度と対処方法の分析, 看護技術, 51(7)：641-644, 2005.
6) 奥野茂代, 大西和子編著：老年看護；概論と看護の実践, 第4版, ヌーヴェルヒロカワ, 2009, p.381.
7) 認知症介護研究・研修東京センター／大府センター／仙台センター：改訂認知症の人のためのケアマネジメント；センター方式の使い方・活かし方, 中央法規出版, 2008, p.28-45.
8) 田道智治, 他：老人性認知症疾患治療病棟におけるユニットケアの効果；入院患者の行動観察をとおして, 老年看護(日本看護学会論文集), 37：206-208, 2007.
9) 橋本隆彦, 他：ユニットケアを導入した認知症疾患治療病棟での取り組み, 日本精神科看護学会誌, 49(2)：449-452, 2006.

参考文献
1) 中島紀恵子責任編集:認知症高齢者の看護, 医歯薬出版, 2007.
2) 国際老年精神医学会, 日本老年精神医学会監訳:痴呆の行動と心理症状BPSD, アルタ出版, 2005.
3) 堀内園子:認知症看護入門, ライフサポート社, 2008.

ケース・レポート 6 —老年—

ケース・レポートの解説

　超高齢社会を迎え、認知症をもつ入院患者の数は増加傾向にあり、入院という生活環境の変化が認知機能の悪化や新たなBPSDの発症、増悪を招き、検査の実施や治療の継続が困難になる状況が起こっている。今回の事例は自宅からの入院であるが、高齢者施設に入所している認知症高齢者が誤嚥性肺炎を併発し、入・退院を繰り返すケースも増加傾向にある。

1 BPSDの多様性

　そもそも高齢者は複数の疾患を併せもっていることが多いが、認知症高齢者は自ら症状を正確に訴えられない場合が多い。このことから、認知症高齢者をケアする看護師には、詳細で適切な観察力、深い洞察力が求められる。

　認知症といってもその原因疾患はさまざまで、原因疾患によりBPSDの出現が異なり、重症度、多様なBPSDに応じた適切な対応が必要である。また、入院当初は、せん妄やうつ症状、不穏との違いを的確にアセスメントしてケアを実践する必要がある。そのためにも、認知症に関する知識とBPSDに対する適切な対応を習得することが重要である。

2 病院環境での認知症患者への対応の困難さ

　今回のケースレポートでは、多彩なBPSDのうちのいくつかが紹介されているが、病院という環境のなかで、認知症の人が不安なく、安全に治療を受けることは非常に難しいと思われる。

　アセスメントに記載されているように、Aさんは、記憶障害や見当識障害のために、自分が肺炎に罹患し治療のために補液療法を受けていることを認識していないと判断した。そして、点滴チューブなどに違和感、不快感を感じ自己抜去に至ったと推測し、現実認識を高める働きかけを実施している。またAさんは、看護師から検査や治療の必要性について説明されても、記憶障害により忘れてしまうことが多い点を念頭に置き、繰り返し説明するという対応で、治療が継続的に行われるよう配慮したのは、妥当なケアであっ

たといえる。

さらに、徘徊から転倒、骨折に至るケースも多く報告されており、骨折すれば寝たきりになる確率が高く、それにより肺炎が増悪したり、再発を繰り返して生命維持が困難になることも推測される。また、寝たきりによるADLやQOLの低下を招くことが推測される。そのため、徘徊の原因やきっかけを分析し、安定した精神状態で治療が受けられるような対応が必要となる。

3 計画的・意図的な生活環境づくり

介護老人福祉施設や介護老人保健施設では、専門的環境支援指針（professional environmental assessment protocol ; PEAP）を参考に、エビデンスに基づく計画的かつ意図的な生活環境づくりの取り組みが広がりつつある。病院において、PEAPに基づく環境整備は実現が困難だが、部分的な導入は可能である。

たとえば、見当識障害、記憶障害のために自分の病室がわからなくなってしまうことによる徘徊が疑われる場合は、病室にその人のなじみの写真や絵を貼るなどの工夫により改善する場合がある。また、トイレの場所がわからず廊下で放尿したりする場合は、トイレの前にそれと認識しやすいシンボルマークをつけるなど、ちょっとした道具と工夫で病院でもできる援助がある。本事例で活用したカレンダーの貼付もその一例であり、現実を認識できるように働きかけ、帰宅願望による徘徊の予防に一定の効果が得られたと評価でき、妥当なケアであったと考えられる。

4 非薬物的療法の必要性

認知症の人自身が自分の気持ちを語る機会も増え、これまで理解が困難だった認知症の人のニーズが徐々に明らかになってきた。そのことを考えると、しばしば見受けられるように、治療を優先するあまり、安静保持の必要から薬物による抑制を行ったり、BPSDを鎮静化させるために即座に薬物投与を行うなどのような安易な対応は好ましくないと考える。対応の仕方には多様なバリエーションがあることを念頭に置き、その人の身体的・心理的状態、環境要因、生活背景、成育歴などを包括的に把握したうえで、個人に応

じた効果的な対応を模索し、様々な非薬物的療法を試みることが、安全・安楽につながり療養生活を円滑にする看護援助になると考える。しかし、安全面の理由から薬剤の使用が望ましい場合もあり、倫理的課題を考慮しつつ、それを見極めることが重要である。

　病院で認知症の人を看るのは不可能だと考えている看護師もいる。認知症がある場合には、家族が常時付き添うことができなければ入院を受け入れられないと拒否する病院も現実に存在する。肺炎は高齢者にとって生命にかかわる疾患で、それを治療することは重要なことであり、認知症であっても尊厳ある人として治療やケアを受ける権利がある。そして、治療のために入院している認知症患者であっても、その人の大事にしているものがあり、望んでいることができるという意味を包含した「その人らしさ」を追求したケアが必要である。看護専門職として、認知症の人と相互に交流するなかで理解を深め、人格を尊重したケアを行うことが重要であると考える。

ケース・レポート 7 —小児—

ネフローゼ症候群患児の看護
―易感染状態で感染予防行動を嫌がる5歳児への援助―

序論

　ネフローゼ症候群は、糸球体基底膜の透過性が亢進し、たんぱくが大量に尿中に排泄されることによって、低たんぱく血症、浮腫、血圧低下を呈する症候群である。すなわち、ネフローゼ症候群は疾患名ではなく、尿たんぱくが大量に出る疾患の総称であり、特発性または原発性、続発性に大別される。

　小児の場合、ほとんどが原発性糸球体疾患によるもので、なかでも微小変化型ネフローゼ症候群が多く、薬物療法（ステロイド療法）で順調に軽快し、比較的予後はよい。しかし、重篤な合併症としてネフローゼ急症、血栓症、急性腎不全などを起こすこともあり、注意が必要な疾患である。

　治療は、ステロイド薬を用いた薬物療法が第1選択である。しかし、ステロイド薬の副作用のため、感染に対する抵抗力が弱く、尿路感染、腹膜炎、肺炎などの感染症に罹患しやすい状態となる。感染を契機に再発や再燃を繰り返し、治療が長期にわたることも多いため、感染を起こさないことが最も重要である。そのためには、両親および患児に対し、疾患や治療に関する十分な説明を行い、感染予防の重要性について理解を促すとともに、患児および両親が自ら感染予防行動がとれるように援助することが大切である。

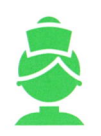

I 事例紹介

1 基本情報

①患児：Mちゃん
②年齢、性別：5歳5か月（幼稚園年長）、女児
③診断名：微小変化型ネフローゼ症候群
④家族背景：3人家族で、父は会社員、母は専業主婦で妊娠6か月。父方

の祖父母は同敷地内に居住しており、祖父は会社員、祖母は専業主婦。母方の祖父母は隣市（車で30分）に居住。

⑤性格：おとなしい。慣れると明るくて活発との情報あり。甘えん坊でわがままなところもあるとのこと。

⑥発達・生活：特に問題はみられない。生活習慣は自立していたが、入院後は、自分でできることも甘えてやらないことが多い。持続点滴のためか、時々、夜尿がみられるようになった。清潔習慣では、入浴は好きだが、清拭を嫌がる。洗顔・うがいが嫌いで、促されてもなかなかできない。

⑦既往疾患：水痘（2歳）、流行性耳下腺炎（3歳）

⑧予防接種：3種混合、麻疹、風疹、BCG

2 受け持ちまでの経過

入院3日前、微熱、倦怠感、鼻汁などの感冒症状がみられたため近医を受診したが、かぜと診断され、内服により経過観察していた。しかし入院当日、全身に浮腫が現れたため、近医を再受診し、ネフローゼ症候群の疑いにより精査・治療目的で紹介入院となった。

入院後の経過を**表1**に示す。

入院時の身長は110.2cm、体重は20.0kg、尿たんぱくは（4＋）、血清総たんぱくは3.8g/dL、血清アルブミンは1.8g/dLであった。腎生険により微小変化型ネフローゼ症候群と診断され、すぐにステロイド薬の点滴治療が開始された。腹痛・下痢といった消化器症状が強くみられ、肛門周囲・殿部に発赤があった。塩分制限、水分制限、安静度Ⅱ（ベッド上安静、トイレのみ歩行可）であった。

入院5日目よりステロイド薬内服となった。徐々に消化器症状は消失したが、肛門部の発赤は持続し、痛がる様子もみられた。尿量も増加し、浮腫は全身にあるものの軽減していた。

3 疾病の理解

①両親：入院時に母親に診断名が告げられ、腎生検後、医師から両親に病気について以下の説明がなされた。「ネフローゼ症候群のなかでも最も多い微小変化型であり、治療はステロイド薬を使用する。ステロイド薬に反応すれば予後はよい。しかし、ステロイド薬を使用すると、副作用

表1　経過表

治療、その他	月日	入院当日	入院2日目	入院3日目	入院4日目	入院5日目	入院6日目	入院7日目
治療	ソリタ-T4号®点滴	→→→→→→→→→→→→→→→→→→→→→→→→→→→→→→→→→→→→→→						
	25%アルブミン®50mL	→→						
	ラシックス®20mg	→→						
	プレドニン®40mg/日			→→→→→→→→→→→→→→→→→→→→→→→				
	プレドニゾロン®40mg/日							→→
	セルベックス®70mg/日							→→
検査	尿たんぱく（g/日、全尿）			8.7		1.5		
	血清総たんぱく（g/dL）	3.8	3.7			4.0		
	血清アルブミン（g/dL）	1.8	1.9			2.0		
一般状態	体重（kg）	20.0	18.8	18.8	18.7	18.8		
	尿量（mL/日）	150	180	290	200	350	600	300
	浮腫	全身 →→→→→→→→→→→→→→→→→→→→→→→→→→→→→→→→→→→→						
食事	水分摂取量（300mL/日）	100	100	300	300	300	300	300
	食事摂取量	1/5	1/5	1/4	1/4	1/5	1/2	1/2
安静度			Ⅱ度 →→→→→→→→→→→→→→→→→→→→→→→→→→→→→→					

治療、その他	月日	入院8日目	入院9日目	入院10日目	入院11日目	入院12日目	入院13日目	入院14日目
治療	プレドニゾロン®40mg/日	→→→→→→→→→→→→→→→→→→→→→→→→→→→→→→→→→→→→						
	セルベックス®70mg/日	→→→→→→→→→→→→→→→→→→→→→→→→→→→→→→→→→→→→						
検査	尿たんぱく（g/日、全尿）	1.4						0.2
	血清総たんぱく（g/dL）	3.8	5.0					5.8
	血清アルブミン（g/dL）	2.0						2.6
一般状態	体重（kg）	18.5						19.5
	尿量（mL/日）	800	500	700	600	700	750	700
	浮腫	下肢のみ →→→→→→→→→→→→→→→→→→→→→→→→→→→						消失
食事	水分摂取量（フリー）	600	550	600	580	600	600	600
	食事摂取量	全量	全量	全量	全量	全量	全量	全量
安静度			Ⅱ度 →→→→→→→→→→→→→→→→→→→→→→→→→→→→→→					

として感染しやすい状態になるため、感染予防が重要である。感染すると再発や再燃を起こすことが多く、再発を繰り返すと難治性へ移行するので注意が必要である」。両親は真剣に聞いており、特に質問などはなかった。治療に関しても「お任せします」とのことであった。

②Mちゃん：病気だから入院して治さなくてはならないことはわかっている。「元気になって早く帰りたい」との発言があった。

II 看護診断とアセスメント

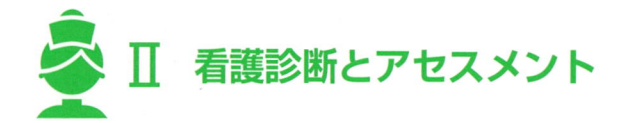

以下に、看護診断または看護上の問題ごとにそのアセスメントを明記した。また、「感染リスク状態」および「症状再燃リスク状態」に関係する情報を因果的に示し、アセスメントと看護診断の関連図を図1に示した。

1 #1：ステロイド薬投与、低たんぱく血症による感染リスク状態

入院当日からステロイド薬を大量に使用しているので、易感染状態であり、低たんぱく血症も続いているため、非常に感染しやすい状況である。また、全身浮腫は軽減しているものの、皮膚の損傷が起こりやすく、感染しやすい状態である。

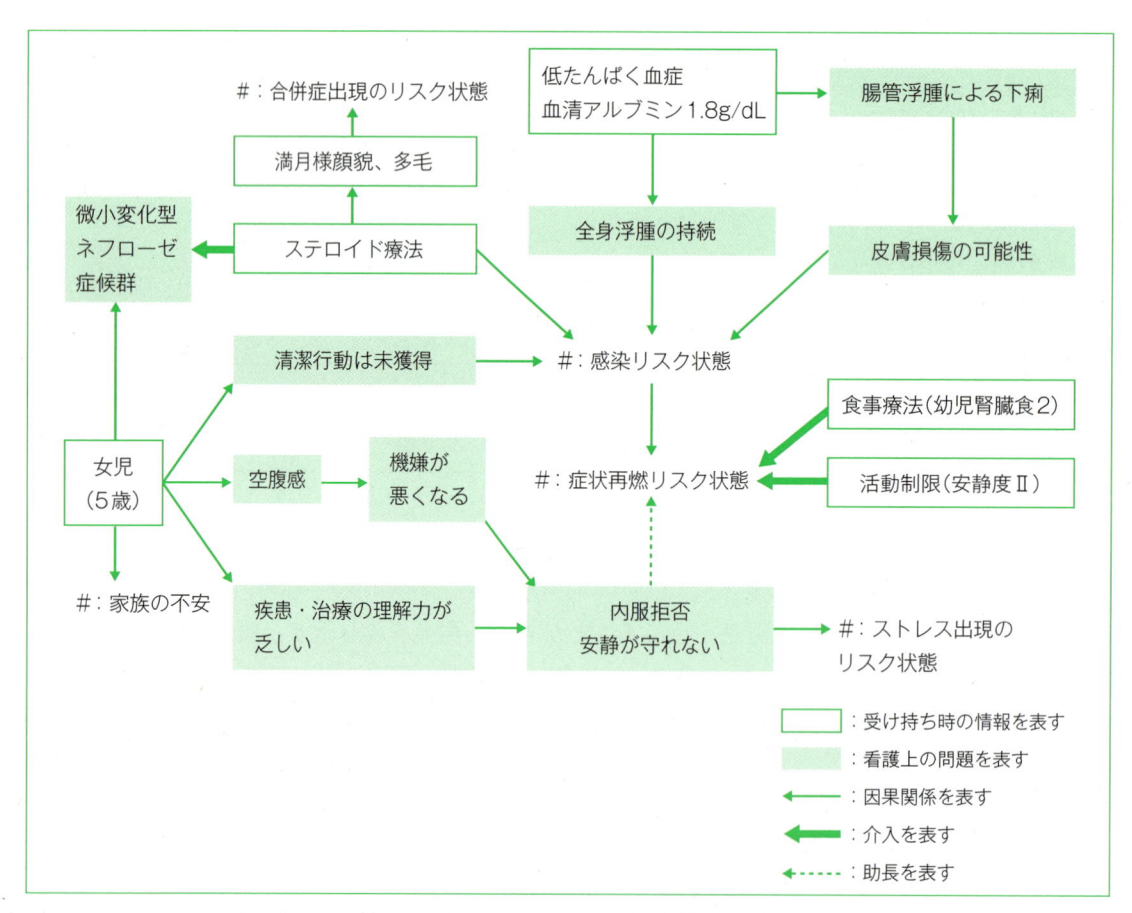

図1 ネフローゼ症候群患児の看護診断とアセスメントの関連図

さらに、患児は5歳で病識が乏しく、自ら感染予防行動をとることができない。清潔行動では、手洗い・うがいは促されると嫌々行う。からだを拭くのを嫌がっており、十分な清潔行動がとれないことにより、さらに感染のリスクが高まることが予測される。感染によってネフローゼ症状の再燃が考えられるため、感染予防は非常に重要である。

2 #2：内服治療や安静療法が守れないことなどによる症状悪化・再燃の可能性

入院当初は安静も守られていたため、急性症状も消失し、浮腫も軽減し始めていたが、ステロイド薬が点滴投与から経口与薬になると、苦味のため飲むのに時間がかかったり、嫌がったりしている状況であった。また、急性症状が消失したため行動が活発となり、疾患や治療に対してはある程度の理解は示しているものの、退屈になるとベッド上で飛び跳ねたりする様子がたびたびみられるようになった。内服拒否や安静を守れないことから、消失し始めた症状の悪化や再燃の可能性が高まることが考えられた。

3 #3：ステロイド薬投与による合併症出現の可能性

受け持ち時より、満月様顔貌、多毛がみられるようになってきたため、その他の合併症についても出現する可能性があると考えられる。また、受け持ち3日目頃から食欲亢進がみられ、幼児腎臓食2（1400kcal、たんぱく質35g、塩分4g）を全量摂取しても空腹感があるようで、母親におやつを要求するようになり、おやつがもらえないと泣き叫んでいた。また、機嫌のムラが激しく、母親にヒステリックに叫ぶこともしばしばあった。

4 #4：活動制限、空腹によるストレス出現の可能性

入院後、急性症状が消失し症状が安定するまでは、安静度はベッド上に限られ、移動は車椅子であった。元来、外遊びが好きで活発な子どもであったため、調子がよくなるとベッド上でも飛び跳ねたりして危険な場面もしばしばみられた。さらに空腹が加わると、機嫌が悪くなり、母親をたたいたり、おもちゃを投げるなどの行動があった。

5 #5：家族の不安

家族は、急な入院、治療開始で、入院当初は精神的に混乱していたが、急

性症状が消失すると、精神的に落ち着きを取り戻した。しかし一方、「薬が効くかしら」とか「再発はしないかしら」など、病気・治療に関する不安を示すようになった。また、満月様顔貌や多毛といったボディイメージの変化に対して精神的に動揺し、「元に戻れるのかしら」と心配する声も聞かれた。Mちゃんの機嫌のムラについていけず、「あんな子じゃなかったのに……」と涙することもあった。

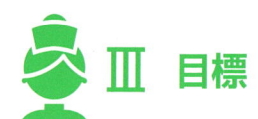

III 目標

#1. 感染徴候がみられない
#2. ネフローゼ症候群再燃の症状がみられない
#3. ステロイド薬投与の副作用による異常症状がみられない
#4. 遊びや気分転換活動をとおして、ストレスを発散できる
#5. 家族が不安や心配を表出し、それらに対処することができる

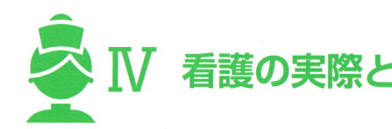

IV 看護の実際と結果

アセスメントの結果、5つの看護診断（看護上の問題を含む）を確定したが、これらのうち最も影響を与え重要な課題となる「#1：ステロイド薬投与、低たんぱく血症による感染リスク状態」に焦点を当て、看護の実際とその結果について述べる。

1 看護計画

1）異常の早期発見
　①感染徴候の観察：体温、脈拍、呼吸（呼吸数・リズム、呼吸音、呼吸困難の有無など）、咳嗽、鼻汁、機嫌、活気、倦怠感、食欲など
　②水分出納バランス
　③検査データ：白血球数、CRP、胸部X線所見など
　④皮膚の状態、浮腫の程度

2）感染予防
　a. 全身清拭および排便後の殿部洗浄、排尿後の陰部洗浄を行う
　①毎日、全身清拭、陰・殿部洗浄、足浴を行う。洗髪は、ベッドサイドで

洗髪車を用い、週2回行う。
②清拭は、浮腫のため皮膚が傷つきやすいので、ガーゼタオルを用い、こすりすぎないように注意する。10時のおやつ後の機嫌のよいときに、好きなキャラクターのタオルを用いて行う。足浴が好きなので足浴を初めに行うなど、嫌がらずに行えるよう工夫する。

b. 感染予防行動がとれるように援助する

①食事前の手洗い・含嗽、排泄後の手洗い、食後の歯磨きなどを確実に行えるよう促す。
②含嗽はパペットなどを用い、楽しくできるよう工夫する。
③手洗いや含嗽ができたら丸をつけるような「手洗い・うがい表」を作り、Mちゃんが進んで取り組めるよう援助する。
④病室から出るときにマスクを着用するよう促していく。

c. 患児・母親に感染予防の必要性について説明する

①感染予防の必要性について、Mちゃんの発達段階に応じた紙芝居を用い、なぞなぞ形式でわかりやすく説明する。
②母親には、疾患のパンフレットを用い、感染することで再燃する可能性があること、ステロイド薬を使用しているので感染しやすい状況にあることを説明する。また、説明後わからないことがないか確認し、対応する。

2　援助した結果

1）異常の早期発見

　感染徴候はみられず、水分出納および検査データ上も異常はみられない。浮腫は軽減しているものの持続しているため、今後も継続して観察していく。皮膚にびらんや発赤などはみられない。

2）感染予防

　Mちゃん・母親共に感染予防の必要性はある程度理解できたと思われる。全身清拭や陰・殿部洗浄は、足浴後に行うことで、毎日、嫌がらずに行うことができ、清潔を保つことができていた。
　しかし、食事前になると機嫌が悪くなり、手洗いや含嗽を嫌がり、そのまま食事をするといった場面が多くみられた。母親は、手洗いや含嗽を促すことで、本人の機嫌がさらに悪くなることを嫌がり、なかなか食事前の手洗い・

含嗽を促せずにいた。そこで、「頑張り表」を作成し、できたらシールを貼るといった方法を取り入れたところ、嫌いだった手洗い・含嗽を行うことができた。最初はシールを貼ることが楽しみで行っていたが、その姿をほめられることがMちゃんの励みとなり、継続できるようになった。

また、適宜、清潔行動の必要性についての説明を行うことで、Mちゃんも「バイキンがからだに入ると病気が治らなくて、おうちに帰れないんだよ」と看護師に説明できるようになった。

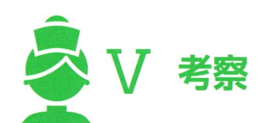

V 考察

ここでは、小児のネフローゼ症候群の感染予防について取り上げた。

入院早期から、発達段階に応じた紙芝居を用いて、病気やその治療の説明を行って理解を促し、感染予防行動がとれるように援助した。Mちゃん・母親共に、感染予防の必要性はある程度理解できていたと思われる。

全身清拭や陰・殿部洗浄は足浴後に行うことで、毎日、嫌がらずに行うことができ、清潔を保つことができた。しかし、食事前の手洗い・含嗽は行うことができなかった。母親は、ステロイド薬の副作用により食事前は機嫌が悪く、手洗い・含嗽を促すとさらに癇癪を起こすため、清潔行動の必要性は理解しているものの、積極的に促せなかったようである。そこで、Mちゃんが自ら楽しんで行えるように「頑張り表」を作成したところ、嫌いだった手洗い・含嗽を行うようになった。ほめられることが患児の励みとなり、習慣化へとつながっていったのである。また、適宜、清潔行動の必要性についての説明を行うことで、患児も感染と疾患の関連について理解し、自分が行わなければならない行動ができるようになった。

このケースでは、感染予防の必要性を患児および母親が理解でき、自ら予防行動を行い、感染を起こすことなく順調に経過した。5歳児であっても、疾患や治療に関して発達段階に応じた説明を十分行い、患児および家族が自ら感染予防行動が習慣化されるように援助していくことが大切である。そのためには、発達段階や性格などの個別性を考慮し、援助の方法を工夫していく必要があろう。

一般的に小児のネフローゼ症候群は、薬物療法（ステロイド療法）で順調に軽快し、比較的予後はよいとされているが、感染を契機に再燃を繰り返し、難治性へと移行する場合もある。薬物治療および安静療法が守れるよう

援助するとともに、感染予防の重要性を念頭に置きながら援助することが大切である。

ケース・レポート 7 —小児—

ケース・レポートの解説

1 テーマ選択の意義

　小児のネフローゼ症候群は、ほとんどが原発性糸球体疾患によるもので、微小変化型ネフローゼ症候群が多く、薬物療法（ステロイド療法）で順調に軽快し、比較的予後はよい。しかし、感染を契機に再燃を繰り返すと難治性となり、治療が長期にわたることも多いため、感染を起こさないことが最も重要である。感染予防には、両親および患児が疾患を理解し、自ら感染予防行動がとれるようになることが重要である。しかしながら、特に幼児期の子どもは、清潔行動習慣もいまだ確立されていない時期であること、病気に対する理解力が十分ではないことなどから、発達段階や理解レベルに応じた説明や援助が必要とされる。この時期の子どもと親の感染予防行動の確立という困難なテーマに挑戦したことは非常に意義がある。

2 情報収集・アセスメントの特殊性

　情報収集・アセスメントにあたっては、幼児期の子どもの場合、観察や本人の訴えのみでは全体像を把握することが困難である。そのため、ふだんの生活の様子との違いなどについて、家族からの情報収集が重要である。生理学的指標のみならず、活気や機嫌などの行動学的指標についても情報収集することが大切である。

　また、小児看護では母子一対が対象といわれるように、両親や家族の不安が子どもの治療・療養生活に影響を及ぼすため、家族のニーズにも目を向けた情報収集やアセスメントが必要であろう。機嫌のムラが激しい子どもに24時間付き添っている母親の疲労、ストレスに対しても情報収集し、アセスメントしていく必要がある。

3 子どもの成長・発達を踏まえた目標設定、看護計画

　患者目標の設定においては、幼児期は日常生活習慣を獲得し、自立してい

く時期であるため、子どもの成長・発達を踏まえた目標設定が重要である。特に、治療上、安静の必要があるケースでは、排泄や食事などのさまざまな日常生活習慣の獲得が遅れる可能性がある。日常生活習慣を見直し、過干渉や過保護にならないよう、促せる部分の発達は積極的に促すなどの目標設定が必要であろう。

また、幼児後期は集団の中で協調性やルールなどを身につけていく時期であるため、同年代の患児と交流できる場を意図的に提供することも必要であろう。特に、入院が長期にわたることが予測される場合、保育士などの専門職者とも連携をとりながら、成長発達に向けての援助計画を設定し、計画的に援助していくことが大切である。

看護計画においても同様に、発達段階を考えながら援助内容を検討し、自立を促していくことが望まれる。また、患児および家族の理解力に合わせた説明を行い、理解・納得して行動に移せるように援助することが大切である。患児や家族の疾患や治療への理解を促すには、発達段階に応じたプレパレーションが有効である。紙芝居などの視覚的教材や好きなキャラクターのぬいぐるみを用いるなどして興味を引きながら、わかりやすい言葉で説明するとよい。治療の必要性を理解したうえで、患児が治療を前向きにとらえ治療に参加できるよう援助し続けることが大切である。

さらに、両親や家族の精神面に対しても適切な援助を行い、療養環境を整えていくことが重要である。入院は子どもにとって、社会・環境的な刺激も少なく、ストレスフルであり、健やかな成長発達を阻害しやすい環境といえよう。入院している患児が健やかな成長発達を成し遂げられるように、患児にかかわる医療者が積極的かつ意図的に療養環境を整えることが重要である。

ケース・レポート 8 ―小児―

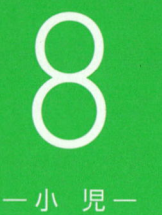

小児気管支喘息児の看護
―学童の療養に必要なセルフケア行動の指導のポイント―

序論

小児気管支喘息は慢性炎症性疾患であり[1]、長期にわたる入院治療が行われてきていた。しかし近年では、吸入ステロイド薬や抗アレルギー薬などの長期管理薬が開発され、家庭で簡便に使用できるようになってきたことから、喘息発作による入院は激減してきている[2]。だが、喘息の発症は増加し、発症年齢は低年齢化している[3]。

慢性疾患をもつ小児へのセルフケアの支援は、親や家族が代行していた療養生活に伴うセルフケアを、小児のセルフケア能力の発達に応じて本人に移行できるようにすることである[4]。

喘息児のセルフケア支援の最初の段階である患者教育については、2歳以上では本人への働きかけが可能であるとされる。幼児期には、治療に対して不快感を与えず、興味をもたせて治療意欲を出させる。学童期（6歳～小学校低学年）は、継続的な治療の必要性が理解できるように、わかりやすいことばで喘息の病態を説明し、腹式呼吸やピークフローの測定などにゲーム感覚を取り入れて、楽しませながら指導するとよいとされる[5]。

今回、筆者は7歳の小児気管支喘息児を受け持ち、その第1段階の患者教育に関する支援を行った。患児は4歳で気管支喘息と診断されている。これまでは、患児の健康管理は母親が行っていたが、学童期になったことから、病気と継続治療の必要性を理解できるようにすることと、予防行動のうち、腹式呼吸と排痰ができるようになるための練習を支援することとした。その過程で、小児に対する教育・指導を行うことは、成人に対するようにスムーズに進むものではなく、さまざまなつまずきが生じた。ここでは、その指導の過程を振り返り、小児にセルフケア行動を指導するときの要点について検討した。

Ⅰ 事例紹介

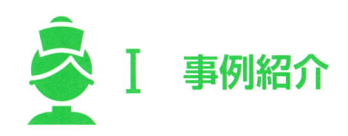

1 基本情報

①患児：M君
②年齢、性別、その他：7歳2か月（小学2年生）、男児、体重24.5kg、身長122cm
③診断名：気管支喘息
④入院日：平成○○年11月28日
⑤受け持ち期間：入院3日目から2週間
⑥家族構成：父親（34歳、会社員）、母親（33歳、会社員）、妹（4歳2か月、保育園児）の4人家族。両親が共働きのため、M君は学校から帰ると、同じ敷地にある父方の祖父母の家で母親が帰るまでの時間を過ごしている。祖父母は孫たちに甘い
⑦性格：外交的な性格で、友達関係は良好である。勝気。弱い者の面倒見はよい。からだを動かすことは嫌いではないが、運動はあまりしない。家ではテレビを見たりテレビゲームで遊ぶことが多い

2 現病歴

M君は、出生時体重3050g、正常分娩で出生した。その後、順調に成長・発達をしていた。生後10か月頃、アトピー性皮膚炎に罹患し、2歳頃に軽減した。この頃から、かぜに罹ると喘鳴が聴かれるようになり、4歳時に気管支喘息と診断された。その後、感冒に罹患すると小発作を起こすことが数回あったが、ここ1～2年は年に2～3回、中発作を起こし、外来での点滴治療、あるいは入院治療を受けて回復していた。

半年前からオノン®ドライシロップの内服（朝、夕）とホクナリン®テープの貼付（1日1回）を行っており、アレルゲンはハウスダストである。服薬とテープ貼付については母親の管理下で実施されていたが、半月前頃から薬の服用を嫌がるようになった。

今回は、2日前から咽頭痛、咳嗽などの感冒症状がみられ、その後、喘鳴が出現し、外来受診して入院となった。今回の入院目的は、①発作の改善を図るとともに、②7歳になったことから、病気、服薬の必要性、予防行動な

どについて発達段階に応じて理解できるようにすることである。

3 入院時の状況

　入院時、体温36.5℃、心拍数116回/分、呼吸数44回/分、血圧112/70 mmHg、SpO₂ 92％であった。胸部聴診を行うと、両肺野共に笛声音が聴かれた。喘息が著明で、肩呼吸、陥没呼吸、呼気の延長がある。チアノーゼは認められないものの、元気がなくぐったりしていた。入院時の検査データは**表1**に示すとおりである。

　入院後、酸素カニューレにより酸素2Lが開始された。また、ソリタ-T1号®を60mL/時とネオフィリン®の輸液が開始され、第1排尿後、ソリタ-T3号®40mL/時に変更された。ソル・メドロール®20mg/回の静脈注射が3回/日、ユナシン-S®400mg/回が3回/日で投与された。内服では、ムコダイン®細粒（毎食後）、オノン®ドライシロップ（食後）が投与され、ホクナリン®テープの交換があった。吸入は、メプチン®＋ビソルボン®が3回/日、パルミコート®が1回/日であった。

4 その後の経過

　M君は、入院初日〜2日目は陥没呼吸がみられ、咳嗽と喘鳴も続いており、活気はなかったが、入院3日目頃から喘鳴、陥没呼吸が軽減し、SpO₂は96〜97％を維持するようになり、点滴治療、酸素吸入も中止となった。入院時からの内服、吸入は続いている。症状が改善し、通常の日常生活が送れる

表1　入院時の検査データ

生化学検査		生化学検査		血液ガス分析	
TP	6.9g/dL	クレアチニン	0.36mg/dL	pH	7.366
ALB	4.8g/dL	IgA	103mg/dL	PaCO₂	37.4mmHg
AST	35IU/L	IgG	902mg/dL	PaO₂	68.3mmHg
ALT	8IU/L	IgE	218 IU/mL	尿検査	
LDH	331 IU/L	血液一般		比重	1.013
CRP	1.63mg/dL	WBC	16.1×10³/μL	潜血	（−）
Na	143mEq/L	RBC	449×10⁴/μL	pH	6.0
K	3.9mEq/L	血色素	12.3g/dL	たんぱく	（−）
Cl	102mEq/L	Hct	35.4％	WBC	（−）
Ca	9.6mg/dL	血小板	318×10³/μL	ケトン	2+
BUN	9mg/dL				

ようになると、プレールームや部屋の中でゲームをして時間を過ごすようになった。

　入院3日目から受け持つが、この頃から母親の付き添いがなくなり、毎夕の面会のみとなった。入院5日目頃からは症状はなくなり、活動的になった。病棟の他の学童は隣接の特別支援学校に通学しているが、M君は2週間程度の入院予定であり、転校手続きをしていないので、学校へ行くことができない。そのため、病棟にいる幼児とテレビを見たり、鬼ごっこなどをしたり、一人でテレビゲームをしていることが多くなった。病棟では、部屋の片づけや整理整頓などを行い、生活の自立を目指すよう指導しているが、面会に来た母親がしていることが多かった。

　入院目的である病気の理解と、予防薬の服用の必要性の理解、および予防行動（腹式呼吸と排痰）についての指導は入院5日目から開始し、病気についての理解や、予防行動も徐々にできるようになってきた。しかし1週間後には、1日2回の予防行動をしなくなっていった。

5 疾病の理解

1）母親

　M君が1歳を前にしてアトピー性皮膚炎とわかったため、アレルギー体質であることは理解している。4歳で喘息と診断されたときも、体質だから仕方がないと思い、喘息がわかってからは家の掃除をしっかりとするようにしている。フルタイムで働いているため、どうしても子どもの健康管理が十分でなく、つい祖父母任せになってしまった。

2）M君

　喘息という病名は知っていて、かぜをひくとゼイゼイが起こる病気だとわかっている。医療者や親から、病気の説明や、服薬についての説明を受けたことはない。

II アセスメントと看護診断

　アセスメントと看護問題の関連図を図1に示す。

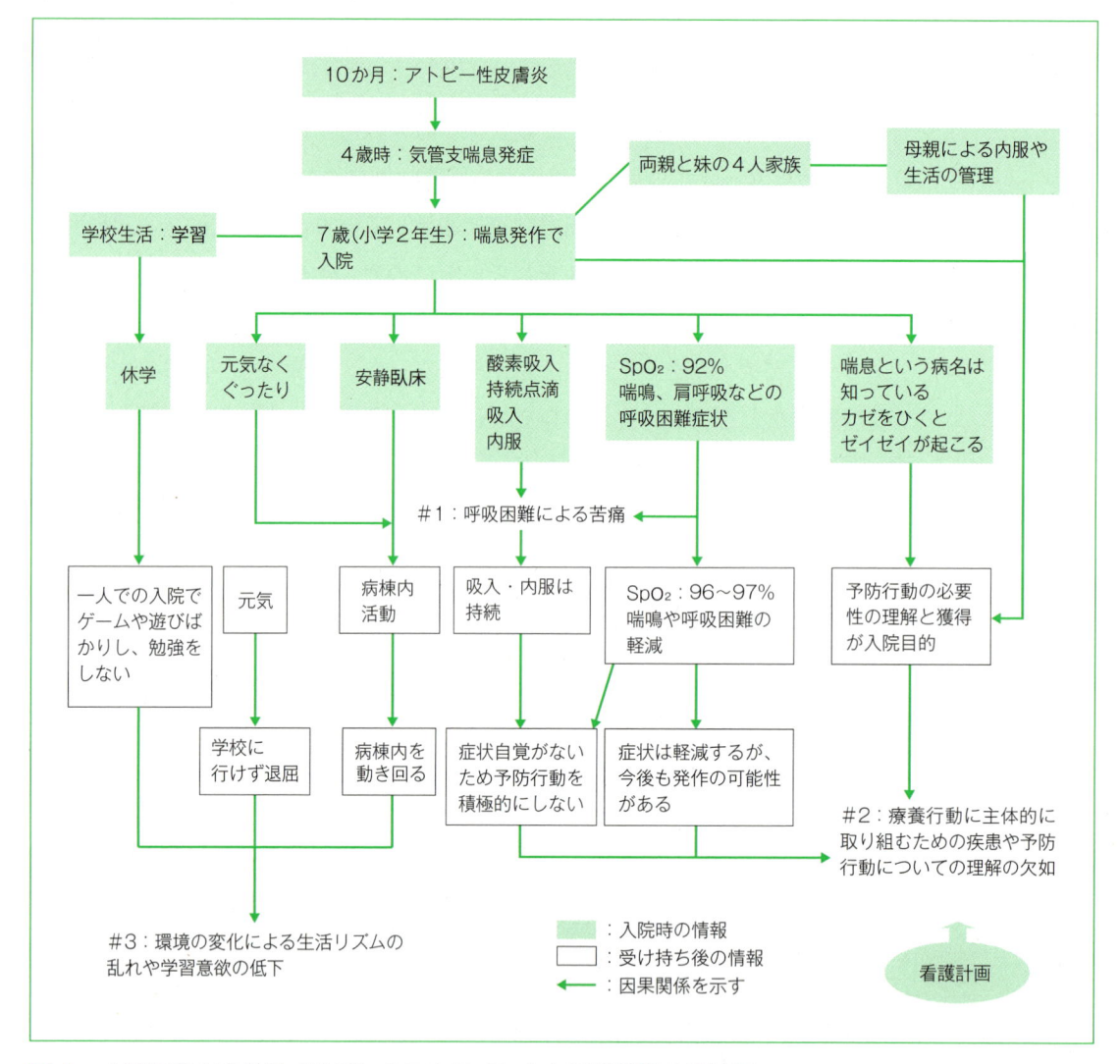

```
                    ┌─────────────────────┐
                    │10か月：アトピー性皮膚炎│
                    └──────────┬──────────┘
                               ↓
                    ┌─────────────────────┐      ┌──────────────┐    ┌──────────────┐
                    │4歳時：気管支喘息発症 │←─────│両親と妹の4人家族│    │母親による内服や│
                    └──────────┬──────────┘      └──────────────┘    │生活の管理     │
┌──────────────┐               ↓                                      └──────────────┘
│学校生活：学習 │    ┌─────────────────────┐
└──────┬───────┘    │7歳（小学2年生）：喘息発作で│
       │            │入院                   │
       │            └──────────┬──────────┘
```

図1　小児気管支喘息児（M君）のアセスメントと看護問題の関連図

（※本関連図は、10か月時アトピー性皮膚炎、4歳時気管支喘息発症、7歳（小学2年生）喘息発作で入院の経過を中心に、休学、元気なくぐったり、安静臥床、酸素吸入・持続点滴・吸入・内服、SpO₂：92%・喘鳴・肩呼吸などの呼吸困難症状、喘息という病名は知っている／カゼをひくとゼイゼイが起こる、などの入院時情報と、受け持ち後の情報（一人での入院でゲームや遊びばかりし勉強をしない、元気、病棟内活動、吸入・内服は持続、SpO₂：96〜97%・喘鳴や呼吸困難の軽減、学校に行けず退屈、病棟内を動き回る、症状自覚がないため予防行動を積極的にしない、症状は軽減するが今後も発作の可能性がある）から看護計画として #1：呼吸困難による苦痛、#2：療養行動に主体的に取り組むための疾患や予防行動についての理解の欠如、#3：環境の変化による生活リズムの乱れや学習意欲の低下を導いている。凡例：■入院時の情報　□受け持ち後の情報　→因果関係を示す）

1　看護問題の特定

1）#1：呼吸困難による苦痛

　喘息は気管支平滑筋が収縮して狭くなり、同時に気道に痰などの分泌物が増えて詰まるため、呼吸困難を起こす病気である。喘息の咳はかぜの咳とは違って発作時に反復して起こり、気管支が狭くなるため吸気よりも呼気が困難である。M君も呼気時に喘鳴が聴かれ、肩呼吸、陥没呼吸、呼気延長などがみられ、SpO₂が92%と低値であることから、呼吸困難を生じており、それによる苦痛があると考えられる。

2）#2：療養行動に主体的に取り組むための疾患や予防行動についての理解の欠如

　M君は、自分の病気はかぜをひくとゼイゼイが起こる病気だということは知っているが、病気についての説明を十分に受けたことはなく、入院前から服薬を嫌がるようになってきていた。

　7歳の認知発達は、ピアジェ（J. Piaget）の理論によると具体的操作期であり、自分が具体的に理解できる範囲のことに関しては、論理的に思考したり、推理したりできるようになり、物事を体系づけて考えられるようになる[6]。入院前から服薬を嫌がるようになってきたのは、病気や服薬の必要性が理解できていないための行動であると考えられる。喘息は慢性疾患で、今後も発作を起こす病気であることから、病気と治療を含めた療養行動について理解できるようにすることが必要である。

3）#3：環境の変化による生活リズムの乱れや学習意欲の低下

　症状も治まり、身体的苦痛がないことや、単独入院で注意をする人がいないこと、親も2週間程度の入院のため勉強はそれほど遅れないと思っていて、テレビゲームをしている時間が多いことなどから、今までの生活リズムが乱れている。しかし、学童期の発達課題は学習で、これは学童が果たすべき仕事として重要なものであり、また日々の生活リズムを維持するためにも継続して行うことが必要である。

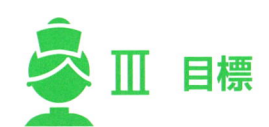

Ⅲ 目標

1 #2関連

1）長期目標
病気について理解し、健康管理行動が実施できる。

2）成果目標
①服薬を嫌がらずにできる。
②病気の症状、発作の原因、発作時の対応（腹式呼吸や排痰方法）について、最初の確認テストで8割以上の正解となる。
③不確実な知識については、その後、口頭で答えることができる。

④健康管理行動のうち、腹式呼吸、排痰方法が実施できる。

2 ＃3関連

成果目標は以下のとおりである。
①日課表を作成し、それに沿った生活ができる。
②学習に進んで取り組むことができる。

Ⅳ 援助の実際

1 看護計画

＃1〜3の看護上の問題に対する具体策は**表2**に示すとおりである。

2 具体策の実施・評価

ここでは＃2を中心として述べる。

1）病気の説明
a. パンフレットによる説明

パンフレットを用いて病気の説明をすることにした。パンフレット（**図2**）は、現在のM君に必要と考えた内容で、気管支喘息という病気の起こり方、症状、発作の原因と誘因、発作時の対応（腹式呼吸や排痰方法）、予防について（規則正しい生活習慣、アレルゲンを避ける）の項目で、文字にはふりがなをつけ、M君の好きなアニメのキャラクターのイラストを使った。パンフレットの表紙は「M君のぜんそくのおはなし」とした。

説明日の朝、説明時間についてM君の希望を聞き、午後に行うこととした。最初、パンフレットを見せると「アニメのキャラクターだ」と興味を示し、説明を聞いてくれた。説明の途中で、M君の理解を知るために「喘息はどんなことで悪くなるかな」「ふだん、どんな生活をするといいのかな」などの質問を、適宜取り入れながら進めた。するとM君は「かぜをひかないようにする」「発作を起こしたときには水を飲んで痰を出す」「お腹で大きな息をする」といった返事を、大きな声で自信ありげにしてくれた。その答えに対しては「ピンポーン、よくできました」とほめるようにした。説明時間は10分程度だったが、その時間は集中して聞いていた。

表2　看護問題に対する具体策

#1：呼吸困難による苦痛

〈観察プラン〉
① バイタルサイン（T、P、R、BPなど）
② 呼吸状態（呼吸数、リズム、努力呼吸の有無、肺音、喘鳴の有無と程度）
③ 呼吸困難の程度（努力呼吸、肩呼吸、表情、訴え、会話の程度、チアノーゼの有無と程度）
④ 咳嗽の有無、喀痰の量と性状
⑤ 検査所見：SpO_2、電解質バランス、水分出納バランスなど
⑥ 薬物の副作用（悪心・嘔吐、動悸など）

〈ケアプラン〉
① 安楽な体位をとらせる（ファーラー位、起座位、M君の好む体位など）
② 腹式呼吸を行う
③ 水分を摂り、痰を喀出させる
④ 環境整備を行う（温度、湿度、換気、部屋の清掃など）
⑤ 酸素投与を行う
⑥ 吸入を実施する

〈教育プラン〉
① 腹式呼吸、喀痰排出、水分補給の必要性や方法について指導する
② 正しい吸入の仕方について指導する
③ 口腔内の保清の必要性について指導する
④ 指導は患児だけでなく母親にも行う

#2：療養行動に主体的に取り組むための疾患や予防行動についての理解の欠如

〈観察プラン〉
① M君の認知面の発達レベル（理解力）
② 説明・指導時のM君の意欲・理解力（表情、態度）
③ 自己コントロール前後の呼吸状態（肺音、喘鳴の有無と程度）

〈ケアプラン〉
① 病気の起こり方、発作の原因、発作時の対応（腹式呼吸や排痰方法）、予防（規則正しい生活習慣、アレルゲンを避ける）について、パンフレットを用いて説明する
② 説明の次の日に理解度についての確認テストをする。結果によって再度、復習指導をする
③ 腹式呼吸の方法について指導し、実施を促す
  ・息を吐くときは、口をすぼめ、ゆっくりと腹直筋を使って腹部をへこませるようにする
  ・息を吸うときは、鼻から空気を吸い、肩や胸を上げずに、腹部を突き出すようにして横隔膜を縮める
  ・最初は学生が腹部に手を当てて介助しながら覚えさせるようにする
④ 排痰方法について指導し、実施を促す
  ・痰を出すときは頭を低くして行う
  ・発作時の自己コントロールとして、水を一口飲み、上記方法で腹式呼吸を10回したのち、排痰の練習を20分間繰り返し行う
  ・水は冷たすぎないもので、20分間に200〜300mL程度とする
⑤ 呼吸・排痰練習では、他児の実施場面を見せる、また他児と一緒に実施できるようにする
⑥ M君ができる範囲を考慮した指導を行い、努力を認めるようにする

〈教育プラン〉
① M君の発達に応じた指導内容とする

#3：環境の変化による生活リズムの乱れや学習意欲の低下

〈観察プラン〉
① 学習時間のM君の意欲・集中度（表情や訴え）

〈ケアプラン〉
① 日課表をM君と相談して作成する
② 学習時間は毎日、午前と午後に30分ずつ行う
③ 学習は、家から持ってきてもらったドリルや、学校から届いたプリントを使って行う
④ 時には学生が問題を作成して持参する
⑤ 学習は学校の教科だけでなく、M君の興味のある内容を取り入れる

〈教育プラン〉
① 規則正しい生活と、学習の必要性についてM君と母親に説明する

b. 疾患理解の確認テスト

次の日は、疾患理解の確認テストを行った。テストは10問で、正しいものには○、誤っているものには×をつける方法とした。結果は7問の正解であった。間違っていた項目について、もう一度、パンフレットを用いて説明しようとすると急に不機嫌になり、「あっちへ行って」とか「もう知らん」

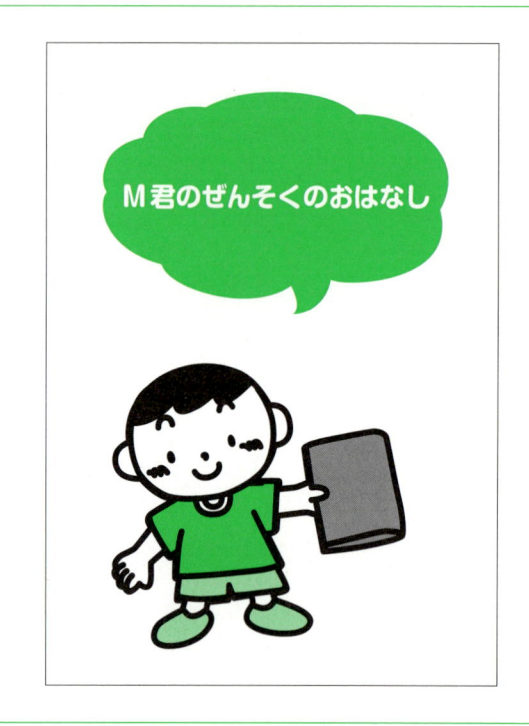

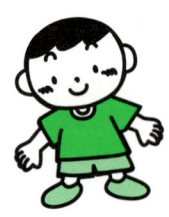

図2 パンフレット「M君のぜんそくのおはなし」

　などと言い、説明を続けられる状況ではなかった。そのため「また今度にするね、パンフレット読んでおいてね」とその場を立ち去ったが、同日は説明の機会はなかった。

　正解率は目標に達しておらず、再度の説明が必要であったため、2日後に面会に来た母親を交えて説明を行うことにした。最初は嫌そうな表情をしたが、母親の説得もあり説明を聞いてくれた。最後にテスト問題と同じ内容の質問をすると、正しい答えが返ってきた。母親からも、「かぜをひかないようにしなくては」「薬は自分から飲むようにしなくてはね」などの発言があった。

　小児看護で重要なことは、発達段階を考慮した支援をすることであり、どのようなパンフレットを作ればよいのか悩んだが、M君が興味を示すように、好きなアニメのキャラクターを用いたことはよかった。しかし、疾患の確認テストの結果は、目標とした8割の正解率に達しなかった。このことは、説明項目が多岐にわたっていたため、初めてのM君にとっては内容が多く難しかったのかもしれないと考えた。そして、再度わかるように説明をすることとし、その場ではできなかったが、母親の協力で行うことができた。

2）腹式呼吸と排痰のコントロール指導

同じようにコントロールの練習をしている他児の実施場面を見学した後に始めた。

a. 腹式呼吸

腹式呼吸は少し難しいようで、筆者がM君の腹部に手を当てて、数を数えながら手で押したり、腹式呼吸の吸う・吐くのタイミングを示すようにした。最初は、手の動きに合わせて腹部をへこませることができず腰を動かしていたが、何度も練習するうちに、自分で腹部に手を当て意識して腹式呼吸ができるようになっていった。

b. 排痰のコントロール

排痰の練習では、他児がコップに水を入れて渡すと、「これじゃ冷たい、もう少しぬるいのでやるの」と、自分でぬるめの水を準備したことから、ぬるめの水のほうがよいことは理解できていたようである。また筆者も一緒に練習すると、口頭で説明するのが難しい手技も、筆者がしているのを見て真似てくれることがあり、指導方法として有効であると思われた。また、同じ仲間と行うことで競争心も高まり、意欲を引き出すには効果的で、一応、目標には到達した。

しかし、指導から1週間後には、コントロールの練習をしようと誘っても、「発作が起こってないもの」とか、実際にしていなくても「もうした」などの発言が聞かれた。M君にとってコントロールの練習は嫌なことだろうという思いはあったが、どのように説得すればよいかわからなかった。そこで実習指導者に相談すると、「どうしてそのようになったと思う？」と問われ、以前にM君が「痰を出すと吐きそうになる」と言っていたことを思い出した。

実習指導者が「M君、今日はやりたくないんだ。じゃあ、次はいつする？」と尋ねると、M君からは返事はなかった。そこで実習指導者は、「じゃあ、自分で決めたら教えて」と言ってその場を立ち去った。すると1時間後に、「今日の夕食前にする」と筆者に伝えてきた。その日の夕方、M君は自ら洗面所に行き、練習を行うことができた。

V 考察

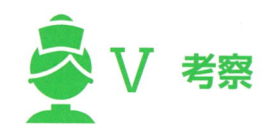

1 セルフケアについての指導

「セルフケア」という言葉は、一般的には自己管理と同じ意味合いで使われていることが多く、疾病や療養生活の管理、症状管理などを含めて用いられている[7]。

オレム（D. E. Orem）のセルフケア理論[8]によると、セルフケアとは、自分にとって良好な状態を維持および向上するために自分で行う活動すべてであり、①普遍的セルフケア要件、②発達的セルフケア要件、③健康逸脱によるセルフケア要件がある。M君の場合はこのうち、③健康逸脱によるセルフケア要件になる。セルフケア行動はその個人にとっての目的と意味、判断と意思決定、実践によって成立し、生活のなかで繰り返し行うことで、個々人のなかにパターンとして組み込まれていくとされている。

M君の場合も、指導後5日ほどは、決められた時間にコントロールの練習をしていたが、その後やる気をなくしてしまった。M君はコントロールの練習中は発作も起こらなかったため、排痰訓練によって痰を出すことの意味が実感として感じられなかった。つまり、M君にとってコントロール練習の意味と目的がわからなかったため嫌がったと考えられる。

7歳児の認知発達は、ピアジェのいう具体的操作期であり、仮説や推論をすることができない。したがって、M君がコントロール練習の明確な意味と目的を理解するには、発作のときにコントロールを行い、その手応えを感じることが最大の効果をもたらす。その機会に遭遇するまでは、そのときに対処できるように準備を進めることが必要であると考える。

また、オレムによると、子どものセルフケアは養育者との相補的な関係において成立しており、療養行動などの新たなセルフケア行動を獲得するには、養育者が子どものセルフケアを代行する、支援する、教育する、指示するなどの方法で発達するものであり[9]、この点においては母親を交えての指導が必要であった。

2 M君への指導者としての対応の検討

M君に対する教育指導を行った筆者自身の対応について検討してみる。

再度、疾患の説明をしようとして拒否されたことは、M君のそのときの気持ちへの配慮が不足していたと考えられる。7問の正解をまずほめ、肯定的ストローク[10]で心地よい気持ちにさせ、M君が興味や意欲をもてる状況を作り出すことが必要であった。そして、引き続きM君が話を聞く意欲があるかどうかを判断し、意欲がない場合は無理強いせず、タイミングを図り、そのチャンスを逃さないようにすることが肝心であった。

　コントロール訓練においては、行動は繰り返し行うことで習得できるものであり、毎日実施することが重要である。そのため、実施できたか、できなかったかを重視していた。しかし大事なことは、行動を習得することと同時に、その習得した手技を継続して行えるようにすることであり、必ずしも毎日行わなければならないというものでもない。このときの筆者は、早くコントロールの方法を覚えてほしいという気持ちが強く、M君の気持ちに配慮した援助ではなかったと考える。また、「痰を出すと吐きそうになる」と言っていたことを思い出し、そのようなM君の気持ちに共感することができなかったことも一因として考えられる。まずは、「したくない」気持ちを受容することが必要だったのである。

　その点では、実習指導者の「M君、今日はやりたくないんだ」という発言は、M君の今の気持ちを汲み取ったものであり、「次はいつする」「じゃあ、自分で決めたら教えて」という問いかけは、子どもに判断と意思決定を任せた対応にあたる。するとM君は自分で考えて、1時間後に「今日の夕食前にする」と意思決定し、自ら洗面所に行って、コントロールの練習を行うことができたのである。病気の説明の際に筆者が指導の時間をM君に決めさせたことも同様の姿勢だったのだが、そのときは忘れていたのである。

　指導にあたって、意思決定過程に子ども本人を参加させるのは子どもの権利を認めた支援であり、採血などの痛い処置を行う場合にも、子どもが自分で判断して覚悟を決めると我慢できるものであると学んだことを思い出し、改めて意思決定の重要性を痛感した。

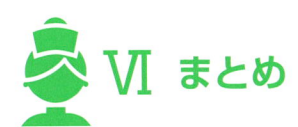

VI まとめ

　小児に対するセルフケア行動の指導を効果的にする要点として、以下のことが判明した。
　①指導は小児の発達年齢に応じた方法や内容とする。

②小児に、行動をすることの意味が体験として理解できるようにする。
③指導には、パンフレットなど、小児の興味を引くツールを用いる。
④指導はモデルを示す介入が効果的で、繰り返し行う。
⑤小児に、実施時間や内容などについて自分で決めさせるようにする。
⑥指導時は養育者を交えて行うことが必須である。
⑦共感的態度で接し、頑張りをほめるようにする。

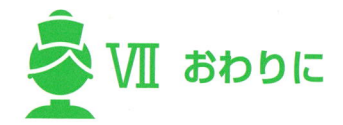

Ⅶ おわりに

　ケース・レポートをまとめることで、小児に療養生活におけるセルフケア行動を習得させる支援の要点を再確認することができた。また、発達段階を考慮した支援は、小児の知識と意志力を増強し、小児が健康を回復し維持するためのセルフケア行動につながるものであることが理解できた。

　この事例の場合に必要なセルフケア項目としては、今回指導したコントロール以外に、発作の程度の理解と対処方法、ピークフローの測定と喘息日誌の書き方、運動誘発発作の予防など、まだ多くの学習項目がある。それらを習得し継続するには、かなりの時間とかかわりが必要だが、急がず、小児が納得して実施できるようにかかわることが大事である。

　今回の指導は主に小児に対して行ったものであるが、小児がセルフケア行動を習得するためには家族の理解とサポートが不可欠である。この事例の場合も、母親の療養行動の理解が不十分であったため家族指導が必要であった。しかし、筆者の現在の力量では患児への指導だけで精一杯で、家族への指導が実施できなかったことが残念である。

　最後に、多くの学びを与えてくださったM君と、ご指導いただいた実習指導者、スタッフ、教員の皆様に感謝します。

引用文献
1) 西牟田敏之,他監：小児気管支喘息治療・管理ガイドライン2008,協和企画,2008,p.11.
2) 浅野みどり：気管支喘息児とその家族を取り巻く療養環境の変化と看護,小児看護,31(10)：1347,2008.
3) 前掲書2),p.34.
4) 中野綾美編：小児看護学；小児の発達と看護,メディカ出版,2010,p.4.

5) 前掲書2），p.210.
6) 波多野完治編：ピアジェの発達心理学，国土社，1983，p.25.
7) 片田範子：セルフケア〈小児看護辞典重要用語94〉，小児看護，22(5)：591，1999.
8) D.E.オレム著，小野寺杜紀訳：オレム看護論，第4版，医学書院，2005，p.45.
9) 及川郁子監：病いと共に生きる子どもの看護〈小児看護学叢書2〉，メヂカルフレンド社，2005，p.196.
10) 白井幸子：看護に活かす交流分析，医学書院，2002，p.61.

ケース・レポート 8 —小児—

ケース・レポートの解説

1 テーマの選定

　本ケースでは、入院3日目から受け持ったため、急性期の症状は治まり、支援は、入院目的のセルフケアに向けての疾患教育と予防行動を指導すること、生活リズムや学習支援をすることであった。小児に教育指導をする際のポイントをテーマにしたのは、成人期の患者への指導ではこのように理解が得られずに困ったことがなかったことと、小児とかかわることは学生時代にはないので、今後、小児を指導するときの示唆を得ることができるのではないかと考えてのことである。

2 アセスメント

　本ケースではNANDAの領域ごとにアセスメントを行い、看護問題を特定していったが、病期の回復期であったため、看護独自の問題として特定しやすかった。ただし、気管支喘息児の看護として入院時からの情報を記載したため、急性期の看護としての看護問題も記入した。

3 仮説検証のプロセス

　看護の実際は、疾患・治療に関する理解度を確認テストで評価し、腹式呼吸と排痰練習の方法は行動観察により評価した。評価方法としては妥当であるが、1回だけの確認テストで「できた」「できない」という評価をすることが適切であるかは疑問であった。そのことは、指導後1週間もすると呼吸や排痰の訓練をしなくなったことで、現実問題として起こってきたのであり、この場合も新たな介入方法を検討して支援することが必要であった。しかし、期間の制約でその日がとれなかったため、自分の行動を振り返ることによって検討した。時間があれば、自分の言動の振り返りをプロセス・レコードとして掲載したほうがよかったと思われる。看護の実際に関して、あえて評価として項目立てをしなかったのは、そのような経過があったためである。

ケース・レポート 9 —母性—

産後3日目の初産婦の進行性変化に対する看護

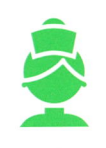

はじめに

　母性看護は健康な人を対象にすることが多く、対象者の健康の維持・増進、疾病の予防を目的としているため、ヘルスプロモーションの視点が重要となる。

　ここでは、実習で経験することが多い初産婦の産褥期の看護を振り返る。産褥期とは、妊娠・分娩によって変化した母体の生理的変化が非妊時の状態に回復するまでの期間をいい、一般的には産後6～8週間である。この期間は、誕生した新しい家族を迎えて、家族の形態・機能が変化する時期でもある。

　産褥期の看護の特徴は、母体の産後の経過について、①全身状態、②子宮復古や悪露の分泌などの退行性変化、③乳腺から乳汁分泌が始まるなどの進行性変化の3つの視点で考えることである。さらに、出産した女性が母親となって子どもを愛情豊かに受け入れ、育児技術を獲得して、家庭生活、社会生活に適応していく時期であり、その適応を援助することでもある。

　出産後、胎盤娩出とともに母体のホルモン動態は大きく変わり、それに伴って乳房の状態や乳汁産生にダイナミックな変化がみられる。この出産後1週間という期間に、進行性変化に対する看護を提供することは、早期に発生しやすい乳房トラブルを予防し、児が要求する乳汁産生量を確保すること、さらには、その後の母乳育児の継続に大きく影響するため、非常に重要である。この時期をほとんどの母親が産科施設で過ごすことから、医療者の責務は大きい。

　そこで、入院中における進行性変化に対する看護実践を振り返り、母乳育児継続のために必要な支援を検討する。

I 事例紹介

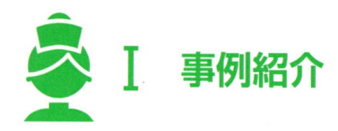

1 一般的事項

①産婦：Sさん
②年齢：29歳
③受け持ち時診断：初妊初産婦、自然経腟分娩後産褥
④受け持ち期間：産褥1日目から退院する産褥5日目まで
⑤職業：銀行員、出産後も勤務を継続予定
⑥既往歴、特異体質：共になし
⑦体格：身長165cm、妊娠前の体重は58kg

2 環境

夫（32歳、会社員）と2人暮らしである。夫は仕事が忙しいものの、休日には家事を手伝っている。住居は静かな住宅街にあるマンションの3階にあり、エレベーターがないため階段を使用している。実の両親、義理の両親ともに健在であり、それぞれ車で30分ほどのところに住んでいる。同胞は2人であり、両親と同居している妹がいる。

Sさんは自己の性格について「ちょっとしたことでもすぐ落ち込むタイプ」と表現している。今回の妊娠を家族全員が喜んでいて、新生児に会うのが待ち遠しいと思っている。

3 今回の妊娠・分娩・産褥経過

1）妊娠経過

結婚2年目で子どもを希望し、計画妊娠であった。前年10月23日（妊娠7週1日）に無月経と乳房緊満感のため受診し、妊娠と診断された。最終月経は9月3日から5日間（28日周期で順調）であり、分娩予定日は6月10日であった。胎動初覚は妊娠23週にみられ、その後は指示どおり妊婦健康診査を受け、分娩で入院するまでに外来を14回受診した。妊娠中は、おおむね正常な経過であった。妊娠34週から産前休暇に入った。血液検査の結果は表1のとおりである。

夫婦の育児方針は、3歳まで自分たちの手で育てたいとの考えで、妊娠・

表1　妊娠中の血液検査結果

妊娠11週	血液型：A型Rh（＋） HBV（－）、HCV（－）、TPHA（－）、ATL（－）、HIV（－）、GBS（－）、クラミジア（－）、トキソプラズマ（－）、風疹：64倍、Hb：12.8g/dL、Ht：34%、血小板：25×10^4/μL、WBC：7500/μL、RBC：478×10^4/μL
妊娠29週	Hb：10.5g/dL、Ht：32%、血小板：21×10^4/μL、WBC：10500/μL、RBC4201×10^4/μL、総たんぱく7.2g/dL
妊娠35週	Hb：11.7g/dL、Ht：33%

育児に関する本を3冊読んでいる。また、病院主催の両親学級に出席し、妊娠・育児について相談し合う妊婦仲間もいる。産後は1か月間、実家で過ごし、新生児を中心とした生活に慣れるよう、実母の支援を受ける予定である。Sさんは実母が母乳育児を行ったことを聞き、自分の子もぜひ母乳で育てたいと考えている。

2）分娩経過

6月8日（妊娠39週5日）16時に陣痛開始、18時半に早期破水、19時に夫と共に来院し、入院となった。

入院時の所見は、体重が67.0kg、腹囲が90cm、子宮底長が30cmであり、バイタルサインに異常はなく、児心音は136回/分（左臍棘線上）、陣痛は8分間隔、30秒発作であった。その後の経過は順調で、翌日の6月9日5時50分に子宮口全開大、7時20分に2650gの男児が出生した。在胎週数39週6日、第Ⅰ前方後頭位で正常分娩であった。羊水の混濁はなく、児のアプガースコアは1分時が8点、5分時が9点であった。

児娩出直後の子宮底長は15cm（臍高）で硬度を伴っていた。その後、7時35分に胎盤がシュルツ式で娩出され、卵膜や実質欠損はなく、重量は510gであった。胎盤娩出直後の子宮底長は13cm（臍下1横指）で硬度を伴っていた。

分娩直後より立ち会った夫と共にカンガルーケアを行い、直接授乳を1時間ほど行う。児は目を開けてSさんの顔を見ながら吸啜し、Sさんは吸啜する児を夫と一緒に飽きずに眺めていた。

胎盤娩出後、医師の診察により会陰腟壁裂傷Ⅰ度と診断され、医師による縫合術を受けた。分娩後2時間までの分娩時出血量は450gであった。

3）産褥経過

分娩後の母子の経過を**表2**に示す。

a. 受け持つまでの経過

分娩後2時間経過した後、トイレへ初回の歩行を行い、清拭を受け、新生児と共に病室へ車椅子で移動した。Sさんは疲労した表情をしているが落ち着いていた。その後、食事を摂りベッドで休養する。「疲れた。傷がジンジンして痛い。昨夜は陣痛の痛みでほとんど一睡もできなかった。でも興奮して眠れない」「無事にお産がすんでよかった。赤ちゃんがとてもかわいい」と話す。

19時と22時に直接授乳を行うが、児の扱いがぎこちない。その際「赤ちゃんはかわいいが、小さくて世話をするのは怖い」と話し、一つひとつ看護師に確認している。直接母乳量が0gであったことに対し、「ちゃんと飲めているのか、母乳が出ないが大丈夫なのか」と話す。乳房の状態は乳型Ⅱbで乳腺の発育は良好、乳房緊満はみられていない。乳首は突出し、高さが左右ともに1.2cmで硬く、乳管開口が左右ともに2本、開通0本で乳汁分泌はみられなかった。その後、会陰創部痛のため新生児を看護室に預け、鎮痛薬を内服して入眠した。

産褥1日目の朝、Sさんの表情は明るく、薬で傷の痛みは楽になったが、「気分が高ぶってうとうととしか眠れず、からだの疲れがまだ残っている」と話す。また、尿意が不明瞭であったため、3～4時間ごとに排尿を試みた。朝から終日の母児同室を開始することに対し、「傷が痛くてちゃんと赤ちゃんの世話ができるか心配。妊娠中、乳首の手入れは32週頃から行っていたが、正しい方法なのか自信がない。今まで育児の経験がないので、ちゃんとできるか不安」と話している。授乳の間隔は1～3時間ごと（12回／日以上）であった。

b. 産褥2日目以降の受け持ち期間の経過

退行性変化である子宮収縮、悪露の排出、会陰創部の癒合状態は良好であり、創部痛は退院日には消失した。進行性変化として、乳房緊満や乳汁分泌は産褥3日目から認められた。しかし、産褥3日目には両乳頭の発赤がみられ、「赤ちゃんがよく泣き、授乳のときは20分以上吸っている。お乳の先が痛い。胸も昨日の夜から熱くなり、今朝から乳が張って痛い。でも母乳は少ししか出ない、このままで大丈夫か心配。昨夜は赤ちゃんの世話と授乳で2時間ほどしか眠れなかった」と疲れきった表情で話した。児の扱いはだんだ

表2 母子の経過表

観察項目	6月9日 産褥(0)日目 深夜	6月9日 産褥(0)日目 日勤	6月9日 産褥(0)日目 準夜	6月10日 産褥(1)日目 深夜	6月10日 産褥(1)日目 日勤	6月10日 産褥(1)日目 準夜	6月11日 産褥(2)日目 深夜	6月11日 産褥(2)日目 日勤	6月11日 産褥(2)日目 準夜	6月12日 産褥(3)日目 深夜	6月12日 産褥(3)日目 日勤	6月12日 産褥(3)日目 準夜
〈母親〉												
体温(℃)		36.7	37.3		36.6			36.5			37.2	
脈拍(回/分)		78	90		70			62			78	
呼吸(回/分)												
血圧(mmHg)		124/74	138/88		130/80			110/64			124/76	
食事摂取量(割) 主食		3	1	10	10	8	6	10	8	4		
食事摂取量(割) 副食		3	スープのみ	2	10	10	8	6	10	8	4	
排便(回)			1	尿意不明瞭、自尿あり、3～4時間ごとに排尿		0		0			0	
排尿(回)			5			6		6			6	
睡眠状態	陣痛が気になって眠れず			気分が高ぶってうとうととしか眠れず			2～3時間程度			2時間程度		
子宮底長(cm)		13	15		13			14			12	
子宮収縮		硬	マッサージにて硬		硬			硬			硬	
悪露		血性 34g/2時間	血性 20g/3時間		血性 12g/3時間			赤色 少量			赤色、少量～中等量	
後陣痛			なし		なし			なし			なし	
会陰創部の状態（創部痛も含む）		ジンジン痛い。発赤あり、腫脹あり	痛みのため鎮痛薬処方	痛みが楽になってきた	発赤軽度、腫脹軽度			創部痛自制内			創部痛軽度	
乳房の状態		Ⅱb乳腺発育良好									両乳頭に発赤あり	
緊満感		なし			なし			なし			あり	
乳頭乳輪部の柔軟性		左右とも1.2cm、硬			硬			硬			やや硬	
乳管開口数		2本			2本			4本			8本	
乳管開通		0本			0本			0本			1本	
母乳分泌		なし			なし			極少量			少量	
その他		9時10分に初回歩行、ふらつきなし、自然排尿あり、昼間のみ母児同室			朝から昼夜ともに母児同室			昼夜共に母児同室			下肢の浮腫あり	
〈新生児〉												
体温(℃)			36.6(直)	36.8(直)	36.8			37.2			36.8	
脈拍(回/分)			150	146	135			126			138	
呼吸(回/分)			58	48	43			56			48	
ミノルタ値					13			13			15	
体重		2650g			2580g(−2.6%)(−70g)			2490g(−6.0%)(−90g)			2450g(−7.5%)(−40g)	
哺乳				12回(1～3時間ごと)			12回(2時間ごと)			10回(2～3時間ごと)		
直接母乳			19・22時		0g			0～4g			6～10g	
搾乳		初回哺乳(16時) 5%糖水	5%糖水	5%糖水	5%糖水	5%糖水						
ミルク		10mL	10mL×4	10mL	10mL×3	10mL×2	10mL×3	10mL×1	10mL×2	5%糖水補足		
吸啜力		良好	良好	眠りがち	良好			良好			良好	
排便		初回(11時)	3(胎便)		6(胎便,移行便)			4(移行便)			3(普通便)	
排尿		初回(13時)	6		8			10			10	
臍部の状態		出血なし			臍クリップ除去			やや湿潤			湿潤	
その他		四肢末端に冷感あり		11時にビタミンK₂シロップ2mg、四肢冷感・チアノーゼなし			体動活発			体幹に黄疸あり、産瘤・骨重積消失		

んと慣れてきているが、看護師にそのつど方法を確認していた。

母児同室に対して、「赤ちゃんと一緒に過ごすことができてうれしい。赤ちゃんを見ていて見飽きることがない。よく泣くのだけれど、なぜ泣いているのかよくわからない。母乳が出ないので赤ちゃんがかわいそう」と話した。

夫は毎日面会に来て、楽しそうに写真を撮っている。母児同室になってからは、児を抱っこしたり、沐浴のビデオを共に見たり、名前を相談したり、赤ちゃんの世話も手伝うと話していた。また、祖父母たち皆が退院するのを心待ちにしてくれていると楽しそうに話した。

産褥4日目に医師による内診が行われ、諸検査の結果も問題はなく、産褥5日目に母子ともに退院が許可された。

4）新生児の状態

妊娠・分娩中、児心音の低下などの異常はみられなかった。出生直後（生後0日目）の計測は、体重2650g、身長50.5cm、頭囲33.5cm、胸囲31.5cmで、バイタルサインなどに問題はなく、体動が活発で啼泣も力強かった。四肢末梢にチアノーゼや冷感が認められた。毳毛は背部に、胎脂は腋窩と鼠径部にあり、初回胎便は生後4時間後、初回排尿は生後6時間後にみられた。

16時に5％糖水10mLの初回哺乳を行い、吸啜反射・嚥下反射共にあり、哺乳力は良好で悪心・嘔吐はみられなかった。19時と22時には直接授乳が行われ、吸啜反射・嚥下反射共にあり、哺乳力は良好であった。

その後、新生児室で児を預かり、翌日の朝まで3時間ごとに5％糖水を哺乳した。生後1日目以降のバイタルサインや一般状態などに問題はなく、朝から終日の母児同室を始めた。哺乳は直接授乳による母乳を主とし、児の様子や体重減少率を判断しながら、適宜5％糖水を補足した。生後3日目に体幹に黄疸がみられ、ミノルタ値は15で、臍部に湿潤がみられた。生後5日目には退院許可となった。

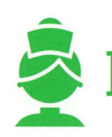

II 看護診断とアセスメント

1 産後3日目の初産婦の看護診断

妊娠中、分娩、産褥期の情報を整理し、さらに産褥期に焦点を当てて、受

持ち時（産後3日目）の褥婦と新生児の情報についてアセスメントし、看護診断を行った。そのプロセスを図1に示す。

以下、看護診断を優先順位順に列挙する。アセスメントの詳細については、褥婦の早急に解決すべき、最も優先度の高い「看護診断#1」について述べることにする。

1）褥婦の看護診断

① #1：「お乳の先が痛い。乳が張って痛い」という言葉で裏づけられる、直接吸啜や乳房緊満に関連した急性疼痛
② #2：妊娠中から分娩後も続いている、腸管蠕動の減弱や活動の減少に関連した便秘
③ #3：「2時間ほどしか眠れなかった」という言葉で裏づけられる授乳に関連した睡眠パターンの混乱
④ #4：乳頭が硬く乳管開通が少ないこと、両乳頭の発赤や乳頭痛があること、経験がなく不安を表明していることに関連した非効果的母乳栄養（乳頭損傷）の可能性
⑤ #5：分娩時の会陰裂傷、内生殖器の損傷や、分娩後の尿意減弱などに続発する外陰部からの細菌侵入に関連した感染リスク状態

2）新生児の看護診断

① #1：新生児の易感染性、正常細菌叢の欠如、臍部の開放創に関連した感染リスク状態
② #2：共同問題：高ビリルビン血症リスク状態

これらの看護診断のうち、Sさんにおいて早急に解決すべき最も優先度の高い診断名が「『お乳の先が痛い。乳が張って痛い』という言葉で裏づけられる、直接吸啜や乳房緊満に関連した急性疼痛」であると考えられる。そのため、この診断のアセスメントを次に示し、援助の実際を述べていく。

2 直接吸啜や乳房緊満に関連した急性疼痛のアセスメント

1）乳房と乳頭の形態

乳房のタイプは授乳に適しているⅡ型であり、乳腺の発育は良好で、授乳の準備ができている。乳頭の大きさは左右ともに1.2cmと、1cm以上ある

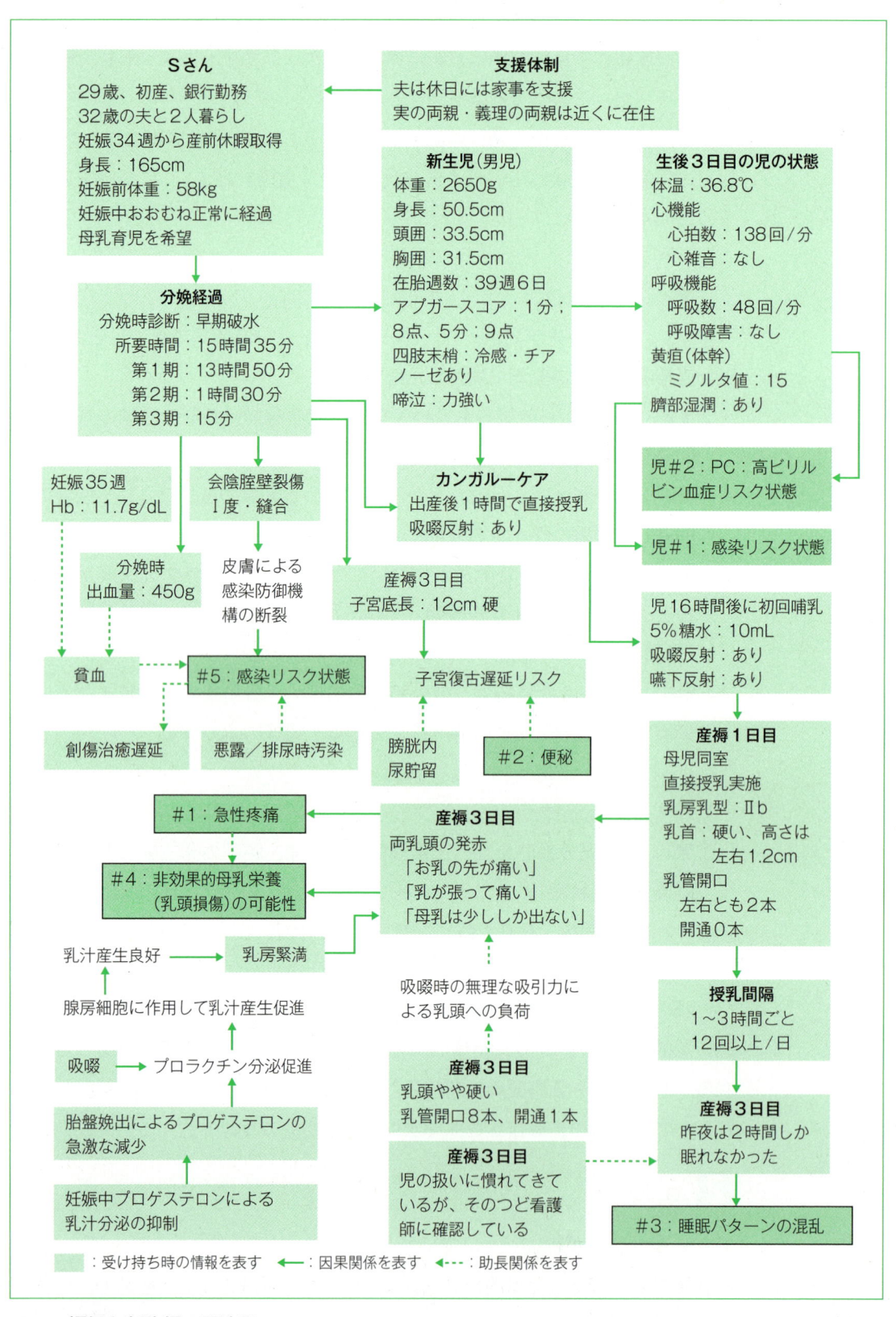

図1　褥婦と新生児の関連図

Sさん
29歳、初産、銀行勤務
32歳の夫と2人暮らし
妊娠34週から産前休暇取得
身長：165cm
妊娠前体重：58kg
妊娠中おおむね正常に経過
母乳育児を希望

支援体制
夫は休日には家事を支援
実の両親・義理の両親は近くに在住

分娩経過
分娩時診断：早期破水
所要時間：15時間35分
第1期：13時間50分
第2期：1時間30分
第3期：15分

新生児（男児）
体重：2650g
身長：50.5cm
頭囲：33.5cm
胸囲：31.5cm
在胎週数：39週6日
アプガースコア：1分；8点、5分：9点
四肢末梢：冷感・チアノーゼあり
啼泣：力強い

生後3日目の児の状態
体温：36.8℃
心機能
　心拍数：138回/分
　心雑音：なし
呼吸機能
　呼吸数：48回/分
　呼吸障害：なし
黄疸（体幹）
　ミノルタ値：15
臍部湿潤：あり

児#2：PC：高ビリルビン血症リスク状態

児#1：感染リスク状態

妊娠35週
Hb：11.7g/dL

会陰腟壁裂傷
Ⅰ度・縫合

カンガルーケア
出産後1時間で直接授乳
吸啜反射：あり

分娩時
出血量：450g

皮膚による感染防御機構の断裂

産褥3日目
子宮底長：12cm 硬

児16時間後に初回哺乳
5％糖水：10mL
吸啜反射：あり
嚥下反射：あり

貧血

#5：感染リスク状態

子宮復古遅延リスク

創傷治癒遅延

悪露／排尿時汚染

膀胱内尿貯留

#2：便秘

産褥1日目
母児同室
直接授乳実施
乳房乳型：Ⅱb
乳首：硬い、高さは左右1.2cm
乳管開口
　左右とも2本
　開通0本

#1：急性疼痛

産褥3日目
両乳頭の発赤
「お乳の先が痛い」
「乳が張って痛い」
「母乳は少ししか出ない」

#4：非効果的母乳栄養（乳頭損傷）の可能性

乳汁産生良好 → 乳房緊満

腺房細胞に作用して乳汁産生促進

吸啜 → プロラクチン分泌促進

胎盤娩出によるプロゲステロンの急激な減少

妊娠中プロゲステロンによる乳汁分泌の抑制

吸啜時の無理な吸引力による乳頭への負荷

産褥3日目
乳頭やや硬い
乳管開口8本、開通1本

授乳間隔
1〜3時間ごと
12回以上／日

産褥3日目
昨夜は2時間しか眠れなかった

産褥3日目
児の扱いに慣れてきているが、そのつど看護師に確認している

#3：睡眠パターンの混乱

凡例：
　■：受け持ち時の情報を表す
　→：因果関係を表す
　⇢：助長関係を表す

ため適切である。しかし、乳頭が硬いため、児が吸啜しにくく、また児の吸啜により乳頭の損傷が起こりやすい可能性がある。

2）乳管開口の状態

　乳管の開口は1日目に2本であったが、2日目に4本、3日目に8本と徐々に増えてきており、乳管の開通も3日目に1本みられ、今後も順調に開通本数が増えていくことが予測される。

　しかし、3日目に「お乳の先が痛い」と訴えがあり、両乳頭に発赤がみられている。この原因としては、乳頭が硬いために授乳時の児の吸着が浅いこと、乳管の開通が不十分なため、児の吸啜時に乳頭に無理な吸引力が負荷されることなど、乳頭の組織に負担がかかっていることが考えられる。この状態が続けば乳頭の損傷を引き起こし、吸啜時の疼痛の増加、損傷部位からの感染につながるおそれもある。

3）乳房の緊満

　3日目になって、「お乳が張って痛い」との訴えがある。この痛みは乳房緊満によるものであるが、これは乳汁の産生が良好に機能していることを示す徴候である。

　Sさんは、産後1日目から12回/日以上、頻回の授乳を行っている。授乳による児の吸啜刺激は脊髄経由で褥婦の脳に伝達され、視床下部の下垂体前葉を刺激し、乳汁産生ホルモンであるプロラクチンの分泌を促進する。そして、血中プロラクチン濃度が上昇し、腺房細胞に作用して乳汁産生を促すため、乳腺が反応し乳房緊満が出現してくる。また、プロラクチンは妊娠中から乳汁産生の準備は整えているが、胎盤から分泌している多量のプロゲステロンなどの働きにより、乳汁の分泌を抑えている。それが分娩後、胎盤娩出によるプロゲステロンの急激な減少が引き金となり、抑制されていたプロラクチンが産後3日目頃から腺房細胞に作用しはじめることもあり、この時期に乳房緊満が出現するのは生理的機序と考えられる。

　したがって、今後は順調に乳汁が産生されていくと考えられる。乳汁が産生するということは、乳房内の血液とリンパ液が増加し、充満することである。頻回に授乳が行われず、乳房から乳汁が排乳されないと乳房内の血液、リンパ液が増加し、組織間液のうっ滞が起こり、乳房内圧が上昇する。そして、乳房痛が増強し、腫脹、熱感を伴う病的緊満が生じるおそれがある。

以上のことから、直接吸啜や乳房緊満に関連した急性疼痛の軽減を図り、効果的な吸啜により乳汁分泌を早急に確立することが重要である。

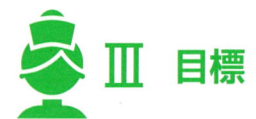

III 目標

①直接吸啜や乳房緊満に関連した疼痛が軽減し、直接母乳量が少しでも増える。
②退院までに、乳頭の発赤や損傷がみられず、吸啜困難もなく、8回/日以上の適切な授乳行動がとれる。

IV 援助の実際

1 看護計画に基づく具体的な援助

1）授乳前

授乳前に必ず乳頭・乳輪部のマッサージを行い、乳頭の柔軟性・伸展性を図り、痛みを軽減させ、乳管開通を促す。

2）授乳時

授乳時には毎回、授乳姿勢を確認し、児が適切に乳房に吸着していることを確認する。

a. ポジショニング（授乳姿勢、抱き方）

Sさんが快適な授乳姿勢をみつけているかを確認し、不十分な場合は基本的ポジショニング（横抱き、脇抱き、立て抱き、添い乳）を提案し、一緒に探す。

b. ラッチオン（吸着、含ませ方、吸いつかせ方）

以下の方法に基づき、児が適切に乳房へ吸着している状態を確認するとともに、効果的なラッチオンのテクニック、不適切なラッチオンのサインとその原因を説明し指導する。

①児の口は大きく開き（140〜150°）、下口唇が外向きにめくれている
②吸い口が児の口を満たしている
③児の舌は丸まって吸い口の外側に沿って巻きつき、下の歯茎より前に出ている

④乳頭の先端は、吸引と圧迫によって、児の軟口蓋と硬口蓋の境目まで引き入れられる
　⑤授乳後の乳頭が平らになっていたり、つぶれたりしていない
　⑥授乳時に母親が痛みを感じない

3）授乳の全般的指導
a. 授乳時間
　児が欲しがるときに欲しがるだけ、昼夜を問わず（24時間に約8～12回）授乳するように勧める。
b. 自立授乳の援助
　①授乳のタイミングについて、児の空腹のサインや授乳に適した児の状態を伝える。また、サインを見つけたら、児が泣き出す前に授乳を始めてよいことを伝える
　②母乳をよく飲んでいる場合の児のサインを伝える
　③授乳を終えるタイミングを伝える
c. その他
　①Ｓさんの話をよく聞き、不安や心配を受け止め、共感しながらよい方法を一緒に考える
　②乳房・乳頭の状態を観察し、乳腺炎や乳頭損傷を予防する。観察項目は、乳房全体（腫脹、部分的硬結、発赤、疼痛、発熱）、乳頭（発赤、腫脹、損傷、血胞）、乳汁（血乳）、乳輪部の浮腫、腋窩リンパ節の腫脹などである

2　援助した結果

1）授乳前
　乳頭・乳輪部マッサージを励行したことで、乳頭の硬さは鼻翼様から耳たぶ様に柔軟性が増し、痛みも軽減した。5日目には短時間のマッサージだけで柔軟性と共に伸展性もみられ、痛みの訴えはなくなった。乳管開通も左右ともに8本以上みられた。

2）授乳時
　ポジショニングとラッチオンを確認した。Ｓさんは乳房タイプがⅡｂ型であったため、横抱きとした。4日目には、ぎこちなかった児の扱いにも徐々

に慣れ、児のからだと頭が母親の乳房に向かい合い、密着して抱くことができるようになり、安定したポジショニングができていた。

援助する際には、看護師は直接介入せず、人形を使って方法を見せることによって、Ｓさんがそれを見ながら自分で実際にできるように支援した。

４日目から児が適切に乳房へ吸着している状態をＳさん自身がわかるようになり、５日目には授乳時の浅い吸着や児の唇が巻き込んでいるなど、不適切なラッチオンに対して自分自身で修正できるようになった。

３）授乳の自立

乳頭痛の原因は不適切な吸着のために起こり、吸啜時間との関連性はないというエビデンスを伝えた。さらに、夜間授乳を行うことの意義、疲労と上手に付き合うことの重要性を伝えた。また、看護師はＳさんが夜間に授乳するときには見守った。その結果、４日目からは母乳のみの授乳となり、５日目には授乳間隔が２〜３時間ごととなり安定してきた。

４）児に対する母親の理解

Ｓさんは５日目には、児の空腹のサインや授乳に適した児の状態がわかるようになり、児が泣き出す前に授乳を始めていた。授乳中はリズミカルな児の吸啜・嚥下パターンが続き、嚥下音もみられ、授乳後の児が満足するなど、母乳が飲まれているサインがみられた。実際の直接母乳量は60g/回であった。

児が母乳をよく飲んでいるサインが５日目にはＳさんにもわかるようになり、授乳を終えるタイミングについても、児が自然に乳房を離すようになり、このサインと授乳間隔で、母乳が足りているかどうかの基準として考えられるようになった。

５）その他

Ｓさんが「方法に自信がもてない」「このままで大丈夫か心配」と話していたことに対し、できていることを伝え、自信がもてる体験を増やすようにした。また、乳汁分泌に関する知識が十分でなく、対処に関しても戸惑っていたため、乳汁分泌過程について説明し、今起きている現象について理解し、自分自身で対処できるよう見守り、一緒に考える姿勢でかかわった。時折看

護師に確認する行動もみられたが、その回数は4日目には減少し、徐々に育児技術を習得できている様子がみられた。

乳房・乳頭の異常は入院中はみられなかった。

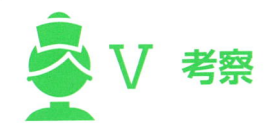

V 考察

1 母乳育児への意欲

進行性変化に対する看護でまず大切なことは、対象の母乳育児の意欲を妊娠中から確認しておき、その意欲が少しでもある褥婦には、出産後早期から授乳を始めることの意義を理解してもらうことである。

Sさんは、自身が母乳で育っていることもあり、「ぜひ母乳で育てたい」と望み、妊娠中から乳頭の手入れをして、出産後も授乳ごとに乳頭・乳輪マッサージを行っていることから、母乳育児への意欲が高いと思われる。

2 母子の早期接触

早期に授乳を始める第一歩として、分娩直後からの母児の早期接触がある。早期接触はカンガルーケアともよばれ、分娩直後に母親が新生児をすぐに抱き、直接、肌と肌の触れ合いをすることをいう。このときに母親の乳頭を児が吸啜するか、少なくとも乳輪をなめたり触れたりすることで、母乳育児の開始を円滑にし、母乳育児期間が延長するといわれている。本事例でも、分娩直後から早期接触を行い、直接授乳を1時間程度行っている。

児が乳房を吸おうとする動きが最も顕著になるのが出生後45分であり、生後2時間経つと消失するという報告から、母児共に異常がなければ1時間程度は早期接触する必要があろう。

3 乳房痛への対応

産後早期に母乳育児を断念する原因の一つが乳房痛である。楽しいはずの母乳育児が、強度の乳房緊満に起因する乳房痛によって、身体的にも精神的にもつらく苦しい体験とならないようにするには、乳房緊満の予防が大切である。

乳房緊満の対処法として有効性が証明されているのは、「時間制限のない授乳」「適切な授乳姿勢」「痛みのない授乳」である。したがって、出産直後

から児の欲求に合わせた授乳ができる環境づくりが大切である。出産直後から母児同室を始め、児が欲しがるときに欲しがるだけ昼夜を問わず授乳するように勧め、自立授乳を援助することが重要である。また、効果的なポジショニングやラッチオンを指導することは、乳房緊満の予防だけでなく、乳頭損傷の予防にもなるため、重要な援助である。

Sさんにみられた乳頭痛は、吸啜時間との関連性はなく、不適切な吸着のために起こったものと思われる。したがって、児のからだと頭が母親の乳房に向かい合い、密着した抱っこ（安定したポジショニング）により、効果的なラッチオンができることで乳頭痛は軽減されるはずである。このように、母親が母乳育児をスムーズに開始し、継続できるためには、ポジショニングやラッチオンのスキルは重要である。これらが習得されなければ、「楽しい」はずの母乳育児が「大変で、疲れる」母乳育児になりかねない。そのため看護師は、効果的なポジショニングとラッチオンを的確に指導し援助できるスキルを身につけることが求められる。

4 自立授乳への援助

昼夜を問わず自立授乳を進めるためには、夜間授乳が実践できるような終日の母児同室が必要となる。しかし、夜間授乳を困難にするのが母親の疲労の問題である。産褥早期のまだ乳汁分泌が十分でない時期に、児が頻回に欲しがることで、出産後まもない母親が疲労感を感じることは多い。したがって、母児同室を数日遅らせたり、日中の数時間だけ一緒に過ごす部分的な母児同室とすることもある。本事例でも、分娩直後から母児同室を開始したが、会陰創部痛のため夜間はいったん中断し、翌日の朝から再開している。分娩直後は、交感神経の興奮や会陰創部痛のために睡眠が不十分であったり、授乳などの児の世話により短時間で細切れの睡眠となるため、睡眠不足になりやすい。これが疲労の蓄積や育児への意欲低下の要因となる。また、創部痛で交感神経優位になると、プロラクチンやオキシトシン分泌が抑制されることから、乳汁分泌に影響を及ぼしかねない。一方、プロラクチンは夜間の睡眠中に多く分泌されることから、乳汁分泌のためにも夜間の睡眠確保は大切である。

5 母親の睡眠・休息のための援助

本事例では、分娩当日の夜間だけ鎮痛薬を処方してもらい、睡眠・休息へ

の援助を優先した。母乳栄養確立の支援か睡眠・休息の支援か、どちらを優先するかの判断は難しいが、状況をみながら柔軟に対応することが必要であろう。また、交感神経優位な状況になっていないこと、すなわち母親がいつも快適な環境でリラックスできていることは、母乳育児を継続するうえで最も重要なことである。

　Sさんは、産後1日目以降は終日母児同室となり、睡眠が1日に2～3時間しかとれていないため疲労の様子はみられたが、児の世話を積極的に行い、児についてうれしそうに話す様子から、育児への意欲は保たれていると考えられた。母乳栄養の確立を支援したうえに、母乳時間以外の睡眠・休息のための援助を考えることが大切である。

6 母親の不安に対する指導

　母児同室において母親が最も困難と感じるのは、児が泣きやまないとき、授乳が終わって寝かせるとすぐまた泣いてしまうとき、といわれている。そのようなとき、母親はどうしたらよいのかわからず、戸惑い、自分が泣きたくなるという訴えも多い。このように感じる原因に、母親は新生児は「おっぱいを飲んだら眠る」と思い込み、「自分の母乳がまだ出てこないから児が泣く」、だから「自分には母乳育児ができないのではないか」「赤ちゃんにかわいそうな思いをさせて、自分は母親として失格なのではないか」という過度な不安をもつことが考えられる。Sさんも「よく泣くのだけれど、なぜ泣いているのかよくわからない。母乳が出ないので赤ちゃんがかわいそう」と話している。このような不安は実際には、児の扱いが不慣れで育児についての知識が不足していることが原因と考えられる。

　このような訴えがあったときには、母親の訴えや気持ちによく耳を傾け、一緒によい方法を考えること、児の気持ちを看護師が代弁者となり、母親に伝えることで、母親が今までとは異なった視点から児をみることができる。育児技術については、直接的に介入するのではなく、人形を使って、いろいろな児の抱き方やなだめ方などの方法を具体的に提案して、母親がそれを見ながら自分で決め、自らの育児技術に生かすことができることが重要である。また、「方法に自信がもてない」「このままで大丈夫か心配」という不安に対しては、少しでもできていること、前回よりできるようになったことを看護師は口に出して母親に伝え、母親の自信体験を増やしていくことが必要である。

以上のように、母親の身体・精神状況や施設側の環境などを常に十分に考慮したうえで、母親の母乳育児意欲を高めるための応援者として看護師が見守っていくことが、母乳育児継続のための支援であろう。

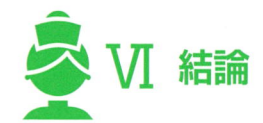

VI 結論

産後3日目の褥婦の進行性変化に対する看護実践を振り返り、最も優先度の高い看護診断「『お乳の先が痛い。乳が張って痛い』という言葉で裏づけられる、直接吸啜や乳房緊満に関連した急性疼痛」について、母乳育児継続のために必要な支援を検討した。

この診断についてのアセスメントから、Sさんの乳頭が硬いために授乳時の児の吸着が浅いこと、乳管の開通が不十分なこと、プロラクチン（乳汁産生作用をもつホルモン）が産後3日目頃から腺房細胞に作用し、乳房緊満が出現、乳房内圧が上昇したことで痛みが出現したことが原因と考えられた。

アセスメントに基づき、目標を、①直接吸啜や乳房緊満に関連した疼痛が軽減し、直接母乳量が少しでも増える、②退院までに、乳頭の発赤や損傷がみられず、吸啜困難もなく、8回/日以上の適切な授乳行動がとれる、と設定した。

計画に基づいて実践した結果、退院日である5日目には、直接吸啜や乳房緊満に関連した疼痛や乳頭の異常、吸啜困難などがみられず、直接母乳量が規定量（哺乳1回当たり生後日数×10g）以上あり、母乳だけで2～3時間の安定した授乳間隔になり、目標が達成できた。これらの結果から、母乳育児継続のために必要な支援は以下のとおりとなる。

①分娩直後から母児の早期接触を行う。

②乳房緊満痛や乳頭痛の対処法として「時間制限のない授乳」「適切な授乳姿勢」「痛みのない授乳」を援助する。

③出産直後から母児同室を始め、児が欲しがるときに欲しがるだけ、昼夜を問わず授乳するように勧め、自立授乳を援助する。

④効果的なポジショニングやラッチオンを勧める。

⑤乳汁分泌に影響を及ぼす要因（疲労の蓄積、育児への意欲低下、創部痛や過度な不安など）を常に考慮する。

⑥母親の訴えや気持ちによく耳を傾け、母親と共によい方法を考え、その方法をモデルとして示すが、母親が決定して実施するよう、母親が自信

を得る体験を増やすように援助する。

⑦母親がリラックスして授乳できるように、母親の身体・精神状況や施設側の環境などを常に十分考慮したうえで、母親の母乳育児意欲を高めるための応援者として見守る。

参考文献

1) 日本助産診断・実践研究会編：実践マタニティ診断，医学書院，2007，p.178-183.
2) 新道幸恵編：事例で学ぶ母性看護学，メヂカルフレンド社，2004，p.75-88.
3) 太田操編：ウエルネス看護診断にもとづく母性看護過程，第2版，医歯薬出版，2009，p.18-22.
4) 中井章人：EBMに基づく周産期リスクサインと妊産婦サポートマニュアル，ライフサイエンスセンター，2005，p.204-207.
5) NPO法人日本ラクテーション・コンサルタント協会編：母乳育児支援スタンダード，医学書院，2007，p.148-151，157-165，166-175，176-186.

ケース・レポート 9 —母性—

ケース・レポートの解説

1 母子双方の視点から

　産褥期の看護を考えるにあたり大切なことは、常に母子を一緒にとらえ、考えることである。したがって、アセスメントや看護援助は、母親からの視点と新生児からの視点が必要で、そのことによって母子関係や家庭生活・社会生活への適応を考えることができる。今回は特に、母親の視点で取り上げ、産褥期の乳汁分泌促進や母乳栄養の確立に対する援助について検討してきたが、母乳を哺乳する新生児の健康状態を考えることを忘れてはならない。母親だけでなく、新生児が健康で、哺乳欲があり、適切な嚥下機能をもつことによって初めて、母乳栄養の確立がなされるからである。したがって、母性看護は常に、母子の相互作用まで考える必要がある。

2 ウェルネス志向の看護

　「はじめに」でも述べたように、母性看護は健康な人を対象にすることが多く、対象者の健康の維持・増進、疾病の予防を目的としているため、ヘルスプロモーションの視点が重要となる。したがって、問題点に焦点を当てた問題解決志向ではなく、対象者の今ある状態をより高く引き出すためのウェルネス志向が主となる。

　問題解決志向は、問題点を発見し、目標を設定することによってその問題を解決していく考え方である。一方、ウェルネス志向は、今この人はどういう状態にあるのか、あるいはどういう方向に進もうとしているのかに焦点を当て、よりよい変革の方向へ目を向ける考え方である。今回のケースはウェルネス診断までは導き出されていないが、今後は、母性看護において、ウェルネス看護診断に基づいた看護過程を深く検討していくことが必要である。

3 看護診断上の注意点

　今回のケースで取り上げた看護診断は、問題解決のための仮説検証プロセ

スとは趣きが違う印象を与えるかもしれない。母性看護においては、あくまでも対象が健康な母子という前提で、起こりうる予測と問題が起こる前の予防的介入について看護実践を行い、振り返ることが大切である。また、周産期における看護を考える際は、妊娠・分娩・産褥経過を診断することが重要である。すなわち、一人の女性に起こる身体的・心理的・社会的な変化が、妊娠前の健康状態から妊娠―分娩―産褥へとすべてつながっているという視点で把握する必要がある。

4 産褥期の看護目標

　産褥期の看護目標は、褥婦の身体的変化を理解し、産褥経過の診断、褥婦の健康状態のアセスメント、褥婦や家族の心理的・社会的変化を理解することである。したがって、今回のケースでは産褥3日目の初産婦を設定し、産褥3日目までの経過診断および健康状態のアセスメントを検討し、看護の対象である褥婦の全体像が把握できるように看護診断を行っている。そのうえで、多くの看護学生が実習で体験すると思われる褥婦の進行性変化に対する援助に焦点を当てて、対象の背景の違いや個別性ゆえの難しさがある母乳育児継続のために必要な支援についてその根拠を明確にしつつ検討した。

ケース・レポート 10 —在宅—

在宅後期高齢者のADL拡大に向けた看護
—ADLが低下した老人性うつ状態にある患者に対する看護の役割—

はじめに

　高齢者にとって日常生活動作（activities of daily living；ADL）は自立した生活を送るために最低限必要な能力であり、生活のあり方を反映しているといわれている[1]。近年、ADL低下の著しい寝たきり高齢者の増加は、医療財政や家族の介護負担、地域のサポート・システムのあり方など、さまざまな点からも社会問題となっており、高齢者のADL低下をいかに予防していくかはわが国の重要な社会的課題といえる。

　寝たきり高齢者が増加している背景には、人口の超高齢化や慢性疾患の増加、入院期間の短縮により介護が必要な状態で在宅生活を余儀なくされることがある。このような状況に加え、家族形態や家族機能の変化、地域支援システムの不十分さなどから、在宅生活を送る高齢者に必要なリハビリテーションが提供されないことが、ADL低下を助長する要因の一つであると考える。

　リハビリテーションは、一般的にはまだ、機能回復訓練としてとらえられる傾向にあるが、それだけにとどまらず、人間が自分の人生を主体的に変革していくための手段のプロセスとされ、人間の権利としての包含的な概念である。病院や施設内の医学的リハビリテーションに関しては、リハビリテーション専門職がその役割を主体的に担っている。しかし、疾患や加齢に伴う身体機能の低下により徐々にADLが低下していく在宅高齢者に対して、ADL維持のために行われるリハビリテーションに関しては、看護職がその役割を担っているのが現状である。

　看護職には、寝たきりの原因疾患を予防し、関連するリスクファクターを減らす支援とともに、加齢に伴う身体機能の低下や疾患による運動機能障害をもつ高齢者のADLの維持・改善を目的とした働きかけが求められる。一般的に、身体機能の低下をきたしている高齢者にとって、自己の健康状態が主観的幸福感に関連していることは明らかである[2]。とりわけ、在宅療養を

余儀なくされている高齢者にとっては、身体機能を維持していくことは充実した生活を送るうえで不可欠であり、QOLの維持・向上に大きな影響を与えると考えられる。在宅高齢者が、より健康的で充実した生活を送るうえで必要な身体機能、生活能力の維持・向上を図るためには、看護職の果たす役割や支援のあり方が重要となる。

今回、老人性うつ状態があり、ベッド上臥床状態にまでADLが低下した84歳の高齢者の訪問看護を受け持った。ADL低下の要因として複数の要因が考えられたが、うつ状態による意欲の障害・睡眠障害と過剰介護が主要な要因と考え、その要因に対しADL拡大のための支援を実践した。この事例を通じ、ADLが低下した老人性うつ状態にある在宅後期高齢者のADL拡大に向けた看護の役割と、高齢者および家族への支援のあり方について考察する。

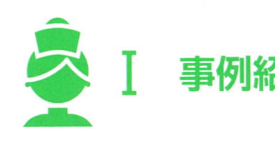

I 事例紹介

1 患者紹介

A氏は84歳の男性であり、老人性うつ状態、糖尿病、一過性脳虚血発作、脊椎管狭窄症、心房細動、S状結腸過長症の診断を受けている。

A氏は教員職を42年間勤め上げ、定年退職後も民生委員や教育委員として活躍していた。真面目で責任感が強い性格であり、花を育て、ゲートボールの趣味を楽しみながら、妻と2人で出生地で暮らしていたが、79歳のとき長男宅に近い現住所に移り住んでからは、趣味ももたず、外出の頻度が減り、屋内で過ごすことが多くなった。妻が地域の交流の場への参加を勧めていたが、地域を知らないことへの抵抗が強く拒否していた。妻との散歩を日課としていたが、それ以外は自宅内で過ごした。徐々に発語も減少していったが、出生地に帰りたいとしきりに訴えていた。81歳のとき、食事中に突然、静止して反応がなくなり、妻が心配して病院を受診した結果、老人性うつ状態と診断を受け、総合病院神経内科に通院するようになった。睡眠障害があり、覚醒しているときと覚醒不良のときが2日おきくらいのサイクルで認められている。

2 主疾患の経過

　睡眠障害に対し、睡眠薬を内服して経過を観察していたが症状は改善せず、82歳頃より悪化していった。食事摂取量が低下し、ADLも低下したため入院するが、意欲低下が著しいため、リハビリテーションが施行できず退院となる。自宅でも徐々にADLの低下が進行し、臥床した状態で過ごす時間が増加していった。83歳のとき、2回にわたり誤嚥性肺炎を発症し、入院加療を受けた。入院による安静も影響し、四肢、特に下肢の筋力低下を認め、自力座位が困難な状態にまでADLが低下した。

　84歳の現在、1日1回程度、介助にてポータブルトイレへ移乗しているが、それ以外は終日ベッドに臥床し、自力では寝返りもできず、四肢関節の拘縮も進行している。睡眠障害は持続しており、およそ2日間覚醒し、2日間入眠するサイクルを繰り返している。S状結腸過長症により便秘があり、緩下剤の量を調節し、浣腸およびガスブジーにて排便コントロールを図っている。

　ADLは、機能的自立度評価法（functional independence measure；FIM）で28点（運動項目：13点、認知項目：15点）である。

3 家族と介護の状況

1）家族関係

　一戸建ての借家に妻との2人暮らしで、主介護者は77歳の妻である。再婚同士である。本人の子ども5人、妻の子ども3人（合計8人）は全員、近県に住んでいる。若い頃から、妻は夫の世話は自分の役割と考えており、衣服の着脱などでも世話を焼いていた。本人の長男が近隣に住んでおり、長男と長男の妻がキーパーソンである。彼らは週末に訪れ、病院の付き添いや買い物などで協力している。子どもたちは両親を気遣い、頻度こそ少ないが全員が訪れ、親子関係は良好である。A氏は現住所に移った後、地域に馴染めず、散歩以外で外出することはなく、ほとんどの時間を自宅内で過ごしていた。

2）介護サービスの状況

　妻は公的サービスを利用することに抵抗があり、自分と長男夫婦で介護を担っていた。しかし、妻の腰痛と下肢のしびれが増強したため介護困難となり、介護サービスの利用を開始する。当初はサービス利用に戸惑いがあった

が、自力での介護は困難と自覚し、仕方なくサービスを受け入れている状態である。

　83歳のときに誤嚥性肺炎で入院した後から訪問看護の利用を開始し、週1回から徐々に回数が増え、現在は訪問看護が週3回、訪問介護は週5日で1日2回、訪問入浴は週2回利用している。

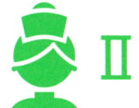

II　看護の実際

1　看護上の問題と根拠

1）#1：うつ状態による意欲の障害、睡眠障害によるADL低下

　老人性うつ状態により、意欲の障害（昏迷）と睡眠障害が出現していた。睡眠障害は、2日間起きて、2日間入眠し続けるといった睡眠パターンを繰り返す状態として現れている。覚醒しているときは言語による意思疎通は図れているが、覚醒時でも意欲低下、自発性の低下により、自発的な体動がないことが全身の筋力を低下させ、四肢の関節の拘縮を進行させ、ADLを低下させた要因であると考える。介助によりポータブルトイレに座ることは可能な身体機能だが、移乗時も、介護者に手を回す、足に力を入れるなどの協力動作はなく、全介助である。

2）#2：妻の過剰介護、介護知識不足

　健康なときから妻が夫の日常生活面をすべて世話しており、できる動作も過剰に介助していた。そして、できるかぎり自分一人で夫の介護をしたいとの思いが強かった。入退院を繰り返してADLが低下していく夫に対して、ADLを維持するためにどのように介護すればよいかわからなかったが、周りに相談できる知人もなく、自分なりの介護を継続していた。長年の生活習慣がA氏がもつ身体能力を低下させ、さらに、できるかぎり子どもや他人の力は借りず自分で看るという妻の強い思いが、A氏の状態に合わせた適切な介護の実践につながらず、ADLを低下させた要因であると考えた。

3）#3：器質性・機能性（弛緩性）便秘による排便困難

　82歳頃より便秘が続き、S状結腸過長症の診断を受けている。S状結腸は可動性に富み、長いうえに移動しやすいため、この部分に便がたまりやすく、

便秘を起こしやすい。うつ状態による自律神経の失調、水分摂取量不足、腹圧のかからない体位が排便困難の助長因子と考えた。

4）＃4：機能性尿失禁

尿失禁は、A氏のうつ状態による意欲や自発性の低下のために、尿意があっても訴えが少ないこと、尿意の訴えがあっても、主介護者である妻は腰痛症によりポータブルトイレへの移乗を介助できないため、どのように対処してよいかわからず、おむつを使用していることが要因と考えた。

5）＃5：水分摂取量の不足

うつ状態による意欲や自発性の低下により、口渇があっても訴えがないことに加え、水分の準備および自分でコップを持ち自力摂取することもできないという身体機能が要因と考えた。さらには、2回の誤嚥性肺炎の既往があるため、誤嚥によりむせることに対する主介護者である妻の不安が要因と考えた。

6）＃6：誤嚥性肺炎の危険性

加齢に伴う嚥下機能の低下、うつ状態による覚醒不良状態での食事や水分摂取、睡眠障害により定期的な口腔ケアが実施できないことが要因と考えた。

7）＃7：主介護者の介護負担

妻は公的サービスの利用に抵抗があり、できるかぎり自分で介護したいとの意向が強いが、腰痛による下肢のしびれにより身体的負担が増大していると考えた。

以上にA氏と妻（家族）の問題点をあげたが、以下、今回のテーマであるADLの低下に関連する＃1、＃2に関して述べることとする。

2 目標

①覚醒状態がよいときは、ベッド上端座位（足を降ろす）、ポータブルトイレに腰掛ける、肘掛け椅子に腰掛ける、車椅子に乗車するなどの動作が定期的に確保されることで、座位保持動作が維持できる
②現在保持している機能（排尿感覚機能、スプーンを口まで運ぶ機能）が

維持できる

これらの目標の達成時期を1か月（30日）後とする。

3 看護計画

1）看護上の問題♯1に対して

a. 覚醒しているときは座位保持の機会を増やし、座位時間を延ばす

①訪問看護時（週3日）、訪問介護時（1日に2回）に、ベット上で介助バーにつかまり、自力で端座位をとる

②端座位時に足が床に着かないため、電話帳を置いて足底を固定する

③訪問介護時に、毎日1回はポータブルトイレに移乗し、座位をとる

④訪問看護時（週3回）、天気がよいときは車椅子に乗車し、屋外を散歩する

⑤長男やその妻が来たときなどは、彼らに介助してもらい、肘掛け椅子に腰掛けたり、車椅子で散歩に出かけることを勧める

b. 入眠しており覚醒が悪いときは、他動運動による四肢の関節可動域訓練を行う

訪問看護時（週3回）、訪問介護時（1日2回）に行う

c. 訪問介護職員への指導と連携を図る

①四肢の関節可動域訓練の方法に関する指導を行う

②ベッド上端座位保持の方法に関する指導を行う

③ベッドからポータブルトイレへの移乗方法に関する指導を行う

④不明点、疑問が生じた場合は、訪問看護師と連携を図ることを説明する

d. 食事、水分摂取の自立を促す

①上半身を約60°挙上し、顎を引いた姿勢を保持する

②食事は初めから介助せず、A氏が自分でできるところまで見守り、疲れてきたら介助する

e. うつ状態にあるA氏への接し方、言葉かけの仕方を統一する

①覚醒が悪いときは無理に起こさない

②励ましの言葉や激励などの言動は避け、「椅子に腰掛けましょう」「トイレに座りましょう」など、過度に負担をかけない言葉かけをする

③否定的あるいは悲観的な内容でも、A氏が訴えてくる内容を否定せず、支持的な姿勢で対応する

2）看護上の問題 #2 に対して

a. A氏が自力で行う意欲を引き出す

　妻がすべて介助するのではなく、A氏ができることは自分で行うことがリハビリテーションにつながり、ADLの向上につながることを説明する。

b. 介助による負担を軽減する

　A氏の覚醒の状態により介助の方法を変更し、介助の量を減らすことを説明する。

c. 介護知識の指導を行う

①端座位をとったり、ポータブルトイレに移乗しなくても、覚醒しているときはベッド上で、上半身を起こした姿勢を保つこともADLの向上につながることを説明する

②覚醒時は尿意があるため、尿器購入の必要性を説明し、妻しかいないときに尿意を訴えた場合は、おむつではなく尿器で採るように指導する

d. キーパーソンである長男やその妻への指導を行う

　A氏の妻は、A氏ができる部分もすべて介助してしまう傾向にあるため、長男やその妻が訪れたときに、上述の支援姿勢でかかわってもらうことの必要性を説明する。

4 結果

1）目標①に対して

　介入後の運動項目に関するFIMでの得点は13点と変化はなかった。しかし、訪問看護、訪問介護で、覚醒状態に合わせてベッド上端座位を保持し、ポータブルトイレへの移乗を行い、天気のよい日は約30分程度は車椅子に乗車しての散歩が可能となった。今までは、ベッド上端座位時に介助バーを自分でつかむことはなかったため、介助者がからだの一部を支えていたが、自力で介助バーにつかまり、自力座位も5分程度は保持できるまでになった。1日に3〜4回は定期的に座位を保持でき、座位保持の回数は増加した。

2）目標②に対して

　尿器の購入の説明に対して、妻からは「そうですね。買ったほうがいいですね」との言葉が聞かれたが、購入する行動はみられなかった。妻はそれに対して「嫁が買ってくると思うから」と返答したのみであった。そのため、尿意を訴えたときに訪問看護や訪問介護の職員がいればポータブルトイレに

移乗するが、妻のみのときはおむつ内の尿とりパッドへ排尿していた。食事摂取については、「調子のいいときは自分で食べている」と妻は言うが、訪問時に自分で摂取する場面はほとんどみられないなど、妻の介護内容に大きな変化はみられなかった。

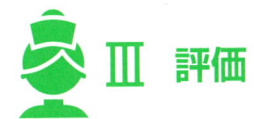

III 評価

　うつ症状による睡眠障害があり、いつ覚醒するかの予測も困難な状況に対し、訪問介護と連携して、覚醒状態を把握しながら実施できたことは有効であったと考える。

　加齢に伴い身体機能が低下していくなかでADLを維持・向上させるためには時間を要する。1日の座位回数を確保し、徐々に座位時間を延ばしていくことが必要となる。訪問看護のみでは限界があり、訪問介護職員の協力体制が得られたことで、実行できた支援であったと考える。1か月で目標は達成できており、今後は座位時間の延長およびA氏が自分で移乗動作を獲得するための新たな目標設定が必要である。

　妻の過剰介護に対しては、必要性を言葉で説明し、妻の返答から理解できていると判断したため、それ以上の介入は行っていない。しかし、具体的な方法がわからないため実行できないのか、必要性は理解しているが実行していないのかを明らかにすることが必要であった。目標②として掲げた内容は、幅広い表現となっているため評価することが難しく、具体的な内容に変更していくことが必要であったと考える。

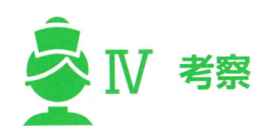

IV 考察

1 ADLの維持

　うつ病の原因について明確なものはなく、さまざまな要因が関与して発症するといわれている[3]。高齢期は配偶者や友人との死別、社会的役割の喪失や疾患への罹患などにより身体的喪失を経験する機会が多く、「うつ状態」になるリスクも高まる[4]。うつ病の原因は内因性と外因性の複合により引き起こされると考えられているが、高齢期のうつ病の要因として、外因性の比重が高く、脳動脈硬化やパーキンソン病などの脳器質性疾患などでも認めら

れる場合がある。そして、他の年代に比べ経過が長引くという特徴がある。

本事例では、訪問時にはすでにベッド上臥床の状態にまでADLが低下していた。現病歴や既往歴および訪問看護開始後から現在に至るまでの情報収集から、ADL低下の要因として複数の要因が考えられたが、主な要因の一つとして老人性うつ状態によるものがあると考えた。

訪問介護サービスの内容に、ベッド上端座位の保持とポータブルトイレへの移乗の援助を加え、訪問看護時以外でも、定期的に座位時間を保持し、離床する時間を設けた。座位の頻度を増やし足底を安定させると、介助バーにつかまりながらの5分程度の自力座位が可能な状態にまで到達した。FIMの得点は変化がみられていないが、自力座位保持ができなかった状態から自力座位保持可能の状態となり、ADLは向上したと推測される。訪問看護だけでは実施できる頻度に限界があり、週5日、1日に2回利用している訪問介護と連携することで、継続的に座位姿勢をとる機会を設けることができ、離床頻度を増加させたことが、ADLが向上した要因であると考える。

2 妻への介護指導

過剰介護が高齢者のADL低下に影響を及ぼすことは、多くの事例によって示唆されているが[5]、過剰介護へのアプローチに関する研究は少ない。

本事例において過剰介護が生じた背景として、①A氏と妻は再婚同士であり、前妻および前夫と死別していること、②夫婦共に島で生まれ育ち、現住所に移るまで長年にわたり出生地で生活を送ってきたこと、③夫の世話はすべて妻が自分の役割と考えており、長年にわたり衣服の着脱やひげ剃りまで手伝っており、妻に依存する関係が形成されていること、などがある。

今回、指導内容に関して、妻はその場では肯定的な反応を示した。しかし、必要性や介護方法に関する理解はできているが、理解していることが実際の介護へ反映されることはなかった。これは、長い間に培われた夫婦関係を基盤とした援助関係による行動様式が変化しにくいことを示唆している。

宗像は、介護行動に大きな影響をもつ要因として、人間関係、介護役割意識、介護のやりがいなどをあげている[6]。介護者側からだけの態度変容のみでは変化しにくく、介護を受ける高齢者側の意識・態度を変化させることが必要である。過剰介護への指導は介護者に対してだけではなく、介護を受ける本人を含めた働きかけが必要と思われるが、A氏はうつ状態があるため、本人への働きかけが難しく、このような場合の過剰介護に対する有効な方法

はまだ確立されていないのが現状である。過剰介護の背景を踏まえ、妻以外のキーパーソンである長男やその妻への積極的な働きかけも必要であったと考える。

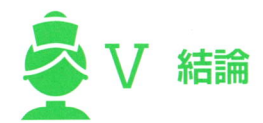

V 結論

① ADL低下の要因を考える場合、主要疾患名のみにとらわれるのではなく、生活行動を制限しているものが何なのかを視野に入れながら要因を解明することが必要である

② 在宅高齢者のADLの維持・向上には、訪問看護だけでなく、生活を支える他職種との連携が不可欠である

③ 介護者の過剰介護への指導に関しては、過剰介護の背景を把握したうえで働きかけることが必要である

④ 介護指導は主介護者およびキーパーソンとの関係性も考慮しながら、だれに、どの内容の指導をするのかを見極めて介入しなければ効果的な介入とならない

引用文献

1) 柴田博，他：ADL研究の最近の動向；地域老人を中心として，社会老年科学，21：70-81，1984.
2) 福田寿夫，他：地方都市における65歳以上住民の主観的幸福感と抑うつ状態について，日本公衆衛生雑誌，49(2)：97-103，2002.
3) 白石弘巳，田上美千佳：事例にみるうつ病の理解とケア，精神看護出版，2006.
4) 河村哲：中・高年のうつ病，主婦と生活社，2000，p.34-37.
5) 山岡和枝：寝たきり老人の介護人の負担度；一次元尺度構成の試み，日本公衆衛生雑誌，33(6)：279-284，1986.
6) 宗像恒次：老人の介護行動に関する研究〈日本看護協会調査研究報告11〉，日本看護協会，1979.

ケース・レポート 10 ―在宅― ケース・レポートの解説

　高齢者は、加齢に伴い心身の機能が低下していくなかで、疾病への罹患や不適切な介護方法によりADL低下が助長される。ADLの維持・向上は高齢者のQOLの向上に寄与する。在宅高齢者がより健康的で充実した在宅生活を送るために、いかにADLの低下を防ぐことができるかが看護職の果たす役割として重要と考え、テーマとして取り上げた。

　本事例では、ADL低下の要因として複数の要因が考えられたが、うつ状態による意欲の障害・睡眠障害と過剰介護が主な要因と考え、ADL拡大のための支援を実践した。

　座位保持動作の維持に対しては、強度の睡眠障害があるため、覚醒状態に合わせて介入することが重要であったが、生活パターンが定まらないため、訪問看護だけでは対応できず、他職種の協力が不可欠であった。定期的に座位保持の機会を設け、座位の頻度を増やし、座位時間を延長する支援を継続することで、FIMの数値としての変化はみられなかったものの、自力座位保持が可能となりADL向上につながった。

　一方、妻の過剰介護に対しては、言葉で必要性を伝え理解を促したが、行動変容はみられず、有効な介入は実践できていない。在宅という生活環境で、長年培われた夫婦関係を基盤とした援助関係による行動様式は変化しにくいことを実感し、他の家族の協力を得るなどの介入が必要であった。

　高齢者におけるADL低下は容易に生じやすく、その背景には複数の要因が影響している。ADL低下の主な要因を明らかにし、患者および患者を取り巻く家族および環境も視野に入れながら個別の介入を実践していくことが重要である。

第6章 ケース・レポートから研究への展望

A 研究としてのケース・スタディ

　第1章において、ケース・スタディには教育の立場で行われるものと研究として実施されるものがあることを述べ、第5章までは、ケース・スタディを、教育の立場で行われ、論理的思考を訓練するためのケース・レポートとして位置づけてきた。

　そこで第6章では、研究として実施されるケース・スタディに言及し、それに基づいて、ケース・レポートから研究へと発展することを展望したい。

1. 研究の種類と特徴を概観する

　研究の種類を概観すると、杉野によれば、法則定立研究と個性記述研究に大別され、前者は一般法則の定立を目指す研究であり、後者は一般法則を個別に確認する研究である[1]。この両者は相補的に働き、後者で発見された法則を、前者によって普遍化することもありうる。また、法則定立研究は理論研究と実証研究に大別され、さらに、実証研究は仮説検証研究と関係探索研究に分類される。一方、研究方法は数量をデータとする場合と、発言内容などをデータとする場合があり、前者を量的研究、後者を質的研究と表現している。

　確かなエビデンスを得るために、仮説検証研究として無作為化群間比較試験が行われるが、結果は、数量をデータとしてグループ間で統計的に比較され、有意差によって確認される。個別の要素は、統計的比較において相殺されることも起こりうるため、実証された一般法則がすべての個人にとって有

効であるとは言い切れない。そのため、一般法則として定立された後には、個々に適用して確認することが重要である。このような個々への適用について、個性記述研究としてのケース・スタディが重要な役割を果たす。

ケース・スタディは事例研究あるいは症例研究とも表現されるが、結果について、検査結果などの数量で示されるデータを提示することもあれば、発言や行動の観察で示される質的データを記述することもある。ただし質的データとして、「患者がこのように変化した」というように観察結果を記述しても、一事例の組織的に計画されていない観察であるために、一般法則と結果の因果関係は確認できないとの批判は免れない。そのため、法則に基づく何らかの介入を一人ひとりに系統立てて行った結果について、その個人の時間的系列のなかで、客観的な量的データによって効果を確認する方法として、シングル・ケース研究法が提唱されてきた。

2. シングル・ケース研究法

前述の視点で見渡すと、心理学の一つの領域である行動分析学において、シングル・ケース研究法として一事例の実験デザインが確立されてきた。現在、基礎実験によって一般法則を求める基礎分野とその成果に基づく応用分野がある。後者を応用行動分析学といい、障害児教育の領域、企業のヒューマン・マネジメント、リハビリテーションにおける訓練法開発、看護領域におけるセルフ・マネジメントの方法などに活用されている。

一事例の実験デザイン法では、観察結果の記述ではなく、測定できる指標を用いて結果を客観的に評価できる方法を用いる。「行動分析学」の名称が示すとおり、患者の問題となる行動を分析して、変容させたい行動を定め（標的行動）、何らかの変数（独立変数）の操作を導入して（介入条件の設定）、標的行動の頻度あるいは行動と対応した成果（従属変数）の変容を数量として測定する方法である。適切な実験デザインを用いることで、介入条件の効果を確認することが可能となる。

1）問題行動と標的行動

臨床看護研究は、看護実践の場における問題から出発することをすでに述べたが、この問題に関連した行動が標的行動となる。この標的行動に対して、問題となる行動から望ましい行動に変容させることを検討する。望まし

い行動とは、患者の健康回復のために必要な医療上の指示の対象であることが多い。この標的行動に何らかの操作を加えて、望ましい行動への変容を促すのである。

具体的に看護場面を例示すると、「患者の呼吸機能の結果から、看護師は患者に、手術前に呼吸訓練を実施するように教示するが、患者は実行しない状況」を思い浮かべていただきたい。患者の「呼吸訓練を実施しない」行動が問題であり、「呼吸訓練を行う」行動が標的行動となる。新たなケアプラン（介入条件）として「呼吸訓練を実施した回数をグラフに示す」という方法を導入し、練習回数を増加させ、望ましい行動への変容を促す。

2）独立変数と従属変数

独立変数とは介入条件において標的行動に加えられる操作対象となる環境であり、一方、その独立変数によって直接影響を受ける変数を従属変数という。従属変数は介入条件に敏感に反応して測定できる指標が望ましく、標的行動の頻度、潜時、持続時間、行動に直接対応した成果などが用いられる。

前述の例では、1人の患者に対して、「呼吸訓練を実施した回数をグラフに示す」とのケアプラン（P）を導入し、その効果を確認したいとき、このプログラムによって最も影響を受けるのが標的行動「呼吸訓練の実施回数」（D）であると考えられる。この場合、Pで行われる訓練後のグラフ提示の有無、提示の方法、訓練から提示までの時間（I）などが独立変数の候補であり、Dがその操作に従って変容が期待される従属変数である。実験デザインを適用して、Pを導入することによって、どのようなIの変化に対してDは導入前と比べてどのように変容したかを確認する。要するに、この独立変数Iと従属変数Dとの関数関係を明らかにすることなのである。

3）従属変数の測定とその信頼性

従属変数として「呼吸訓練の実施回数」を例に示したが、これは呼吸訓練行動の生起頻度と言い換えることができる。頻度を測定する場合には、観察期間を定めて、その間に生起した従属変数の回数を繰り返し測定する。この観察期間をセッションという。

この「呼吸訓練」の場合、1日の実施回数を評価することが多いため、1日を1セッションとして測定し、1日の総数を従属変数として記録する。記録の方法として、観察者が行う方法と患者が自己記録する方法がある。この

場合には、自発的に呼吸訓練を実施した回数を記録するため、観察者が毎日、起床時から就寝時まで観察することは困難であり、自己記録する方法を採用する。

　また、その自己記録によるデータが信頼できることを確認するために、ランダムにいくつかのセッションを設定し、そのセッションにおいて、他1名が観察した結果を記録し、両者の測定結果の一致率を確認して信頼性を確保する。最も単純な一致率は、一致数／(不一致数＋一致数)で表される。一致率が低い場合には、記録の方法や定義などを再検討する必要がある。

4) ベースラインの測定

　独立変数を導入する前の状態を「ベースライン期」と表現し、独立変数を操作しない状態で、従属変数を繰り返して測定する。測定結果は、1セッションごとにその値を記入し、折れ線グラフを作成する。

　ベースラインとしての折れ線の示す傾向が最終的にほぼ水平方向に安定していることが重要であり、言い換えれば、安定するまでベースラインを測定することが必要である。仮に、ベースライン期でグラフ上の折れ線の変化が上昇傾向を示した状態で介入条件を導入したときは、従属変数の値が増加しても、その増加が介入条件に起因するか否かを判別することができない。

5) 介入期の測定

　独立変数を導入した後の状態を「介入期」と表現し、独立変数を操作して、その下での従属変数を繰り返して測定する。測定結果は、ベースライン期と同様に、1セッションごとにその値を記入し、折れ線グラフを作成する。

　独立変数と従属変数の因果関係を明らかにするためには、導入する介入条件は1つずつ導入することが原則である。たとえば、訓練から提示までの時間を短くする条件と、提示法を数字で見せるのではなくグラフで見せる条件とを同時にしてはいけない。

6) グラフ化

　ベースライン期のグラフと介入期のグラフを併せて、1つのグラフとして示す。ただし、ベースライン期と介入期の間には垂直軸を記入し、折れ線グラフを結ぶことはしない。基本的には、ベースライン期に水平方向に安定した折れ線の推移を示したうえで、介入期に変化した折れ線の推移を比較する。

折れ線の変化を判断する基準は、変化の大きさ、変化の安定性、トレンド（傾向）の連続性の視点である。従属変数の折れ線の推移が、ベースライン期と比較して介入期において変化が大きいほど、安定性があるほど、持続性がないほど行動の変容を確認することができる[2,3]。

3．一事例の実験デザイン

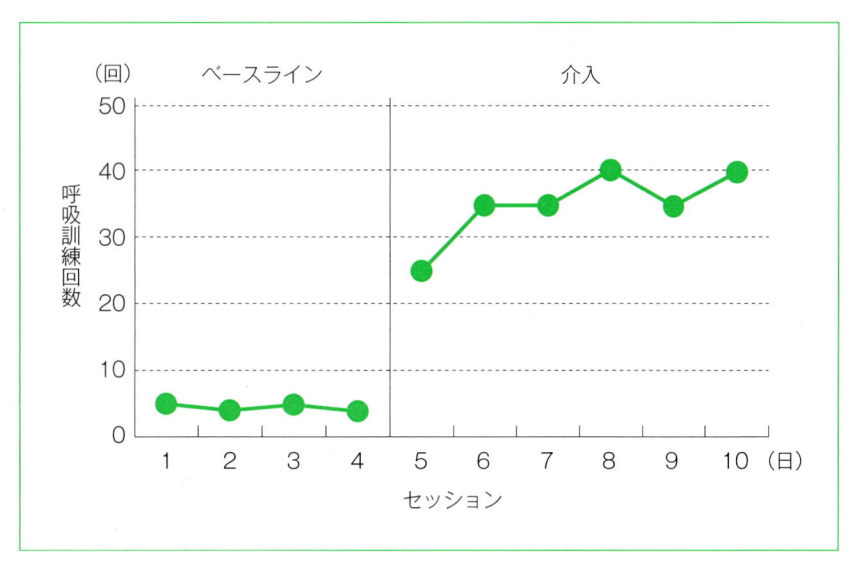

1）ABデザイン

ABデザインとは、Aはベースライン期を、Bは介入期を表し、従属変数を垂直軸に、セッションを水平軸にとるグラフであり、実験デザインのなかでの基本形である。

図1は、従属変数として呼吸訓練の回数を垂直軸にとり、1日を1セッションとして、水平軸にセッション数を示した。4日間のベースライン期が示されているが、その値は平均4.5回であり安定している。介入条件が導入されると、訓練の実施回数は25回となり、その後のセッションでも増加して40回を示した。ベースライン期に比較し、介入期には平均35回に増加した。

ベースライン期に入る前には、当該病棟における通常の看護として「毎日呼吸訓練を20回行ってください」と教示されており、これがベースライン条件となる。介入期では、「毎日の実施回数をグラフで示すこと」が新たに

図1　ABデザイン

導入され、これが介入条件となる。介入期に従属変数「呼吸訓練の実施回数」に影響する変数を1つに限定することによって、独立変数の効果を確認するデザインである。

　このデザインは、次に示す反転デザインと異なり最後にもう一度ベースライン期に戻すことをしていないために、独立変数の効果を完全には確定することはできない。なぜなら介入期で得られた従属変数の変容が、偶然にそのときに変化した別の変数の効果である可能性を十分に小さくできていないからである。しかしながら後に示すマルチ・ベースライン・デザインなどと組み合わせることで、臨床看護の実践の場で活用できるデザインである。簡単な独立変数から導入して、従属変数の変容を確認するが、変容が認められないときには、次の独立変数を導入して同様に確認する。

　しかし、現実的な臨床場面では、入院期間の短縮が求められるため、一つひとつ独立変数を導入することは困難な場合が多い。その場合には、理論的に望ましいケアの方法を導入して従属変数の効果を確認する。また、介入期が終了した後に、期間をあけて従属変数を測定し（フォローアップ期）、その行動の変容が維持されていることを確認する。

2）反転デザイン

　反転デザインは、ABA、ABABデザインなど、介入条件をいったん除去してベースライン条件に戻す手続きをとるデザインである。ABデザインと同様に、Aはベースライン期を、Bは介入期を表し、従属変数を垂直軸に、セッションを水平軸にとるグラフである。

　すでに述べたように、ABデザインでは、ベースライン期（A）に比較して介入期（B）の従属変数が変容することによって効果を判定するが、研究者が気づかない独立変数以外の影響要因によって変容した可能性があるとの批判を免れない。ABABデザイン（図2）では、いったん導入した介入条件を除去し、ベースライン条件に戻す手続きをとることで、従属変数が元の値に戻ることを確認し、再度、介入条件を導入することで変容することを確認する。このように、独立変数の操作でそれに対応して従属変数が変化するのを示すことで、両変数間に関数関係があることを確認することができる。

　一事例であっても、呼吸訓練指導などの独立変数の効果を実証できる反転デザインは魅力的である。しかし現実場面では、その後の行動変容に強い影響をもつ教示が多用される場合や、前述したように呼吸訓練プログラムなど

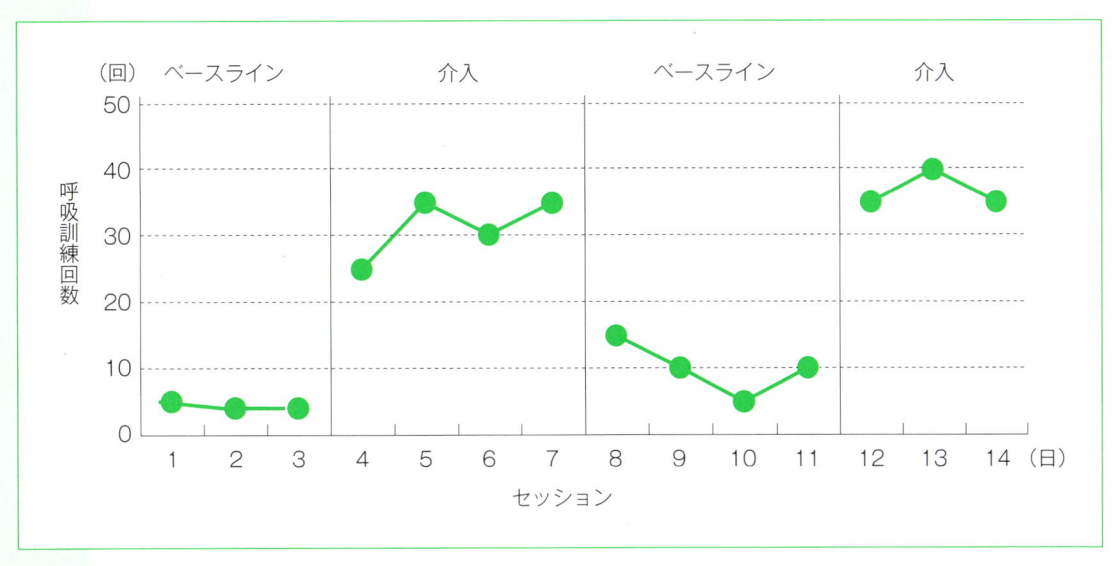

図2 ABAB デザイン

の複数の介入条件を導入する場合など、介入条件を除去することが困難である。さらに、当該患者の健康回復のために医療として必要な内容を独立変数とするため、効果を確認しようとする研究の視点からベースライン条件に戻すことは、倫理的に問題となることが多い。そのため、臨床場面において反転デザインを用いる場合には、慎重に検討しなければならない。

3）マルチ・ベースライン・デザイン

マルチ・ベースライン・デザインは、ABデザインについて、反転デザインを用いずに独立変数（介入条件）の効果を確認する手続きである。

a. マルチ・ベースライン・デザインの3つの基本型

マルチ・ベースライン・デザインには、次の3つの基本型がある。

①行動間マルチ・ベースライン・デザイン：1人の被験者のそれぞれ独立した複数の行動に、同じ独立変数を順に導入する手続きである。

②被験者間マルチ・ベースライン・デザイン：同一の環境下で、特定の独立変数の操作を順に複数の被験者に導入する手続きである。

③事態間マルチ・ベースライン・デザイン：それぞれ独立した事態や場面において、1人または複数の被験者に独立変数の操作を導入する手続きである。

b. 臨床看護場面に適した被験者間マルチ・ベースライン・デザイン

臨床看護場面では、入院中という同じ環境下に、呼吸訓練プログラム、食

事指導プログラムなどの一連の看護ケア（介入条件）を提供するため、より効果のある方法が求められる。この場合、同じ環境下で、複数の患者を対象に独立変数を導入することになるため、その効果を確認するには被験者間マルチ・ベースライン・デザインが適している。今後、この実験デザインの活用が期待されるので、以下、このデザインの要点について簡単に述べる。

基本的な形はABデザインだが、複数の被験者を対象に同時にベースライン条件を導入し、従属変数の測定を開始する（図3）。

①ベースラインが十分に安定した後に、まず1人目の被験者（S1）に独立変数を導入する。その結果、1人目は介入期に入るが、他の被験者はベースライン期を継続する。

②1人目の被験者（S1）の介入条件が、他の被験者のベースラインの値（セッション4、5）に影響していないことを確認する。

③次に2人目の被験者（S2）に独立変数を導入する。その結果、1人目と2人目は介入期に入っているが、他の被験者はベースライン期を継続する。

④2人目の被験者（S2）の介入条件が他の被験者のベースラインの値

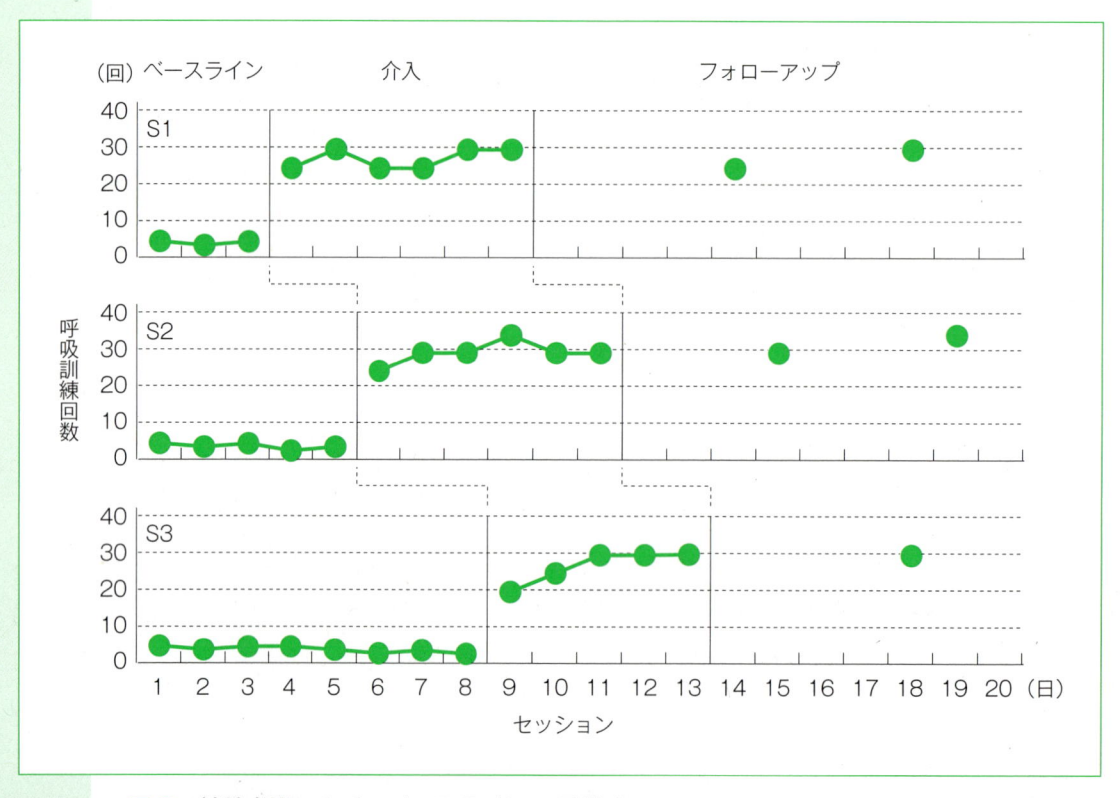

図3　被験者間マルチ・ベースライン・デザイン

（セッション6、7、8）に影響していないことを確認する。
⑤3人目の被験者（S3）に独立変数を導入する。
⑥4人目以上となる場合には、①〜⑤の手続きを繰り返し、従属変数を測定する。

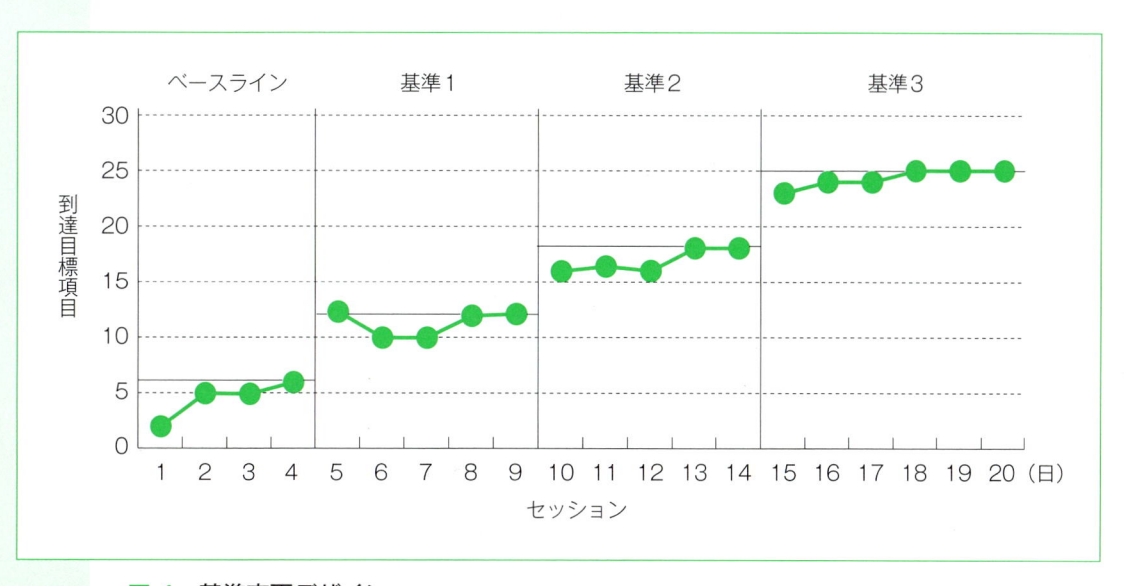

4）基準変更デザイン

　基準変更デザインは、ベースライン測定後、あらかじめ設定された基準値まで到達するように、期間ごとに分割した基準を段階的に導入するデザインである。効果を検証するために反転などの手続きを用いることはないが、基準に到達しない場合には、一段階元の基準に戻って再びその基準での到達を目指す。このデザインは新たな行動を形成する手続き（シェイピング）によく用いられる。

　臨床場面についていえば、人工肛門（ストーマ）のセルフケアを指導するとき、新たに形成すべき行動を、開始段階から完成段階まで順に行動目標として書き出し、ゴールまでの段階を分割して基準として設定し、段階的に導入することができる。

　たとえば、ゴールまでの行動目標が25項目あるとき、従属変数を到達した目標数とし、ゴールまでの段階（25項目）を分割して基準として設定する（図4）。まず、セルフケア指導が開始されて、教示のみで4日目までにどの目標まで到達できるか、1日を1セッションとして従属変数を測定する

図4　基準変更デザイン

と、目標6まで到達した。これをベースライン条件の基準として設定し、その後、基準1として当該目標に関するモデリングを導入した指導を行い目標12との基準を示した。9日目までに折れ線が水平方向に安定したことを確認して、基準2として目標18を示した。基準1は基準2のベースラインともいえる。14日目までに折れ線が水平方向に安定したことを確認して、同様に最終目標25へと、段階的に導入することができる。基準2は基準3のベースラインともいえる。

　基準が導入されると、基準ごとに折れ線の安定性があること、基準間の変化は大きくないが連続性がないことから、介入条件の効果が判定される。

5）操作交代デザイン

　この実験デザインは、2つ以上の異なる独立変数を短い期間に交代させて導入する方法である。グラフでは、独立変数ごとに従属変数をそれぞれ折れ線で結び、比較的短期間に判定することができる。そのため、複数の手続きの効果を確認したいときに使用される。

　臨床看護の場面を振り返ると、どちらのケアに効果があるのか早急に確認したいといった具体例を思い浮かべることができない。したがって、ここでは方法の概要の説明にとどめておく。

B　ケース・レポートから研究へ

　臨床看護研究は、看護実践の場における問題から出発する。「なぜ、こうであるのか」といった疑問に始まり、「もし"この一般法則"を適用するならば、この問題はどのように変わるだろうか」との疑問に発展する。一方、看護実践の場における個々の患者に関する問題は、「看護診断（または看護上の問題）」として明記される。その問題に対して、研究成果から導き出されたケアプランを実施することが「一般法則の適用」である。

　これまでに示してきたケース・レポートは、看護診断（または看護上の問題）に対して、ケアプランを実施した結果、問題はどのように変化したかについて、患者の状態、発言、行動など、主に質的データに基づいて記述したものである。そのため、ケース・レポートは「一般法則」を個別に適用した結果を明らかにしているが、適用した患者数を重ねることによって、事例研究へ発展する可能性を内包している。また、新たな看護プログラムなどの

「一般法則」を確立したいとき、一事例ごとのケース・レポートを積み重ねることが重要であり、シングル・ケース研究法を活用して一般法則へと向かうことも可能である。

1. 追試できること

　ケース・レポートでは、1つの看護診断（または看護上の問題）に焦点化したうえで、ケアプランに基づきケアを提供し、その結果および評価を取り上げることとなる。研究に発展させるためには、同じ問題（看護診断）に対して、同じ方法でケアを提供したときの結果および評価を蓄積することが必要である。

　このような追試が可能となるためには、ケース・レポートに、看護診断名（または看護上の問題）、看護診断を導いた患者の情報とアセスメント、ケアプラン、具体的な援助方法と影響要因、および結果を明記すべきである。言い換えれば、「このアセスメントによる看護診断」の条件において、「このケアプランとしての操作（独立変数）」を実施したところ、「この結果（従属変数）」となったことを明記する。ただし、「具体的な援助方法とその他の影響要因」が結果（従属変数）に対する変数となりうるので、これも明記することが必要である（図5）。

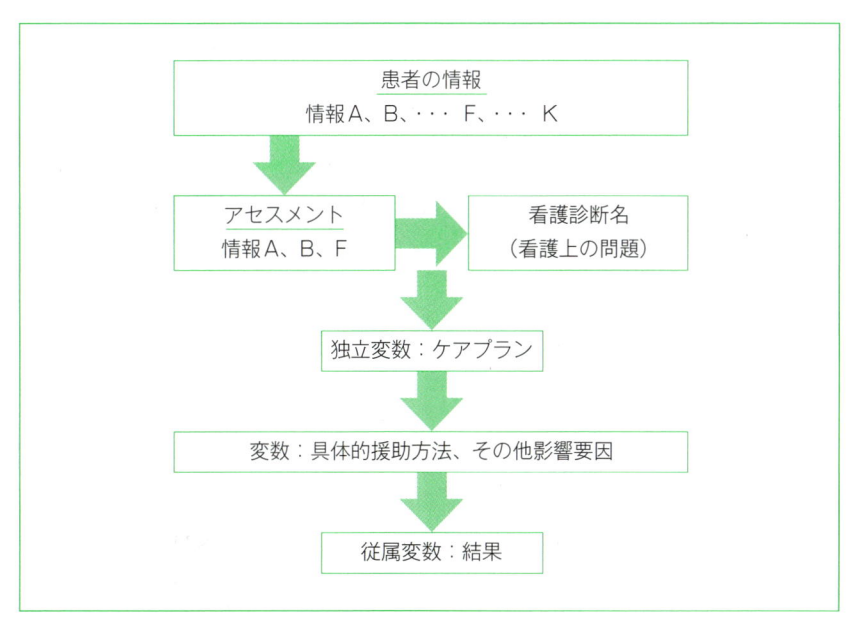

```
┌─────────────────────────────────────────┐
│           患者の情報                       │
│         情報A、B、…F、…K                  │
│               ↓                          │
│      アセスメント    →   看護診断名        │
│      情報A、B、F         （看護上の問題）  │
│               ↓                          │
│         独立変数：ケアプラン              │
│               ↓                          │
│      変数：具体的援助方法、その他影響要因  │
│               ↓                          │
│           従属変数：結果                  │
└─────────────────────────────────────────┘
```

図5　ケース・レポートに必要とされる内容

「このアセスメントによる看護診断」の条件を満たす複数のケース・レポートを蓄積することができれば、具体的な援助方法とその他の影響要因を考慮したうえで、ケアプランと結果との因果関係を推測することがある程度可能となる。「ある程度」と記したのは、この結果が数量化されずに、質のデータとして記述されていることが多いため、ケアプランと結果との因果関係が弱くなるためである。このことを承知しておく必要があり、この場合には患者目標に到達したか否かによる判定が重要となる。

2．従属変数の数量化

ケース・レポートにおいて、ケアプランを実施した結果が質のデータとして記述されることが多いと述べたが、独立変数との因果関係を明らかにするためには、結果を数量化することが重要である。結果を表す従属変数を、行動の生起頻度あるいは行動に直接対応した成果として数量化することができれば、一事例の実験デザインであるABデザインを用いることもできる。

臨床看護場面の例をあげると以下のようになる。舌がんによって舌亜全摘術（腹直筋皮弁による再建）を受けた患者が、構音が不十分で会話ができないという問題を抱えていた。残存している舌の可動性が悪く、舌尖部のみ可動性を認めた。この患者に対し、舌を硬口蓋に押しつける訓練を実施した。

この行動の生起頻度は練習回数であり、行動の成果は構音である。そこで

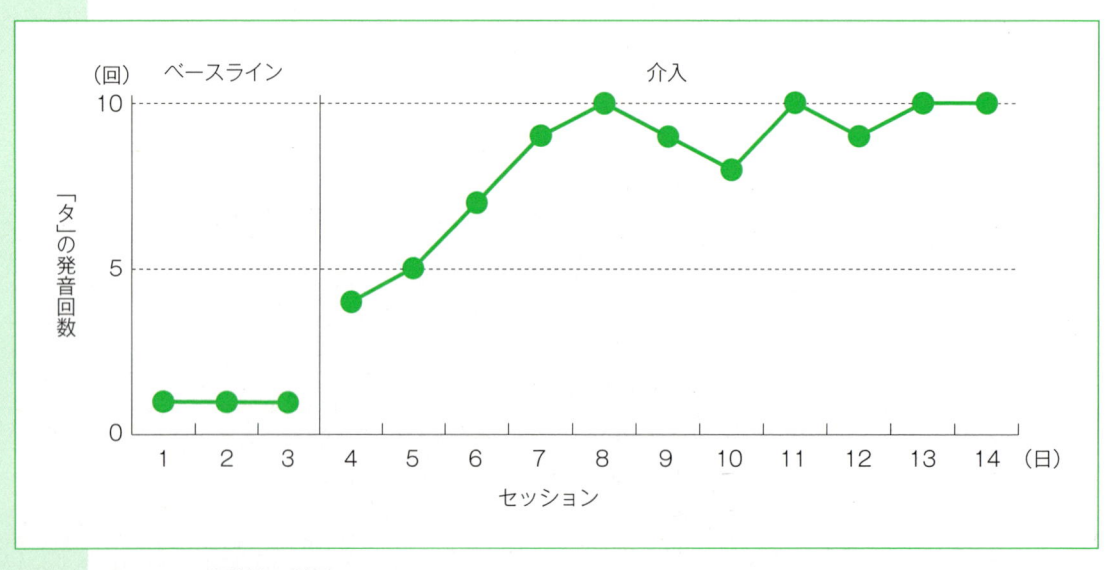

図6　舌訓練の効果

構音について、舌尖音である「夕行」の発音によって評価した（図6）。具体的には、「夕」を10回発音し、そのうち正確に発音できた回数を従属変数とした。舌訓練開始前に3日間、ベースラインを測定し、1日を1セッションとして評価すると、第1セッションでは10回のうち1回目は「夕」と発声したが、2回目以降は「ア」に変化し、第2、3セッションでも同様であった。訓練開始後の第4セッションでは、4回目まで「夕」と発声できたが、5回目以降は「ア」に変化した。同様に、第5セッションでは5回、第6セッションでは7回と増加した。この患者の場合、舌の訓練は「夕行」については効果があったといえる。さらに続けて、舌尖音の「ナ行」「ラ行」を同様に測定した。

3．ケースを重ねて一般論へ

これまで、ケース・レポートから事例研究へ発展させる可能性について述べてきた。一つの方向は、同じ看護診断名（または看護上の問題）に対して、看護診断を導いた患者の情報とアセスメント、ケアプラン、具体的な援助方法と影響要因、および結果を明らかにし、ケースを蓄積することである。この結果を質的データを用いて記述する場合は、患者目標に到達したことによって、ケアプランの効果を示すことになる。

通常、ケアプランは成功する確率の高い方法を採用するものであり、エビデンスが明確な「一般法則」に基づくケアプランが重要である。このケアプランを個別の患者に適用し、結果を明らかにすることで効果を確認する。そのような追試としてのケースを重ねることにより、事例研究に発展する。

他の一つの方向は、結果を表す従属変数を数量化して一事例の実験デザインを用いることで、ケアプランの効果を1人の患者の個体内で確認することである。この場合も、ケースを重ねることによって、開発されたケア・プログラムの効果を実証し、一般論として確立していくことが期待できる。

引用文献

1) 杉野欽吾：臨床看護入門，第2版，医学書院，2001，p.5-7.
2) D.H.バーロー，M.ハーセン著，高木俊一郎，佐久間徹監訳：一事例の実験デザイン；ケーススタディの基本と応用，二瓶社，1993，p.41-64.
3) 小川隆監，杉本助男，他編：行動心理ハンドブック，培風館，1989，p.101-105.

参考文献

1) 岩本隆茂，川俣甲子夫：シングル・ケース研究法，勁草書房，1990.
2) P.A.アルバート，A.C.トルートマン著，佐久間徹，他訳：はじめての応用行動分析，二瓶社，2004.
3) レイモンドG.ミルテンバーガー著，園山茂樹，他訳：行動変容法入門，二瓶社，2006.
4) D.H.バーロー，M.ハーセン著，高木俊一郎，佐久間徹監訳：一事例の実験デザイン；ケーススタディの基本と応用，二瓶社，1993.

■看護学生のための

ケース・スタディ　第4版

1976年4月20日　第1版第1刷発行	定価（本体2,500円＋税）
1985年4月20日　第2版第1刷発行	
1992年2月27日　第3版第1刷発行	
2011年1月28日　第4版第1刷発行	
2021年2月25日　第4版第13刷発行	

監　修　　高橋百合子©　　　　　　　　　　　　　　　　＜検印省略＞

編　集　　鎌倉やよい　深谷安子

発行者　　小倉啓史

発行所　　株式会社 メヂカルフレンド社

〒102-0073　東京都千代田区九段北3丁目2番4号　麹町郵便局私書箱第48号
電話(03) 3264-6611　振替00100-0-114708　http://www.medical-friend.co.jp

Printed in Japan　落丁・乱丁本はお取り替えいたします　DTP／㈲マーリンクレイン　印刷／奥村印刷㈱　製本／㈲井上製本所
ISBN978-4-8392-1351-0　C3047　　　　　　　　　　　　　　　　　　　　　　　　　　　　107038-145

　本書の無断複写は，著作権法上での例外を除き，禁じられています．
　本書の複写に関する許諾権は，㈱メヂカルフレンド社が保有していますので，複写される場合はそのつど事前に小社（編集部直通 TEL 03-3264-6615）の許諾を得てください．